BONNE TABLE & BON SENS

Éditeurs :
LES ÉDITIONS LA PRESSE, LTÉE
44, rue Saint-Antoine ouest
Montréal   H2Y 1J5

Conception graphique de la couverture :
JEAN PROVENCHER

Photographies :
Couverture : FRED BIRD
Hors texte : FRED BIRD
Poulet à l'orange, au gingembre et aux poireaux :
MARK BIRD

Illustrations :
PENELOPE MOIR

Traduction française de *Smart Cooking*
publiée à la suite d'une entente entre l'éditeur original,
Macmillan of Canada, une division de
Canada Publishing Corporation et
les Éditions La Presse, Ltée.,
en collaboration avec la Société canadienne du cancer.

Dépôt légal :
BIBLIOTHÈQUE NATIONALE DU QUÉBEC
4e trimestre 1986

ISBN 2-89043-195-9

2 3 4 5 6   91 90 89 88 87

BONNE TABLE & BON SENS

Anne Lindsay

Traduit de l'anglais par Lise Parent
avec la collaboration de Claire Dupond

la presse

SOMMAIRE

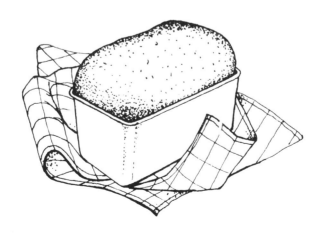

PRÉFACE

On sait fort bien, depuis longtemps, que ce que l'on mange a une influence sur ce que l'on est. Sur ce sujet les proverbes sont bavards. Au fur et à mesure que les moyens d'investigation et de contrôle se raffinent, on découvre des liens de plus en plus serrés entre notre alimentation, notre bien-être quotidien, notre état de santé. Quand un accroc se produit, le régime alimentaire devient un mode d'intervention normal et, pour éviter qu'il se produise, la prévention passe normalement par l'alimentation.

Mais on dirait que certains « accrocs » semblent avoir présenté jusqu'à maintenant, diététiquement parlant, plus d'intérêt que d'autres. Les personnes qui ont le coeur qui flanche ont pour elles, depuis des années, le secours inconditionnel des nutritionnistes. Un secours d'un poids si puissant, d'ailleurs, qu'il a réussi a mettre au ban un certain nombre de produits connus depuis...l'antiquité. Celles qui sont atteintes de cancer n'ont pas bénéficié d'autant de sollicitude. Voilà que les choses changent. On sait conseiller celles qui sont touchées pour les aider à se défendre mieux en mangeant ce qu'il faut. Mais on propose aussi, maintenant, des façons de s'alimenter qui peuvent réduire les risques de cancer. Les résultats de recherches ont permis de mettre en évidence certaines habitudes bénéfiques: diminution de la consommation de matières grasses; augmentation de la consommation d'aliments contenant des fibres, consommation régulière de fruits et de légumes, etc.

Ce régime n'est évidemment pas une police d'assurance. Il ne garantit rien. Il minimise les risques. Et c'est déjà beaucoup. Mais, pour maximiser son application, il fallait lui donner une forme. Et c'est un livre de recettes qui lui donne son application pratique.

C'est un livre pour bien-portants qui veulent le rester. Un livre de cuisine de tous les jours pour tous. Parce que devant les risques de cancer nous sommes tous égaux, mais aussi parce que ce livre est, tout simplement, un livre de cuisine saine.

Françoise Kayler

Remerciements

Si ce livre a pu voir le jour, c'est essentiellement grâce à Karen Hanley, coordonnatrice de projets à la Société canadienne du cancer, division de l'Ontario. C'est elle qui en a eu l'idée et c'est elle qui en a rendu la publication possible. Elle rêvait d'un livre de recettes qui ferait connaître au public les principes diététiques de la Société canadienne du cancer, aidant peut-être, par le fait même, à réduire l'incidence du cancer, et permettant de recueillir des fonds pour cet organisme. Je tiens à remercier Karen qui m'a confié la tâche de rédiger ce livre, m'a prodigué ses encouragements et a passé d'innombrables heures à discuter avec des représentants de la Société canadienne du cancer afin de mener à bien ce projet et d'en faire la publicité.

Je voudrais également remercier Cheryl Moyer, directrice du service d'Éducation publique, à la Société canadienne du cancer, qui m'a fourni la documentation de base et s'est chargée de faire réviser le manuscrit par un groupe d'experts à qui je veux, ici, exprimer toute ma gratitude. Il s'agit du Dr A.B. Miller, directeur, Institut national du cancer, service d'épidémiologie, faculté de médecine, Université de Toronto; du Dr Meera Jain, nutritionniste, département de médecine préventive et de biostatistique, Université de Toronto; et du Dr Peter Scholefield, directeur exécutif, Institut national du cancer.

Merci à la division de l'Ontario de la Société canadienne du cancer, dont la subvention a permis la publication de photos en couleurs ainsi que l'analyse de la valeur nutritive des recettes. Je voudrais exprimer ici ma reconnaissance à Fred Bird, photographe talentueux, pour la semaine créatrice mais épuisante passée dans son studio, alors que Lynn Patterson et moi-même cuisinions les plats, qu'Anna Carr s'occupait des accessoires et que lui-même prenait les photos destinées à ce livre. Je tiens à dire toute mon admiration et ma gratitude à Jennifer Kennedy qui, pour effectuer les analyses diététiques, a passé des heures et des heures devant l'ordinateur de l'Université de Toronto en utilisant le système CANDAT, basé sur le Fichier canadien des éléments nutritifs. Je remercie pour son aide et pour toutes les informations qu'elle m'a fournies Pam Verdier, attachée au bureau des sciences de la nutrition, direction des aliments, division de la protection de la santé, Santé et Bien-être social Canada.

Un grand merci également à Shannon Graham, spécialiste en économie domestique et en diététique, qui m'a aidée à tester les recettes et a permis que je respecte mes échéances.

Merci aussi à Carol Ferguson et à Marg Fraser, responsables de la chronique «Alimentation» de la revue *Canadian Living* et à Karen Hanley, rédactrice en chef de *City Woman*. Certaines des recettes présentées dans des articles que j'avais écrits pour ces deux revues ont été adaptées depuis afin d'en réduire la teneur en lipides, conformément aux exigences de ce livre.

Tous mes remerciements à Elizabeth Baird, Monda Rosenberg, Kay Spicer, Marsha Rosen, Teresa Tyrrell, Kathy Vanderlinden, Albina Santos, Arlene Lappin, Cathleen Hoskins, Stevie Cameron et Louise Cantin.

Et, surtout, merci à toute ma famille: mes parents, Hugh et Marion Elliott, mon mari Bob et nos enfants Jeff, John et Susie, qui se sont révélés mes meilleurs critiques et qui ont su prendre leur mal en patience pendant tous ces mois où je me suis consacrée corps et âme à la rédaction de ce livre.

Anne Lindsay

INTRODUCTION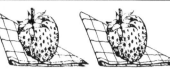

Besoin essentiel et plaisir sans borne, s'alimenter est pourtant devenu un véritable cauchemar. Depuis des années, en effet, les médias se disputent la primeur d'histoires à nous faire dresser les cheveux sur la tête : le cholestérol obstrue nos artères, le sel produit l'hypertension, le sucre est notre ennemi juré et — l'argument final — *tous* les aliments sont cancérigènes. Il n'y a donc rien d'étonnant à ce que, devant une telle avalanche de mises en garde, bon nombre d'entre nous aient renoncé à y voir clair, remettant leur sort entre les mains du destin et s'abandonnant aux délices des grillades et de la tarte au chocolat.

Toutefois, des chercheurs ont récemment publié des informations aussi intéressantes qu'encourageantes. Ainsi donc, il semblerait, d'après un solide faisceau de données scientifiques, qu'on puisse non seulement améliorer son état de santé général, sa condition cardiaque et son tour de taille, mais également réduire les risques d'avoir un cancer, et ce, en modifiant sans trop d'efforts ses habitudes alimentaires et en choisissant des aliments conformes, à tout point de vue, aux concepts d'une alimentation saine.

De l'avis des scientifiques, le mode de vie et l'environnement sont à l'origine de quelque 80% des cas de cancer relevés à travers le monde, ce qui sous-entend qu'on pourrait, théoriquement, les prévenir. L'un des plus importants parmi les facteurs de risque est le régime alimentaire qu'on considère responsable d'au moins 35% de tous les cancers, à l'exception de ceux de la peau ; il s'ensuit que son incidence sur les taux de cancer pourrait même être supérieure à celle de la cigarette (évaluée à 30%).

Conclusions des études confirmant l'importance de l'alimentation dans la prévention du cancer

Pourcentage, au Canada, des cas de cancer associés aux facteurs suivants :
>   Régime alimentaire : 27%
>   Lumière solaire : 17%
>   Tabac : 16%
>   Antécédents familiaux : 10%
>   Emploi : 6%

Pourcentage des cas de mortalité par cancer associés aux facteurs suivants :
>   Régime alimentaire : 32%
>   Tabac : 26%
>   Emploi : 9%
>   Antécédents familiaux : 8%

Et nous ne parlons pas ici des produits chimiques aux noms imprononçables qui entrent dans la composition de la mayonnaise ni des résidus d'insecticides que nous avalons avec les framboises. En ce qui concerne la lutte contre le cancer, ils sont, si l'on peut dire, d'une importance secondaire. Non, nous nous intéressons plutôt à la mayonnaise et aux framboises proprement dites.

Depuis des décennies, les chercheurs soupçonnaient l'existence d'un lien entre l'alimentation et le cancer, mais c'est seulement au cours des dernières années qu'ils ont véritablement axé leurs recherches sur ce facteur pour tenter de le cerner avec précision. Et si l'on en croit les résultats de leurs travaux, il appert que certains des ingrédients que nous consommons, comme la graisse, peuvent accroître les risques de cancer, surtout ceux du sein et du côlon, tandis que d'autres, telles les fibres, ont une action protectrice, plus particulièrement dans le cas des cancers de l'estomac et du côlon.

Mais cela ne veut pas dire qu'on puisse d'ores et déjà prescrire un régime anticancéreux efficace à 100% et qui s'appliquerait à tout le monde ; il se peut même qu'on n'y arrive jamais. Comme la recherche en ce domaine n'en est qu'à ses débuts et que le cancer et la nutrition sont extrêmement complexes, il pourra s'écouler des années avant qu'on puisse avancer quoi que ce soit avec plus de certitude sur la relation cancer-alimentation.

Il reste encore bien des études à effectuer et bien des questions qui demeurent sans réponse. En ce qui a trait au régime alimentaire, la recherche sur le cancer en est actuellement au même point qu'il y a trente ans, alors qu'elle s'intéressait aux méfaits du tabac. À cette époque, les Sociétés canadienne et américaine du cancer avaient décidé que les preuves des dangers du tabac étaient, quoique restreintes, néanmoins suffisantes pour mettre la population en garde contre l'utilisation abusive de la cigarette. Et maintenant, elles estiment que les données établissant un lien entre le mode d'alimentation et le cancer sont suffisamment convaincantes pour justifier la diffusion, parmi le grand public, de certains principes diététiques d'ordre général. Santé et Bien-être social Canada ainsi que la Fondation canadienne des maladies du coeur recommandent la diffusion de ces principes, tandis que, pour sa part, l'Association canadienne des diététistes confirme qu'ils sont conformes à un mode de vie sain.

Les recettes décrites dans ce livre respectent les principes suivants.

Principes diététiques de la Société canadienne du cancer

1. **Ramener la consommation quotidienne de graisses à un maximum de 30% du total des calories.**

2. **Manger davantage d'aliments riches en fibres.**

3. **Consommer quotidiennement plusieurs portions de fruits et de légumes.**

4. **Conserver un poids proche de son poids idéal.**

5. **Pour ceux qui prennent de l'alcool, se contenter d'un maximum de deux consommations par jour.**

6. **Réduire sa consommation d'aliments fumés, saumurés ou traités au nitrate.**

Mais avant d'étudier ces principes plus en détail, nous verrons brièvement quelques concepts de base. Les études qui ont abouti à ces recommandations ont été effectuées selon trois méthodes principales d'investigation :

1. L'épidémiologie descriptive est l'étude de l'évolution d'une maladie au sein de populations données. Cette méthode tient compte du régime alimentaire moyen suivi par la plupart des individus et de l'incidence de différents types de cancer à l'intérieur de vastes groupes (tels que des pays ou des collectivités), et compare les statistiques ainsi obtenues avec celles d'autres groupes.

2. L'épidémiologie analytique consiste en des études cliniques au cours desquelles on compare soit les régimes alimentaires de divers groupes de cancéreux avec ceux de groupes témoins (patients non cancéreux), soit le nombre des cas de cancer dans des groupes suivant un régime spécifique et dans des groupes qui n'en suivent aucun.

3. Les études biochimiques conduites en laboratoire sont de deux ordres : les expériences effectuées sur des animaux et celles qui étudient les effets d'agents chimiques sur les bactéries ou sur d'autres types de cellules ou d'organismes. Ceux qui provoquent des changements génétiques (mutations) sont automatiquement suspects parce qu'on sait que les substances mutagènes peuvent également s'avérer cancérigènes.

C'est essentiellement la recherche épidémiologique qui a permis de réunir le plus de données démontrant systématiquement l'existence d'un lien étroit entre les modes d'alimentation prévalant dans les pays riches et modernes et certains cancers comme ceux du côlon, du sein, de l'endomètre (muqueuse utérine) et de la prostate. (Au nombre des autres maladies dites occidentales, on peut citer les affections coronariennes, le diabète, l'obésité, l'appendicite, l'hernie hiatale et la diverticulite.) Même si elle a pratiquement éliminé certaines maladies de carence comme le scorbut, le rachitisme et la pellagre, notre façon de nous alimenter semble cependant contribuer à l'apparition de nouvelles maladies. Ainsi, une étude portant sur l'incidence, à l'échelle internationale, du cancer colorectal (affectant le côlon et le rectum) a révélé des différences frappantes entre les pays occidentaux et ceux en voie de développement : alors que celui-ci ne compte que pour 2% des cas de cancer observés dans les pays africains couverts par l'étude, son incidence est huit fois plus élevée au Canada où il est, d'ailleurs, la seconde cause de mortalité due au cancer, et ce aussi bien chez les hommes que chez les femmes.

Les quatre principaux types de cancer au Canada, en 1985

Hommes	**Femmes**
Poumon	Sein
Colorectal	Colorectal
Prostate	Poumon
Estomac	Ovaire

L'étude des mouvements migratoires a, elle aussi, apporté des preuves supplémentaires. C'est ainsi qu'on a constaté que des collectivités, ayant quitté une région où un type de cancer donné est assez rare pour une autre où il est beaucoup plus fréquent (ou vice versa), finissent par présenter un taux de cancer équivalent à celui de leur nouveau pays (en tenant compte du temps qu'il leur aura fallu pour en adopter le mode de vie et les habitudes alimentaires). Par exemple, les Japonais qui ont immigré à Hawaï présentent des schémas nettement occidentaux : incidence élevée des cancers du sein et du côlon, et faible du cancer de l'estomac, soit l'inverse de la courbe japonaise. On a observé le même phénomène chez les Européens de l'Est qui se sont établis en Amérique du Nord et chez les Européens du Sud qui ont immigré en Australie. En revanche, quand les immigrants conservent, dans leur nouveau pays, leurs anciennes habitudes alimentaires, leur courbe de morbidité cancéreuse est généralement la même que celle de leur pays d'origine.

Bien qu'il soit relativement aisé d'établir, statistiquement parlant, un lien entre des régimes alimentaires et certains cancers, il est beaucoup plus difficile de prouver qu'il y a relation de cause à effet et de désigner avec certitude quels sont, parmi les composants d'un régime, les vilains agresseurs et les preux défenseurs. Néanmoins, les études tant expérimentales qu'épidémiologiques ont permis de relever certains éléments diététiques qui, plus que d'autres, semblent jouer un rôle important dans l'apparition des cancers.

Tout d'abord, les mauvaises nouvelles

Les graisses

De tous les éléments diététiques étudiés jusqu'ici, c'est la consommation élevée de graisses qui apparaît comme le facteur de risque le plus sérieux, selon les résultats des recherches qui la relient formellement aux cancers plus spécifiques du côlon, du sein et de la prostate — lesquels sont parmi les cancers les plus fréquents au Canada.

Par exemple, le plus grand facteur de risque lors d'une étude canadienne sur le cancer colorectal a été la consommation de lipides, le risque augmentant proportionnellement à la consommation. Ainsi, les hommes dont l'absorption quotidienne de gras dépassait 100 g risquaient plus (70%) d'être atteints d'un cancer que ceux qui en consommaient moins de 100 g par jour. Chez les femmes, la consommation de plus de 70 g de lipides (soit environ 36% du total quotidien des calories) entraînait un risque deux fois plus élevé qu'avec une consommation moindre. Le cancer du sein est d'ailleurs étroitement relié à ce facteur. Son incidence est faible dans les pays où l'on mange peu de gras (Thaïlande, Japon, Mexique), alors qu'elle est passablement plus élevée dans ceux où on en consomme beaucoup (Canada, États-Unis, Danemark, Nouvelle-Zélande). De plus, les expériences en laboratoire ont révélé l'apparition de nombreuses tumeurs mammaires chez des rats dont l'alimentation était riche en lipides.

Les scientifiques croient que les corps gras peuvent stimuler le développement de certains cancers et peut-être même en induire d'autres. (Dans le cas du cancer, on a remarqué que des agents agissent comme déclencheurs en provoquant des changements génétiques dans les cellules, tandis que d'autres ont plutôt un effet stimulant et favorisent l'évolution maligne de changements déjà amorcés.) Bien qu'on ignore encore le *modus operandi* des lipides, on n'en a pas moins avancé diverses hypothèses. Il semblerait, par exemple, que les corps gras modifient le niveau hormonal et, puisque les hormones influent sur les cancers du système reproducteur, il est donc possible que les lipides et la régulation hormonale agissent de concert sur l'évolution des cancers du sein, de l'utérus, des ovaires et de la prostate. Selon une autre théorie, on pourrait relier le rôle des graisses, dans le cas de cancer intestinal, au fait qu'elles stimulent la sécrétion d'acides et de stéroïdes biliaires dans le système digestif, tout en augmentant la proportion de certaines bactéries dans le tractus intestinal. L'interaction des acides biliaires et des bactéries pourrait donc avoir un effet cancérigène.

Toutefois, les conclusions des études ne précisent pas les types de graisses — saturées ou insaturées — qui sont les grands responsables; toutes, en fait, semblent être en cause. Et, tandis que les graisses saturées et le cholestérol interviennent vraisemblablement dans les maladies coronariennes, c'est la consommation totale de graisses qui, dans le cas du cancer, serait un facteur primordial.

L'obésité

Les recherches sur le cancer ont démontré que les personnes souffrant d'un embonpoint excessif (pesant au moins 40% de plus que leur poids idéal) courent plus que les autres le risque d'avoir le cancer — jusqu'à 50%, selon certaines études. Mais on ignore toujours si ce risque accru est fonction du poids ou du genre d'aliments consommés. Une étude entreprise par la Société américaine du cancer et qui s'est échelonnée sur une période de 12 ans a révélé un lien entre une forte obésité et un taux de mortalité beaucoup plus élevé dans les cas de cancer de la vésicule biliaire, des reins, de l'estomac, du côlon, du sein et de l'endomètre, que chez les personnes ayant un poids normal. D'autres études ont confirmé que l'obésité augmente l'incidence des cancers du sein et de l'endomètre après la ménopause. Par ailleurs, des expériences de laboratoire antérieures avaient permis d'observer chez des animaux maintenus à un poids normal une réduction du taux de cancer ainsi qu'une espérance de vie plus longue.

L'alcool

Les gros buveurs présentent un risque anormalement élevé de cancers de la bouche, de l'oesophage et de la gorge. Et s'ils sont également des fumeurs, ce risque augmente radicalement. Des études épidémiologiques menées dans le monde occidental montrent qu'il existe un lien indiscutable entre une forte consommation d'alcool et les cancers de la bouche, du larynx et de l'oesophage, tandis que quelques autres révèlent que les gros buveurs de bière sont davantage susceptibles d'être atteints d'un cancer du rectum. En outre, il ne faut pas oublier que la consommation excessive d'alcool endommage le foie, ce qui peut être à l'origine d'un cancer hépatique.

Les nitrites, les nitrates, le sel et la fumée

Le nitrite, qu'on ajoute aux viandes traitées ou saumurées (comme le bacon, les saucissons ou les charcuteries) pour prévenir le botulisme, peut favoriser la formation, dans le système digestif, de nitrosamines qui ont provoqué des cancers de l'estomac et de l'oesophage chez des animaux de laboratoire. Dans les pays où l'on consomme beaucoup d'aliments saumurés et marinés, comme au Japon et en Chine, ou dans ceux où l'on trouve fréquemment du nitrate et du nitrite dans l'eau et les aliments, comme en Colombie, l'incidence de ces deux types de cancer est notoirement élevée.

Les nitrates, qui se transforment en nitrites dans l'organisme, existent dans nombre d'aliments, mais ceux-ci (tels les épinards et les betteraves) ne semblent pas constituer un risque, du moment qu'on les consomme en quantité raisonnable. D'ailleurs, certains aliments contenant des nitrates contiennent également de la vitamine C qui empêche la transformation du nitrite en nitrosamines. Il est donc possible que le nitrite ne s'avère dangereux que dans le cas d'un régime qui serait déficient en vitamine C. Quoi qu'il en soit, le fait demeure que les viandes traitées contiennent beaucoup de lipides et de sel, ce qui est une raison amplement suffisante pour en limiter la consommation (le fait de manger trop salé peut être à l'origine du cancer de l'estomac).

Qu'on l'inhale avec la cigarette ou qu'on l'absorbe dans les aliments fumés comme le poisson, le jambon, les saucissons et autres viandes, la fumée contient du goudron et d'autres substances qui sont éventuellement cancérigènes. La cuisson au charbon de bois présente des dangers similaires. Lorsque la graisse dégoutte sur un feu de bois ou sur des braises, il y a formation de substances cancérigènes, comme le benzopyrène, qui peuvent se déposer sur les aliments par l'intermédiaire des flammes ou de la fumée.

Et maintenant, les bonnes nouvelles

Les fibres

Parmi les éléments diététiques qui semblent avoir un effet protecteur contre le cancer, les fibres * jouent un rôle très important. Les fibres constituent la partie des céréales, des fruits et des légumes qui n'est pas digestible ou qui ne l'est que partiellement. Il s'agit de cette fameuse « enveloppe » dont on vante si fort, dans la publicité pour les céréales, la capacité de « soulager l'irrégularité ». Il est certain qu'elle permet de prévenir la constipation, mais elle semble, en outre, jouer un rôle important dans la prévention de problèmes intestinaux plus graves.

Les études épidémiologiques menées sur une base internationale ont démontré qu'il existe une relation entre les régimes riches en fibres et une faible incidence du cancer colorectal et d'autres affections du côlon. Dans les pays occidentaux où les risques de cancers colorectaux sont particulièrement élevés, les régimes alimentaires se caractérisent, entre autres facteurs, par leur faible teneur en fibres, alors qu'on constate une situation inverse dans les pays du Tiers monde.

Les adventistes du septième jour, établis en Californie, constituent un cas intéressant pour les chercheurs, étant donné qu'ils jouissent de la même richesse économique et vivent dans le même environnement que les autres Américains et que, malgré cela, le taux de cancers colorectal et pulmonaire est infiniment plus bas au sein de leur communauté. La plupart des adventistes du septième jour suivent un régime lacto-ovo-végétarien (sans viande, mais avec des oeufs et des produits laitiers), qui préconise une forte consommation de fruits et de légumes à haute teneur en fibres et de céréales de grains entiers. En outre, ils ne fument pas et ne prennent pas d'alcool. On a aussi constaté que, chez eux, l'incidence des autres maladies occidentales est également inférieure à la moyenne.

On a avancé plusieurs théories pour tenter d'expliquer l'action protectrice des fibres dans le cas du cancer colorectal. D'après l'une d'elles, en absorbant l'eau, les fibres — et plus particulièrement celles des céréales — augmentent la masse de résidus, ce qui a pour effet de diluer la concentration des agents cancérigènes dans l'intestin. Une autre hypothèse veut que, en accélérant le processus d'élimination, les fibres réduisent le temps passé par ces agents dans l'intestin. Il semblerait également qu'elles lient les acides biliaires ou modifient la proportion des bactéries dans le côlon, ce qui empêche ces dernières de métaboliser les acides en substances susceptibles de favoriser l'apparition du cancer.

Il existe six sortes de fibres et certaines études soutiennent qu'une seule d'entre elles serait véritablement un élément actif, mais les preuves rassemblées jusqu'ici sont loin d'être concluantes. Par ailleurs, les scientifiques ne sont pas en mesure d'affirmer si ce sont les fibres elles-mêmes qui exercent une action protectrice ou si ce processus découle de leur interaction avec d'autres composants des aliments. Une chose est certaine, c'est que les suppléments de fibres sont, en eux-mêmes, insuffisants. Et, quoi qu'il en soit, les fibres facilitent l'élimination et remplacent on ne peut plus adéquatement les aliments lipidiques.

Les vitamines A et C

Bon nombre d'études menées un peu partout à travers le monde et portant sur de vastes groupes ont démontré que les aliments contenant de la vitamine A peuvent réduire les risques de

---

* La teneur en fibres des aliments indiquée dans *Bonne table et bon sens*, a été évaluée en août 1985.

cancer du larynx, de l'oesophage, du poumon et de la vessie. Dans le cas de certaines d'entre elles, les individus faisant partie de l'échantillon devaient consigner les aliments absorbés, afin de permettre le calcul de leur teneur en vitamine A, alors que, pour d'autres, on mesurait plutôt le niveau vitaminique dans le sang. On a ensuite procédé à la comparaison des taux de cancer entre les groupes où ce niveau était élevé et ceux montrant un niveau plus faible. Les études en laboratoire ont, elles aussi, confirmé que la vitamine A diminue l'incidence de certains cancers chez les animaux. Les scientifiques estiment que cette vitamine pourrait réduire la tendance à se multiplier des cellules malignes.

La vitamine A se présente sous deux formes dans les aliments : le rétinol (la vitamine proprement dite) qu'on trouve dans des aliments comme le foie et le lait, et le bêta-carotène, un composé qui se transforme en vitamine A dans l'organisme et qui est contenu dans les fruits et les légumes d'un vert très foncé ou d'un jaune intense. La plupart des recherches ont jusqu'à maintenant porté sur des aliments contenant du carotène, mais elles n'ont pas encore permis aux scientifiques de déterminer si c'est celui-ci qui est l'élément actif ou si ce rôle est assumé par d'autres composants des aliments.

Selon les études épidémiologiques, les aliments contenant de la vitamine C auraient un effet inhibiteur dans le cas des cancers de l'estomac et de l'oesophage. Ces études se sont déroulées à peu près de la même façon que celles qui avaient la vitamine A pour objet : on mesurait la quantité de vitamine absorbée avec les aliments plutôt que de prescrire des doses précises de vitamines. Là non plus, on ne saurait dire si l'effet protecteur est dû à la vitamine elle-même ou à d'autres éléments des fruits et des légumes contenant de la vitamine C. Néanmoins, les expériences biochimiques effectuées sur des animaux et sur des cellules ont prouvé que la vitamine C inhibe la transformation des nitrites en nitrosamines carcinogènes, ce qui donne à penser qu'elle pourrait s'avérer d'une certaine efficacité contre la menace d'un éventuel cancer.

Ceux qui font de la recherche sur le cancer nous déconseillent fortement de prendre des comprimés de vitamines pour combler nos besoins en vitamines A et C. Les pilules ne peuvent remplacer les aliments, qui eux, contiennent un mélange complexe de fibres et d'éléments nutritifs dont certains sont susceptibles de prévenir le cancer. Les vitamines sous forme de comprimés peuvent aussi être dangereuses puisque des doses élevées de certaines d'entre elles, comme la vitamine A, sont toxiques.

Les *Brassica*

L'une des découvertes surprenantes que nous ont values les recherches entreprises sur l'association régime-cancer a été le rôle joué par le modeste chou ; il appert, en effet, que le chou, tout comme les autres membres de sa famille, aide à prévenir certains cancers du tractus gastro-intestinal. Aussi bien les études épidémiologiques que celles menées en laboratoire confirment le fait que les *Brassica* (soit le brocoli, le chou, les choux de Bruxelles, le chou-fleur et le navet) peuvent réduire l'incidence des cancers du côlon, de l'estomac et de l'oesophage. En outre, on a constaté, lors d'expériences effectuées sur les animaux, qu'ils semblent extrêmement efficaces pour freiner les effets des agents chimiques cancérigènes.

Les *Brassica* font partie de la famille des cruciféracées, terme qui est également souvent employé pour désigner ce type de légumes. Et, fait qui n'est pas à dédaigner, la plupart sont une bonne source de fibres et de diverses vitamines.

Les additifs alimentaires et autres domaines d'étude

En dépit des mises en garde répétées des médias, on pense que l'incidence des additifs alimentaires sur le taux de cancer est insignifiante. Ainsi, non seulement a-t-il été impossible de démontrer que la consommation de BHA, l'un des additifs souvent employés dans l'industrie de l'alimentation, augmentait les risques de cancer, mais quelques études tendent même à indiquer qu'elle inhiberait le développement de la maladie dans certaines conditions. À l'heure actuelle aucun résultat de recherches ne permet de trancher la question.

Plusieurs autres substances sont présentement à l'étude afin de déterminer leur rôle éventuel dans l'apparition de la maladie. Parmi celles-ci, certaines — le sélénium, le calcium et la vitamine E par exemple —, pourraient même avoir une action protectrice, bien qu'on ne puisse pas encore l'affirmer sans risque d'erreur.

L'application des principes diététiques

Dans les pages qui suivent, les lecteurs trouveront des dizaines de suggestions et des centaines de recettes qui les aideront à mettre au point un régime équilibré. En fait, le message de ce livre est clair : pour rester en santé, on doit manger la plus grande variété d'aliments possible, mais avec modération, diminuer sa consommation de lipides et augmenter celle des fibres.

1. Ramener sa consommation quotidienne de graisses à un maximum de 30% du total des calories.

La plupart des Canadiens vivent un peu trop littéralement des « richesses » de la terre : 40% des calories qu'ils consomment sont très riches, et ce, surtout en graisses. On considère que la première recommandation de la Société canadienne du cancer est assez réaliste pour être suivie et, si elle l'est, assez efficace pour réduire les risques de cancer.

La réduction de sa consommation de lipides peut d'ailleurs avoir d'autres résultats bénéfiques, permettre d'abaisser le taux de cholestérol dans le sang et, par conséquent, de diminuer les risques de maladies coronariennes. Par ailleurs, ceux qui réduiront leur consommation de graisses sans compenser celles-ci par d'autres aliments riches en calories perdront du poids.

Évidemment, on se souviendra qu'il s'agit ici de réduire sa consommation et non d'éliminer totalement les lipides de son régime. Les aliments seront toujours meilleurs s'ils contiennent un peu de matières grasses. D'ailleurs tous les tissus de l'organisme renferment des lipides, car ceux-ci sont nécessaires dans l'élaboration des cellules et dans le transport des vitamines liposolubles A, D et E. Les dépôts de graisses constituent également une réserve d'énergie pour le corps humain et protègent les organes.

On mesure les lipides au poids (en grammes) ou selon leur valeur énergétique (en calories). Un gramme de matière grasse fournit neuf calories, tandis que la même quantité de protéines ou d'hydrates de carbone en fournit quatre.

Il n'est pas facile de changer ses habitudes alimentaires ; toutefois, ramener sa consommation de graisses à 30% du total des calories qu'on prend n'est pas un exercice si difficile ni une pénitence mortelle. Si l'on consomme normalement 2 000 calories par jour, dont 40% en matières grasses (c'est-à-dire 800 calories ÷ 9 = 88 g), on pourra aisément ramener cette proportion à 30% (c'est-à-dire 600 calories ÷ 9 = 66 g) en éliminant 200 calories ou 22 g de lipides, ce qui représente 1 c. à soupe (15 mL) de beurre et autant de mayonnaise. Pour évaluer combien de grammes de matières grasses on doit éliminer quotidiennement de son alimentation, on se reportera à l'appendice, page 228.

Comme la consommation de gras animal ou saturé est liée à un risque plus élevé de maladies coronariennes, on commencera par réduire celui-ci. Pour ceux qui n'ont pas le temps de s'adonner à des calculs compliqués, voici les trois façons les plus faciles de réduire sa ration de lipides :

- Dégraisser les viandes.
- Employer moins de beurre, de margarine et d'huile.
- Manger moins de desserts riches (pâtisseries et crème fouettée, par exemple).

On peut également adopter d'autres méthodes de cuisson : ainsi, on préférera à la friture, la cuisson à l'étuvée ou au four, le pochage et le rôtissage au gril électrique.

Il ne faut pas non plus sous-estimer la quantité de matières grasses dissimulées dans les gâteaux et les pâtisseries, les plats de viande cuisinés, les sauces et les desserts. (Se reporter aux tableaux C, D et E, aux pages 254 à 258, pour connaître la teneur en lipides des aliments les plus populaires.)

La plupart des matières grasses peuvent être éliminées de l'alimentation sans rien sacrifier au goût. La liste suivante comprend des aliments de tous les jours et leurs substituts moins riches en lipides. Il est inutile d'essayer d'éliminer d'un coup tous ceux de la première colonne, mais il est recommandé de leur substituer peu à peu les seconds.

Pour diminuer les lipides

Au lieu de :	*Choisir :*	*Grammes de lipides en moins*
Oeuf frit (9) *	Oeuf poché ou cuit dans sa coquille (6)	3
2 carrés de beurre sur une rôtie (8)	1 carré de beurre (4)	4
Crème, dans du café (3)	Lait 2%, dans du café (0)	3
Hamburgers (20)	Sandwich au thon (11)	9
Salade, vinaigrette classique (6)	Salade, vinaigrette diététique (2)	4
Crème glacée (8)	Yogourt partiellement écrémé (2)	6
250 g / 8 oz de bifteck de ronde (30)	125 g / 4 oz de bifteck de ronde (15)	15
Asperges nappées de hollandaise (18)	Asperges et mozzarella râpé (6)	12
15 frites (12)	Pommes de terre au four garnie de 1 carré de beurre (4)	8
Tarte aux pommes (18)	Croustade aux pommes (8)	10
Crème, dans du thé (3)	Lait 2%, dans du thé (0)	3
60 g / 2 oz de croustilles (1 petit sac) (24)	750 mL / 3 tasses de maïs éclaté sans beurre (2)	22
Pâtisserie danoise (15)	Muffin au son (4)	11
	Économie totale des calories	110

* *grammes de lipides*

2. Manger davantage d'aliments riches en fibres.

L'alimentation des Canadiens est extrêmement pauvre en fibres* ; il faudra donc, pour respecter la deuxième recommandation, un peu de travail et de volonté. Il ne suffira pas simplement d'adopter le pain de blé entier, bien que cela constitue un bon début. Les diététistes estiment que, pour rester en santé, il faut consommer quotidiennement de 20 à 30 g de fibres par jour. Or, même les meilleures sources de fibres n'en contiennent environ que 6 g par portion ; on en mangera donc plusieurs portions par jour. Il est préférable d'augmenter graduellement sa consommation jusqu'à la ration recommandée, parce que le système digestif pourrait s'opposer à un changement de régime radical.

La liste suivante est divisée en excellentes et en bonnes sources de fibres. On essayera de prendre de trois à cinq portions par jour parmi les excellentes ou sept parmi les bonnes (on peut bien sûr combiner les deux). Les estimations données ne valent toutefois que si l'on mange la peau ou la pelure comestible des fruits et des légumes.

MANGER CHAQUE JOUR PLUSIEURS ALIMENTS CONTENANT DES FIBRES *

Excellentes sources
(4,5 g ou plus par portion)

Bonnes sources
(2 à 4,4 g par portion)

PAINS ET CÉRÉALES

All-Bran (75 mL)
100% Bran (75 mL)
Bran Buds (75 mL)
Grape-Nuts (125 mL)

Muffets (1 ou 2 biscuits)
Cracklin'Bran (75 mL)
Son de maïs (75 mL)
Grape-Nuts (75 mL)
Bran Flakes (125 mL)
Shreddies (125 mL)
Shredded Wheat (1 ou 2 biscuits)

LÉGUMES

Haricots cuits, en boîte (125 mL)
Haricots secs, trempés et cuits à l'eau (125 mL)
Haricots de Lima, cuits et égouttés (125 mL)

Épis de maïs (2)
Petits pois (125 mL)
Épinards (125 mL)
Patate douce (1)
Lentilles, cuites à l'eau (125 mL)
Pomme de terre au four (1)
Panais (125 mL)
Choux de Bruxelles (8)
Haricots verts ou jaunes (125 mL)

FRUITS

Pruneaux séchés, crus (6)
Demi-abricots séchés (6)
Figues séchées (2)

Avocat (½)
Bleuets (125 mL)
Dattes (10)
Framboises (125 mL)
Raisins secs (125 mL)
Pomme crue, non pelée (1)
Orange (1)
Poire crue, non pelée (1)

NOIX

Amandes (125 mL)
Noix du Brésil (125 mL)
Arachides (125 mL)

Noix de Grenoble (125 mL)

---

* Le Bureau des sciences de la nutrition, Santé et Bien-être social Canada, recommande que l'adulte canadien moyen double au moins sa consommation de fibres diététiques. Les suppléments en capsules ou en comprimés ne constituent pas une solution. On ne doit les utiliser que sur l'ordonnance d'un médecin.

† 125 mL égalent ½ tasse et 75 mL, ⅓ de tasse.

N.B.: Les noix et l'avocat contiennent beaucoup de lipides ; on ne devrait donc pas les utiliser trop souvent comme sources de fibres.

Certaines personnes craignent de ne pas se sentir bien ou d'avoir des gaz si elles augmentent leur consommation de fibres. On peut résoudre ce problème facilement en changeant de régime graduellement, sur une semaine ou plus, et en buvant beaucoup de liquides chaque jour, soit de 2 à 3 litres (8 à 12 tasses) d'eau, de lait, de jus, de thé, de café ou d'autres boissons.

Source: Santé et Bien-être social Canada

Certains aliments qu'on classerait spontanément parmi les bonnes sources de fibres en sont en fait de très pauvres. Il en va ainsi du riz brun, des flocons de maïs (céréales), de la laitue, des poivrons verts et des raisins frais.

Pour consommer davantage de fibres, on mangera:

- du son dans les pains de viande
- des muffins au son et aux raisins secs
- du gruau sur les carrés et les croustades aux fruits
- des lentilles ou des légumineuses dans les potages
- des légumineuses dans les salades (pois chiches, haricots rouges)
- du germe de blé dans les muffins et avec les céréales
- des fruits frais au petit déjeuner au lieu de jus

---

3. Consommer quotidiennement plusieurs portions de fruits et de légumes.

Quand nos mères insistaient pour que nous finissions de manger nos légumes, elles avaient bien raison : ceux-ci comptent parmi les rares aliments, avec les fruits, qu'on peut recommander sans réserve. En fait, les fruits et les légumes, dont il existe une très grande variété, contiennent non seulement des fibres et de la vitamine A et C, mais aussi presque tous les autres éléments nutritifs essentiels, tout en constituant une vraie aubaine en ce qui a trait aux lipides et aux calories... il convient donc de manger quatre à cinq portions de fruits et de légumes chaque jour, dont au moins deux de légumes. Les fruits et les légumes vert foncé et jaune intense sont d'excellentes sources de vitamine A (sous forme de carotène) ; on en consommera donc souvent.

Les verts et les jaunes

Excellente source de carotène	Bonne source de carotène
Brocoli	Abricot
Cantaloup	Fanes de betteraves
Carotte	Nectarine
Épinard	Pêche
Courge	Prune
Patate douce	Tomate
	Melon d'eau

(On trouvera aux pages 262 et 263 une liste de recettes riches en vitamines A et C.)

Les fruits et les légumes qui renferment de la vitamine C font également partie des aliments qui auraient une action protectrice contre le cancer. Chacun sait que les agrumes (orange, pamplemousse, citron, limette) ont une forte teneur en vitamine C, mais il existe bien d'autres aliments qui ont été «additionnés de vitamine C» et qu'on peut facilement se procurer, des jus de pomme, de raisin, d'ananas ou des cocktails aux fruits, par exemple. On se souviendra aussi que beaucoup de légumes sont d'excellentes sources de cette vitamine. Comme celle-ci ne s'accumule pas dans l'organisme, il importe d'en consommer chaque jour.

La vitamine C: au-delà des agrumes

Excellentes sources	*Bonnes sources*
Jus de pomme (vitaminé)	Chou
Brocoli	Chou-fleur
Choux de Bruxelles	Pomme de terre (au four ou à la vapeur)
Agrumes et jus d'agrumes	Rutabaga
Poivrons rouges et verts	Tomate et jus de tomate
Fraises	

N.B.: La vitamine C est périssable et très sensible à la chaleur, à la lumière et même à l'air. Par ailleurs, elle se dissout dans l'eau de cuisson. Pour la préserver, on doit:
- Conserver les jus au réfrigérateur et les couvrir dès qu'on les a entamés.
- Préparer les aliments pour la cuisson à la dernière minute.
- Cuire les légumes non pelés.
- Cuire les fruits et les légumes à la vapeur ou au four et non les faire bouillir.
- Réduire le temps de cuisson au minimum.
- Manger le plus possible de fruits et de légumes crus.

Et il ne faut surtout pas négliger les fameux *Brassica.* Non seulement les légumes de cette famille regorgent-ils de vitamines et de minéraux, mais ils joueraient aussi un rôle spécial dans la prévention du cancer. On en mangera donc plusieurs portions chaque semaine.

L'étoile *Brassica*

Brocoli	Chou-rave
Choux de Bruxelles	Rutabaga
Chou	Navet
Chou-fleur	

4. Conserver un poids proche de son poids idéal.

Puisqu'un embonpoint excessif (40% de plus que le poids idéal) pourrait accroître les risques de cancer, on essayera de conserver un poids le plus proche possible de son poids idéal. Le maintien d'un poids normal est d'ailleurs bénéfique pour la santé sur bien d'autres plans, car il diminue les risques de plusieurs maladies graves, comme celles du coeur ou le diabète.

La meilleure façon de perdre du poids restera toujours de manger moins et de faire plus d'exercice. C'est aussi la méthode la plus sûre (les jeûnes sont dangereux) et celle dont les effets sont le plus souvent permanents (les changements ne sont pas radicaux au point où on ne peut les inclure dans une routine), tout en assurant d'autres avantages (réduction du stress, tonification des muscles). Les autres principes essentiels d'une cure d'amaigrissement sont les suivants:

- Perdre du poids lentement au rythme de 1 kg (2 lb) par semaine environ. Au-delà de ce seuil, on risque d'altérer certains tissus essentiels, dont ceux des muscles. La plupart des gens peuvent réaliser cette perte en continuant de consommer environ 1 200 calories par jour, selon leur forme physique et leur degré d'activité.
- Manger des portions plus petites.
- Consommer moins de lipides. Les matières grasses sont des concentrés de calories: un gramme de lipides contient plus du double des calories que recèle un gramme de protéines ou d'hydrates de carbone. Réduire sa consommation de lipides est donc la façon la plus efficace de diminuer son apport en calories. On ne doit cependant pas les éliminer complètement de son régime puisqu'une petite quantité de matières grasses est essentielle à une alimentation saine. (Se reporter à la page 20 et ci-dessous pour des suggestions spécifiques à la réduction des lipides.)
- Diminuer ou éliminer sa consommation d'alcool. L'alcool est la deuxième source de calories parmi les plus concentrées (voir ci-dessous) et on l'associe à un risque de cancer plus élevé. D'ailleurs, non seulement l'alcool est riche en calories, mais il a une valeur nutritive négligeable.
- Éviter les aliments très sucrés.

Pour perdre du poids

Au lieu de:	Calories	Choisir:	Calories
Beigne	235	Muffin nature	120
Arachides		Maïs éclaté, sans beurre	
(125 mL / ½ tasse)	420	(500 mL / 2 tasses)	108
Poulet frit (90 g / 3 oz		Poulet rôti (90 g / 3 oz	
de viande brune avec la peau)	240	de viande blanche sans la peau)	145
Mayonnaise ordinaire		Mayonnaise diététique	
(25 mL / 2 c. à soupe)	120	(25 mL / 2 c. à soupe)	40
Crème glacée		Yogourt écrémé	
(125 mL / ½ tasse)	135	(125 mL / ½ tasse)	75
Tablette de chocolat		Yogourt glacé nappé	
(60 g / 2 oz)	285	de chocolat (75 mL)	127
Rôti de côte de boeuf		Bifteck de flanc dégraissé	
(125 g / 4 oz)	300	(125 g / 4 oz)	200
Côtes levées		Filet de porc dégraissé	
(125 g / 4 oz)	450	(125 g / 4 oz)	275
Lait entier		Lait écrémé	
(250 mL / 1 tasse)	150	(250 mL / 1 tasse)	85
Gâteau au chocolat, glacé		Gâteau mousseline, nature	
(1 portion)	310	(1 portion)	121

5. Si l'on prend de l'alcool, en boire avec modération.

On a «calculé» que le mot modération correspondait à deux verres d'alcool ou deux bouteilles de bière par jour.

L'alcool augmente les risques de cancer, surtout chez les fumeurs. Il contient par ailleurs beaucoup de calories dites «vides», soit 7 par gramme (environ 90 calories par 155 mL / 5 oz de vin blanc sec; 104 calories par 45 mL / 1 ½ oz de scotch titrant 80°

150 calories par 375 mL / 12 oz de bière ou 95 calories s'il s'agit de bière légère ; 193 calories par 250 mL / 8 oz de gin Tonic ; et 335 calories par 125 mL / 4 oz de lait de poule, *eggnog,* alcoolisé).

Ceux qui aiment l'alcool pourront le remplacer de temps à autre par d'autres boissons, par exemple des jus de fruits ou de légumes, de l'eau minérale ou du soda nature relevé de limette ou d'un soupçon d'amer à l'angusture.

6. Réduire sa consommation d'aliments fumés, saumurés ou traités au nitrite.

Comme le jambon ou le poisson fumé, les charcuteries, les saucissons et autres aliments traités augmenteraient les risques de cancer, il vaut mieux en manger le moins possible. Même si l'on a découvert qu'un apport approprié de vitamine C diminue ces risques, il reste que les aliments traités sont riches en matières grasses et en sel, deux substances liées à l'apparition du cancer et de l'hypertension.

LA PLANIFICATION DES MENUS

Toutes les recettes de ce livre ont été élaborées en fonction de leur valeur nutritive aussi bien que de la délicatesse de leur saveur. Elles sont riches en fibres, faibles (plus faibles que la normale) en lipides et assurent un bon apport en vitamines et en minéraux. Leurs ingrédients essentiels sont les fruits et les légumes, les grains entiers, les poissons et les coupes de viande maigres. Quant au sel et au sucre, ils ont été réduits à un minimum. Certaines de ces recettes sont de grands classiques connus de tous, mais qui ont été adaptées pour respecter les principes diététiques de la Société canadienne du cancer.

Ces recettes sont aussi bien indiquées pour les repas de tous les jours que pour les réceptions. On trouvera des suggestions de menus tout au long du livre. Ces suggestions sont regroupées dans l'index.

Pour aider à la planification des menus, on a inclus pour chaque recette le nombre de calories et de grammes de lipides par portion, ainsi qu'une évaluation de leur teneur en fibres, en vitamines et en minéraux. On se souviendra des rations quotidiennes recommandées :

- 20 à 30 g de fibres
- un apport en lipides n'excédant pas 30% du total des calories. (Pour calculer sa ration de lipides en grammes, on se reportera à l'appendice, page 252.)

Pour savoir si l'on doit modifier son régime alimentaire, on fera, pendant quelques jours, une liste de ce que l'on mange quotidiennement. On pourra ainsi estimer les quantités de fibres et de lipides que l'on consomme habituellement et les comparer aux rations recommandées par le *Guide alimentaire canadien.*

Une fois qu'on aura appris à différencier les aliments riches en fibres et en lipides de ceux qui ne le sont pas, on pourra planifier ses menus en conséquence. Par exemple, si l'on prévoit servir un dessert riche, on choisira, pour le reste du repas, des aliments pauvres en lipides, comme une vinaigrette diététique au lieu d'une sauce crémeuse pour la salade, ou du poulet rôti au lieu d'un bifteck sauté au beurre. Si l'on n'a pas inclus suffisamment de fibres au dîner, on servira au petit déjeuner ou au souper des muffins au son, des fruits frais ou des légumes crus.

Quand ces nouvelles habitudes alimentaires seront bien ancrées, on pourra évaluer la valeur nutritive de ses menus sans avoir besoin de retourner aux tables de multiplication...

Toutes les recettes de ce livre ont été réalisées avec du lait écrémé à 2%, du yogourt à faible teneur en lipides et du fromage cottage écrémé à 2%.

Pour simplifier les calculs, on se procurera le *Guide alimentaire canadien*. Il est facile à suivre et assure un régime alimentaire équilibré. On essaiera de servir à chaque repas des aliments de chacun des groupes. Les quatre groupes d'aliments et leurs portions recommandées quotidiennement sont les suivants :

1. Les fruits et les légumes (y compris les légumes vert foncé et jaune intense) : 4 à 5 portions de 125 mL (½ tasse) chacune.
2. Les pains, les céréales et autres grains (y compris les pâtes, le riz et les muffins) : 3 à 5 portions de 125 à 250 mL (½ à 1 tasse) chacune pour les céréales, le riz cuit et les nouilles ou 1 tranche de pain, 1 muffin ou 1 petit pain.
3. Le lait et les produits laitiers (y compris le fromage et le yogourt) : 2 à 4 portions de 250 mL (1 tasse) chacune pour le lait, le yogourt et le fromage cottage ou de 45 g (1½ oz) pour le cheddar.
4. La viande, le poisson, la volaille et leurs substituts (le beurre d'arachide, les haricots secs, les lentilles, le fromage et les oeufs par exemple) : 2 portions de 60 à 90 g (2 à 3 oz) chacune pour la viande maigre, la volaille et le poisson cuits ; de 60 mL (4 c. à soupe) pour le beurre d'arachide ; de 250 mL (1 tasse) pour les lentilles, les pois ou les haricots secs cuits ; de 60 g (2 oz) pour le cheddar ou le fromage cottage ; ou de 2 oeufs. Une portion de 90 g (3 oz) de viande cuite équivaut à un bifteck de surlonge d'environ 10 cm sur 5 sur 1 ou 4 po sur 2 sur ½.

Liquides : On recommande de prendre quotidiennement de 2 à 3 litres (8 à 12 tasses) de liquides par jour (y compris les potages, les jus et les autres boissons).

Menus comparés

Au lieu de :	Choisir :
	Petit déjeuner
Jus d'orange	Orange entière (plus de fibres)
Omelette au fromage (à 2 oeufs et au beurre)	Omelette à l'espagnole (à 1 oeuf et cuite dans une poêle en téflon)
Croissant avec confiture et 1 carré de beurre ou de margarine	Rôtie de pain de blé entier et confiture
Café crème	Lait ou café au lait écrémé à 2%
	Lunch minute
Hot-dog	Pointe de pizza au fromage
Frites	Macédoine de légumes
Lait frappé	Lait écrémé à 2%
	Dîner
Rôti de porc nappé de sauce brune	Filet de porc dégraissé, dans son jus
Hachis de pommes de terre sautées	Pomme de terre nappée de yogourt écrémé et parsemée de ciboulette
Carottes	Carottes
Salade de laitue, sauce crémeuse	Salade d'épinards, vinaigrette diététique
	Petit pain de blé entier
Tarte meringuée au citron	Sorbet au citron
3 verres de vin	Vin panaché
Café crème	Café et lait écrémé à 2%

Ces menus contiennent relativement peu de calories. Pour satisfaire des besoins caloriques plus élevés, on augmentera les portions et on servira du lait, du pain ou des craquelins.

Menus familiaux		Grammes de fibres par portion	Grammes de lipides par portion	Calories	% de calories lipidiques
Déjeuner	Pamplemousse (½)	0,72	un soupçon	45,0	
	Muesli suisse aux fruits (p. 249)	5,83	6,0	282,0	
	Lait (écrémé, 250 mL / 1 tasse)	0,0	un soupçon	90,0	
Dîner	Sandwich au fromage grillé au four (avec du fromage à base de lait écrémé) (45 g / 1½ oz) sur du pain de blé entier (2 tranches)	4,24	4,0	226,0	
	Bâtonnets de carotte (125 mL / ½ tasse)	1,68	un soupçon	20,0	
	Pêches conservées dans l'eau (125 mL / ½ tasse)	1,16	un soupçon	39,5	
	Gâteau café cannelle (p. 235)	0,58	3,8	172,0	
Souper	Poulet à la dijonnaise (p. 104)	0,0	3,89	190,0	
	Riz brun (175 mL / ¾ tasse)	1,32	2,5	112,0	
	Asperges étuvées (250 mL / 1 tasse)	1,15	un soupçon	16,0	
	Petit pain de blé entier	1,89	1,0	125,0	
	Beurre (5 mL / 1 c. à thé)	0,0	4,0	36,0	
	Tarte à la rhubarbe (p. 237)	2,76	3,6	234,0	
	Lait (écrémé, 250 mL / 1 tasse)	0,0	un soupçon	90,0	
Totaux avec du lait écrémé		21,3	25,8	1 678,0	13,8
Totaux avec du lait 2%		21,3	35,8	1 756,0	18,0
Totaux avec du lait entier		21,3	43,8	1 812,0	22,0

Menus familiaux		Grammes de fibres par portion	Grammes de lipides par portion	Calories	% de calories lipidiques
Déjeuner	Orange (1)	2,62	un soupçon	65,0	
	Petit déjeuner son et fruits (p. 245) (avec 125 mL / ½ tasse de lait)	6,65	7,0	219,0	
	avec des bleuets frais	5,4	0,5	45,0	
	Pain de blé entier grillé (1 tranche)	1,8	0,5	73,0	
	Confiture ou gelée (5 mL / 1 c. à thé)	0,0	un soupçon	18,0	
Dîner	Potage tricolore aux haricots (p. 65)	8,95	0,4	120,0	
	Pain irlandais de blé entier (p. 201) avec 5 mL / 1 c. à thé de beurre	2,9	5,7	179,0	
	Yogourt (maigre, 125 mL / ½ tasse)	0,0	3,0	85,0	
	Pavés aux amandes et aux abricots (p. 204) (2)	3,4	8,0	154,0	
Souper	Bifteck de flanc mariné (p. 118)	0,0	9,0	200,0	
	Purée de pommes de terre aux oignons (p. 190)	1,81	2,0	123,0	
	Poêlée de brocoli et de poivrons (p. 175)	2,75	2,0	40,0	
	Poires pochées, sauce au chocolat (p. 212)	2,6	8,0	168,0	
	Lait (écrémé, 125 mL / ½ tasse)	0,0	0,0	45,0	
Totaux avec du lait écrémé		39,0	38,9	1 498,0	23,0
Totaux avec du lait 2%		39,0	48,9	1 576,0	28,0
Totaux avec du lait entier		39,0	56,9	1 632,0	31,0

Menus familiaux	Grammes de fibres par portion	Grammes de lipides par portion	Calories	% de calories lipidiques
Déjeuner Jus d'orange (125 mL / ½ tasse)	0,0	un soupçon	64,0	
Shreddies (175 mL / ¾ tasse) avec des fraises fraîches (125 mL / ½ tasse)	2,23	1,39	145,0	
Muffins au son (p. 196) (1 moyen)	3,42	5,5	116,0	
Confiture ou gelée (5 mL / 1 c. à thé)	0,0	un soupçon	18,0	
Lait (écrémé, 250 mL / 1 tasse)	0,0	un soupçon	90,0	
Dîner Salade de haricots Bermuda (p. 94)	8,28	3,5	201,0	
Galettes de blé entier aux raisins secs (p. 202) (1)	2,43	8,0	220,0	
Gâteau aux pruneaux avec Glaçage au citron (p. 236)	2,58	1,25	182,0	
Lait (écrémé, 250 mL / 1 tasse)	0,0	un soupçon	90,0	
Banane (1)	3,9	un soupçon	100,0	
Souper Filets de sole persillés (p. 135)	0,0	7,0	117,0	
Riz brun	0,82	0,5	105,0	
Haricots verts étuvés	1,95	un soupçon	16,0	
Salade d'épinards et Sauce au babeurre et aux fines herbes * (p. 98)	7,0	12,0	250,0	
Gâteau au chocolat	1,0	9,5	271,0	
Totaux avec du lait écrémé	33,6	48,6	1 985,0	22,0
Totaux avec du lait 2%	33,6	58,6	2 063,0	26,0
Totaux avec du lait entier	33,6	66,6	2 119,0	28,0

* Ces chiffres correspondent à une portion de salade servie comme plat principal; une portion d'accompagnement contient 4 g de lipides et 83 calories.

Menus familiaux		Grammes de fibres par portion	Grammes de lipides par portion	Calories	% de calories lipidiques
Déjeuner	Pruneaux cuits (3)	9,98	0,5	156,0	
	Blé filamenté (1)	2,2	un soupçon	80,0	
	Oeuf à la coque (1)	0,0	6,0	79,0	
	Pain de blé entier grillé (1 tranche)	1,79	0,5	73,0	
	Beurre (2 mL / ½ c. à thé)	0,0	2,0	18,0	
	Lait (écrémé, 250 mL / 1 tasse)	0,0	un soupçon	90,0	
Dîner	Sandwich au poulet sur pain de blé entier (2) avec de la laitue ou des germes de luzerne et de la mayonnaise (5 mL / 1 c. à thé)	4,64	6,0	295,0	
	Bâtonnets de céleri (125 mL / 1 tasse)	0,95	un soupçon	9,0	
	Tangerine (1)	2,20	un soupçon	40,0	
	Biscuits au germe de blé (p. 206) (2)	0,9	6,0	114,0	
	Lait (écrémé, 250 mL / 1 tasse)	0,0	un soupçon	90,0	
Souper	Pain de viande à l'ancienne (p. 121)	0,3	9,5	186,0	
	Pomme de terre au four (1 moyenne)	4,04	un soupçon	91,0	
	Choux de Bruxelles étuvés (125 mL / ½ tasse)	2,38	0,5	29,0	
	Carottes citronnées au gingembre (p. 174) (125 mL / ½ tasse)	2,54	4,0	69,0	
	Beurre (2 mL / ½ c. à thé)	0,0	4,0	36,0	
	Clafoutis aux abricots (p. 230)	2,05	4,4	162,0	
Totaux avec du lait écrémé		34,0	43,4	1 527,0	26,0
Totaux avec du lait 2%		34,0	53,4	1 605,0	30,0
Totaux avec du lait entier		34,0	61,4	1 661,0	33,0

Les repas à l'extérieur

Il n'y a aucune raison d'enfreindre son régime sous prétexte que l'on mange à l'extérieur ou que l'on est en voyage. Les principes diététiques de la Société canadienne du cancer sont assez flexibles pour que l'on puisse s'accommoder de toute situation sans devoir faire preuve d'une volonté de fer. Il suffit simplement d'être bien renseignés et de planifier ses repas avec un peu d'ingéniosité.

- Veiller à ne pas commander toute une succession de plats riches. On choisira plutôt des fruits, des légumes et des plats à base de grains entiers.
- Si l'on mange trop à un repas, on essaiera d'être plus modéré aux autres et de surveiller son alimentation pendant les jours qui suivent.
- De nombreux restaurants proposent des repas faibles en calories — certains se spécialisent même dans la préparation de repas gastronomiques destinés aux gens qui surveillent leur alimentation (la nouvelle cuisine ou la cuisine dite de santé, par exemple).
- Au lieu de plats frits, préférer ceux qui sont cuits à la vapeur ou sur le gril ; commander une salade avec la vinaigrette à part, pour pouvoir se servir soi-même ; commander des plats de viande sans sauce, lorsque celle qu'on offre est riche. Les restaurateurs commencent à avoir l'habitude qu'on leur demande de telles choses.
- Partager un plat ou plusieurs plats avec une autre personne ; dans les restaurants, on sert souvent des demi-portions sur des assiettes séparées.
- Choisir deux entrées au lieu d'une seule et d'un plat principal, ou un potage suivi d'une salade.
- Commander un potage léger au lieu d'un potage à la crème.
- Ne beurrer le pain que très légèrement ou pas du tout.
- Choisir de préférence des plats de poisson ou de poulet, en évitant ceux qui sont nappés d'une sauce riche.
- Enlever tout le gras des viandes.
- Éviter les aliments frits à la poêle ou dans un bain d'huile.
- Si l'on choisit un mets très riche, n'en demander qu'une petite portion.

Les petits déjeuners

Choisir
- des fruits et des jus frais
- du pain, des céréales et des muffins de grains entiers
- des oeufs pochés ou dans leur coquille (si l'on surveille son taux de cholestérol, se limiter à trois oeufs par semaine)
- des crêpes et des gaufres cuites dans peu d'huile — et ne pas ajouter de beurre en les mangeant
- du yogourt garni de fruits frais
- du lait écrémé et non de la crème ou du lait entier dans les céréales, le café ou le thé

Éviter
- les pâtisseries danoises et les croissants
- le bacon, la saucisse et le jambon
- trop de beurre ou de margarine

Les dîners et les soupers

Choisir

- des pretzels à la place des arachides
- des salades — ajouter la vinaigrette soi-même et demander un quartier de citron. S'il s'agit d'une salade servie en buffet, prendre des épinards, du maïs, des haricots rouges et des pois chiches
- du fromage cottage
- des potages maigres ou des bouillons
- des pâtes nappées de sauces tomate ou au vin plutôt que des sauces à la crème, au beurre ou à l'huile
- des plats de poisson ou de poulet, cuits au gril ou pochés (sauces légères seulement)
- des fruits frais, des glaces ou des sorbets comme dessert

Éviter ou ne consommer qu'à l'occasion et en petites quantités

- les boissons alcooliques (choisir plutôt du jus de tomate, du soda nature ou de l'eau minérale)
- les quiches (les croûtes à tarte sont riches en lipides)
- les pâtés et les avocats (qui sont riches en lipides)
- les pommes de terre frites
- le beurre et la crème sure sur les pommes de terre au four (demander plutôt du yogourt et de l'échalote)
- les coupes de boeuf, de porc et d'agneau qui contiennent beaucoup de gras (plus particulièrement lorsqu'on sert des portions généreuses), le canard et l'oie
- les fromages riches en matières grasses (le cheddar et les fromages à la crème)
- les aliments cuits au barbecue
- les aliments panés (habituellement frits)
- les arachides et les croustilles (les remplacer par des légumes crus)
- les aliments fumés ou très salés, comme le jambon, le salami et le hareng
- le chocolat (choisir plutôt des bonbons à la gelée)
- les mousses et les desserts riches (au chocolat et à la crème)

Méthodes de cuisson

Les méthodes de cuisson à éviter ou à ne choisir qu'occasionnellement

Certaines méthodes de cuisson, comme le fumage, la cuisson au barbecue ou au gril, peuvent être nuisibles à la santé. Pour cuire des aliments au barbecue sans danger, on les enveloppera dans du papier d'aluminium ou on les placera bien au-dessus des braises et on prolongera le temps de cuisson. Selon certaines études, des substances chimiques peut-être cancérigènes pourraient se former lors de la cuisson au barbecue. Pour cette raison, et à cause des corps gras que l'on ajoute, il est préférable d'éviter la friture, pl is particulièrement à haute température.

Les méthodes de cuisson qu'il convient de choisir

La cuisson au four, le rôtissage à la broche ou au gril de la cuisinière (sans trop griller ni brûler), la cuisson au four à micro-ondes, la cuisson à l'eau ou à la vapeur (voir p. 147 et 182), le pochage et la cuisson en cocotte ou à la poêle (voir p. 111 et 112) constituent de bonnes méthodes de cuisson.

Ustensiles de cuisine nécessaires
- étuveuse ; soit un bain-marie ou une casserole à panier
- sauteuse revêtue d'un produit antiadhésif
- une rôtissoire épaisse

Pour conserver les vitamines lors de la cuisson

Certaines vitamines sont détruites à la chaleur ; d'autres se dissolvent dans l'eau de cuisson. Pour en conserver le plus possible :
- Faire cuire les légumes rapidement, pour qu'ils soient encore un peu croquants.
- Utiliser le moins d'eau possible et s'assurer qu'elle bout avant d'y plonger les légumes.
- Utiliser les liquides de cuisson dans les soupes et les ragoûts.
- Privilégier les méthodes de cuisson qui demandent très peu de liquide ou pas du tout : au four à micro-ondes, au four de la cuisinière, à la vapeur, dans du papier d'aluminium au four ou à la poêle dans très peu d'huile.

Pour réduire le gras dans la cuisson

- Nombre de recettes demandent que l'on commence par faire sauter les légumes, les oignons par exemple, dans du beurre. Dans la plupart des cas, on peut réduire le beurre au moins de moitié ; souvent, on peut n'en utiliser que 5 mL (1 c. à thé) ; ajouter 25 mL (2 c. à soupe) de vin blanc ou d'eau et cuire les légumes lentement à feu doux. Cette méthode fait ressortir toute la saveur des aliments aussi efficacement que la cuisson classique.
- Si de l'huile, de la margarine ou du beurre sont nécessaires pour relever la saveur d'un plat, n'en ajouter qu'à la fin, juste avant de servir ; on en tirera ainsi le maximum de saveur.
- Il est très important d'utiliser des casseroles épaisses, revêtues d'un enduit antiadhésif si possible, car elles permettent de réduire la quantité de gras au minimum sans que les aliments ne collent ou ne brûlent.
- Dégraisser avant la cuisson et enlever le gras pendant celle-ci ; préparer les ragoûts et les soupes contenant de la viande et du bouillon un jour à l'avance et les réfrigérer une nuit — le gras figera et il sera plus facile de l'enlever.
- Pour relever la saveur d'un plat, utiliser des fines herbes et des épices, de l'oignon, de l'ail, du gingembre, du jus de citron ou de la moutarde au lieu de beurre ou d'huile.
- Acheter des légumes de première qualité en saison ; leur saveur sera à son meilleur et on n'aura pas besoin d'autant de beurre et de sel.
- Remplacer les sauces au beurre par des coulis de légumes (purées de légumes).
- Mettre une grille dans la lèchefrite pour que la viande ne baigne pas dans le gras.
- Enlever la peau de la volaille avant de la cuire ou de la manger.
- Choisir des coupes de viande maigres, comme les biftecks de flanc ou de pointe de surlonge. Éviter le haut de côtes et les longes de porc.
- Servir des portions de viande de 125 g (4 oz) ou moins ; on peut cuisiner la viande et en faire des mets plus intéressants en la combinant avec des légumes pour confectionner des ragoûts, des soupes ou des fricassées ou, encore, pour servir sur des nouilles.
- Couper la viande en tranches très fines, pour créer l'impression qu'il y en a davantage.

- Réduire la quantité d'huile dans les marinades ordinaires ou l'omettre complètement (voir Gigot d'agneau mariné à la coriandre, p. 130 ; Bifteck de flanc mariné, p. 118).
- Remplacer le lait entier par du lait écrémé à 2%, la crème sure par du yogourt, et le beurre ou l'huile par du vin.
- Éviter les desserts à la crème fouettée ; choisir plutôt des desserts au lait ou au yogourt.
- Éviter les croûtes à tarte ; faire plutôt des garnitures croquantes (par exemple, au lieu d'une tarte aux pommes à deux abaisses, remplacer l'une des abaisses par une garniture croquante).
- Si l'on veut faire des muffins, un gâteau ou tout autre dessert riche, vérifier la quantité d'huile ou de gras demandée dans diverses recettes et choisir celle qui en contient le moins.
- Choisir des recettes de desserts au cacao plutôt qu'au chocolat, si la recette à base de cacao ne demande pas de matières grasses additionnelles.

Au supermarché

Il faut toujours bien vérifier les étiquettes des boîtes de conserve et des autres produits ; la teneur en matières grasses et en fibres y est souvent indiquée en grammes par portion, en plus d'autres renseignements sur la valeur nutritive. Lorsque les ingrédients sont inscrits sur l'étiquette, ils sont habituellement énumérés par ordre de quantité par volume, en commençant par la plus importante. Le sucre est souvent mentionné selon sa forme dans le produit (saccharose, glucose, sucrose) et il est parfois difficile d'en déterminer la quantité exacte.

Choisir

- des soupes et des vinaigrettes à faible teneur en matières grasses
- du yogourt, du lait, de la crème glacée et du fromage pauvres en matières grasses (voir les tableaux D et E, p. 257 et 258)
- du beurre ou des margarines hypocaloriques ou fouettés pour tartiner (pour la cuisson, utiliser de la margarine ou du beurre ordinaires)
- des coupes de viande maigres (voir le tableau C, p. 254-257)
- des gâteaux mousseline ; des petits-beurre et des biscuits aux figues ou au gingembre
- de la dinde qui n'a pas été injectée de matières grasses, c'est-à-dire une volaille de qualité ordinaire
- des laitues vert foncé ou des épinards, au lieu de laitues Iceberg
- du pain, du pain pita, des craquelins, des muffins anglais et des pâtes de blé entier ou de grains moulus à la meule
- des céréales de grains entiers, des céréales au son ou riches en fibres (voir le tableau F, p. 259-260)
- des muffins au son
- des fruits et des légumes frais

Éviter

- les viandes traitées : saucisses, saucisson de Bologne, salami (si on en achète, choisir les variétés à teneur réduite en gras, comme les saucisses Schneider's Lite)
- les viandes et la volaille riches en lipides : le canard, l'oie, la viande hachée ordinaire, les saucissons, les côtes levées (voir le tableau C, p. 254-257)
- le bacon (se permettre occasionnellement d'acheter du jambon maigre, ou du bacon de dos)
- les viandes et le poisson surgelés panés et frits, par exemple les bâtonnets de poisson
- le thon dans l'huile (choisir plutôt du thon conservé dans de l'eau)
- les avocats
- les beignets, les pâtisseries danoises, les croissants, les tartes, les gâteaux, les biscuits riches et les carrés au chocolat
- les céréales sucrées, faibles en fibres
- le chocolat
- les arachides et les croustilles

RÉPERTOIRE
DES RECETTES

AMUSE-GUEULE

Qui pourrait résister aux délicieuses grignotines et bouchées servies dans les réunions mondaines ou aux alléchants hors-d'oeuvre qui sont bien souvent la partie la plus originale et la plus intéressante d'un repas ? Pourtant, sur le plan nutritionnel, ils ne sont pas toujours à conseiller et il est parfois préférable de ne pas succomber à la tentation.

En effet, riches en lipides, les pâtés, les arachides, les croustilles et les bouchées piquantes, tout comme les trempettes à base de mayonnaise, sont à éviter.
Il vaut mieux les remplacer par des crudités (légumes frais, à haute teneur en fibres et en vitamines), accompagnées de trempettes au yogourt ou au fromage cottage, et par des bouchées préparées avec du pain (moins riche que la pâte feuilletée). Des amuse-gueule comme les Crevettes cerclées de pois mange-tout (p. 34) et les Rumaki de boeuf Teriyaki (p. 40) plairont à tout le monde et ne contiennent que très peu de lipides. Toutes les recettes de ce chapitre sont conçues pour permettre de servir des hors-d'oeuvre savoureux, à faible teneur en lipides et en calories.

Par ailleurs, les entrées servies dans les restaurants ne font pas que nous mettre l'eau à la bouche ; elles peuvent être aussi très nutritives et même remplacer fort bien le plat principal, là où les portions sont particulièrement copieuses.

Crevettes cerclées de pois mange-tout

Ce délicieux hors-d'oeuvre, haut en couleurs, est très simple à préparer. On pourra servir les pois qui restent avec une trempette ou un mélange à tartiner ou encore les farcir de fromage cottage après les avoir coupés sur le long. Ce plat est étonnamment pauvre en lipides et en calories.

1 L	eau	4 tasses
1	tranche d'oignon épaisse	1
1	gousse d'ail coupée en deux	1
1	feuille de laurier	1
2	branches de céleri avec leurs feuilles	2
500 g	grosses crevettes crues non décortiquées (18 environ)	1 lb
125 g	pois mange-tout	¼ lb

Porter à ébullition, dans une grosse casserole, l'eau, l'oignon, l'ail, la feuille de laurier et le céleri, puis réduire le feu et laisser mijoter 5 minutes. Ajouter les crevettes et laisser encore mijoter, sans couvrir, de 3 à 5 minutes, ou jusqu'à ce que les crustacés rosissent. Égoutter aussitôt et refroidir à l'eau courante. Décortiquer et enlever les veines des crevettes.

Nettoyer les pois mange-tout et les blanchir 2 minutes ou jusqu'à ce qu'ils soient flexibles. Les égoutter et les plonger dans un bol d'eau glacée pour interrompre la cuisson et fixer la couleur. Les égoutter de nouveau.

Entourer chaque crevette d'un pois mange-tout qu'on maintiendra en place avec un cure-dent. Dresser sur un plat de service ou piquer dans un chou-fleur, couvrir et réfrigérer jusqu'au moment de servir. Donne environ 18 morceaux (4 portions).

Calories par morceau: **14**
Grammes de lipides par morceau: **0,1**
Fibres: **bon**
Les pois mange-tout sont une bonne source de vitamines A et de fibres.

Variante

- Servir les pitas avec l'une ou l'autre des salades décrites dans le chapitre qui leur est consacré.
- Foncer les pitas de germes de luzerne et les farcir d'une cuillerée d'Hummus (p. 45), puis les napper de Trempette à l'ail (p. 41).
- Remplacer le crabe par des crevettes ou du saumon cuits ou en conserve (mais non par du thon qui est conservé dans l'huile).
- Foncer les pitas de laitue et les garnir de Caviar d'aubergine (p. 44) ou de Trempette aux épinards (p. 42).

* Préparer toute la quantité de Sauce crémeuse au persil (p. 101) et servir le restant en trempette ; c'est délicieux !

Mini-pitas farcis au crabe

Les petits pains pitas, gros comme des soucoupes, sont parfaits pour préparer en un instant des «pochettes» qu'on pourra farcir d'une infinité de garnitures. On les trouve, déjà emballés, au comptoir de la boulangerie des supermarchés et dans les épiceries spécialisées. Les pitas de blé entier ont un goût plus prononcé et sont plus riches en fibres.

200 g	mini-pitas de blé entier	7 oz
250 g	chair de crabe (frais, surgelé ou en conserve)	½ lb
25 mL	oignons verts hachés	2 c. à soupe
125 mL	Sauce crémeuse au persil* (p. 101)	½ tasse
2 mL	jus de citron	½ c. à thé
	sel et poivre frais moulu	
	feuilles de laitue	

Couper les pains pitas en deux. Égoutter soigneusement le crabe et le verser dans un bol avec les oignons, la sauce crémeuse au persil et le jus de citron, mélanger légèrement, saler et poivrer. (On pourra, au goût, augmenter la quantité de sauce au persil.) Foncer chaque pochette de pita d'une feuille de salade et garnir d'une cuillerée de l'appareil au crabe, puis réfrigérer. Donne 40 morceaux.

Calories par morceau: **16**
Grammes de lipides par morceau: **0,2**
Fibres par morceau: **0,26 g**

CONSEILS: réduction de la teneur en lipides des hors-d'oeuvre

- Pour préparer des bouchées, utiliser du pain — voir les Croustades aux champignons (p. 39) — ou des mini-pitas de blé entier, plutôt qu'une pâte feuilletée.
- Comme base pour les garnitures, utiliser des tomates cerises évidées, des litchis en conserve et des rondelles de concombre.
- Éviter les pâtés et les sauces à base de mayonnaise.

Rondelles de concombre au crabe

En remplaçant le pain ou la pâte feuilletée par des rondelles de concombre croquant, on dispose de bases pour canapés qui sont à la fois rafraîchissantes et hypocaloriques.

1	concombre anglais sans pépins	1
170 g	chair de crabe (1 boîte)	6 oz
25 mL	crème sure	2 c. à soupe
25 mL	ciboulette ou oignons verts hachés	2 c. à soupe
	sel et poivre frais moulu	
	paprika	

Racler le concombre sur toute sa longueur avec les dents d'une fourchette pour obtenir un effet décoratif, puis le trancher en rondelles de 5 mm (¼ po) d'épaisseur.

Égoutter soigneusement le crabe, le mélanger avec la crème sure et la ciboulette, saler et poivrer. Déposer une petite cuillerée de cet appareil sur chaque rondelle de concombre, saupoudrer de paprika, couvrir et réfrigérer un maximum de 4 heures. Donne environ 36 morceaux.

Calories par rondelle: **4,3**
Grammes de lipides par rondelle: **0,2**

Les lipides cachés dans les aliments

Nous savons tous que des aliments comme la mayonnaise, la crème fouettée et le cheddar sont très riches en lipides. Mais il en est d'autres qui, malheureusement, le sont tout autant.

	Grammes de lipides par portion
Arachides (125 mL / ½ tasse)	36
Croustilles (1 sachet)	24
Croustilles de maïs (1 sachet)	20
Demi-avocat	19
Lait de poule *(eggnog)* sans alcool (250 mL / 1 tasse)	19
Beurre d'arachide (25 mL / 2 c. à soupe)	16
Olives noires (6 moyennes)	14
Pâté de foie gras (25 mL / 2 c. à soupe)	13
Esquimau (60 g / 2 oz)	10
Tablette de chocolat (30 g / 1 oz)	9
Biscuits aux brisures de chocolat (3 petits)	9
Maïs soufflé au beurre (250 mL / 1 tasse)	8
Maïs soufflé sans beurre (250 mL / 1 tasse)	[0,7]
Pommes de terre frites (10 frites)	7
Pomme de terre bouillie ou au four	[un soupçon]
Olives vertes (8 moyennes)	6
Jaune d'oeuf	5

Croquignoles de haricots verts

Les croquignoles de haricots verts remplacent avantageusement les arachides ou les croustilles lorsqu'on a envie de grignoter quelque chose de salé et de croquant, mais qui soit en même temps pauvre en lipides et en calories. Cet amuse-gueule fera les délices de toutes les personnes au régime pour qui ne pas manger d'aliments salés équivaut à une véritable privation. On peut ajouter à la recette d'autres légumes crus comme des carottes, du chou-rave, du fenouil et du navet.

Champignons farcis aux épinards

Servis crus, les champignons de couche sont un vrai délice et on peut facilement les farcir après les avoir équeutés. Préparer toute la quantité de Trempette aux épinards (p. 42) ou de Sauce crémeuse au persil (p. 101), en utiliser 250 mL (1 tasse) pour farcir 250 g (½ lb) de champignons ou de tomates cerises et servir le reste en trempette. Cet amuse-gueule est pauvre en lipides et en calories.

Tomates cerises farcies

Les tomates cerises ajoutent une touche colorée et agréable à un plateau de hors-d'oeuvre. Pour les farcir, trancher la calotte, ôter un peu de la pulpe, et farcir d'Hummus (p. 45) ou de Trempette à l'aneth frais (p. 43). Pauvres en lipides, les tomates cerises sont une bonne source de vitamines A et C.

750 g	haricots verts	1½ lb
½	petit chou-fleur	½
250 mL	eau	1 tasse
1	oignon haché	1
1	grosse gousse d'ail	1
15 mL	jus de citron	1 c. à soupe
50 mL	sauce soya	¼ tasse
50 mL	eau	¼ tasse
15 mL	huile de tournesol	1 c. à soupe
15 mL	graines de sésame	1 c. à soupe
8	grosses feuilles de laitue Boston	8

Couper les tiges des haricots verts et diviser le chou-fleur en bouquets. Porter à ébullition 250 mL (1 tasse) d'eau dans une grande casserole, ajouter l'oignon, l'ail, le jus de citron, les haricots et le chou-fleur, puis réduire le feu, couvrir et laisser mijoter environ 8 minutes jusqu'à ce que les légumes soient tendres, mais encore croquants ; égoutter et retirer la gousse d'ail. Mélanger la sauce soya, 50 mL (¼ tasse) d'eau et l'huile, et verser le tout sur les légumes. Couvrir et réfrigérer au moins une heure.

Étaler les graines de sésame sur un moule à tarte et les faire griller au four, à 160°C (325°F), pendant 5 minutes ou jusqu'à ce qu'elles soient d'un brun doré.

Au moment de servir, remuer les légumes et les retirer de la marinade. Garnir chaque assiette d'une feuille de laitue, y dresser les légumes à la cuiller et saupoudrer de graines de sésame. Donne 8 portions.

Calories par portion : **45**
Grammes de lipides par portion : **1,7**
Fibres : **bon**
Vitamines A : **bon**
Le chou-fleur est une bonne source de fibres et de vitamine C.

Croustades aux champignons

Ces amuse-gueule aux champignons fondent littéralement dans la bouche. La première fois que j'en ai mangés, c'était chez le traiteur torontois, Alison Cumming. Pour que le plat soit moins riche, je diminue la quantité de beurre et j'emploie du fromage contenant peu de matières grasses. Les croustades peuvent se préparer avec d'autres garnitures salées; elles sont beaucoup plus pauvres en lipides et en calories que la pâte habituelle.

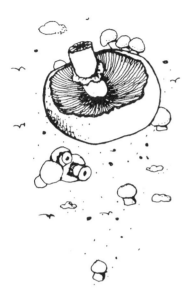

24	tranches de pain de mie	24
24	champignons de couche de taille moyenne	24
Farce		
250 mL	chapelure fraîche de blé entier	1 tasse
1	grosse gousse d'ail émincée	1
50 mL	persil frais finement haché	¼ tasse
	sel et poivre frais moulu	
20 mL	beurre	4 c. à thé
150 mL	mozzarella râpé pauvre en lipides	⅔ tasse

Découper 24 rondelles de pain avec un verre ou un emporte-pièce de 6 cm (2½ po) et en foncer de petits moules à muffins, puis les faire dorer au four, à 150°C (300°F), de 20 à 25 minutes. Défourner et laisser refroidir. (On peut préparer les croustades à l'avance et les conserver environ une semaine dans un récipient fermé ou les congeler pour les garder plus longtemps.)

Laver les champignons, les assécher avec du papier absorbant et les équeuter (on pourra utiliser les tiges dans un potage), puis les réfrigérer jusqu'au moment de les utiliser.

Farce. Mélanger, dans un bol ou avec un robot culinaire, la chapelure, l'ail, le persil, le sel et le poivre. Ajouter le beurre et continuer de mélanger jusqu'à ce que l'appareil soit bien homogène. (Si on mélange à la main, employer du beurre ramolli ou fondu.) Garnir chaque champignon et couronner de fromage râpé.

Au moment de servir, déposer un champignon dans chaque croustade et réchauffer au four une dizaine de minutes, à 200°C (400°F), sur une plaque à biscuits. On peut également passer les croustades au gril pendant une minute avant de servir chaud. Donne 36 croustades.

Calories par morceau: **93**
Grammes de lipides par morceau: **2**
Fibres: **deux croustades constituent une bonne source de fibres**

Rumaki de boeuf Teriyaki

Pour préparer ces savoureux amuse-gueule chauds, on entoure des châtaignes d'eau croquantes de fines lamelles de boeuf mariné.

375 g	bifteck de surlonge, de ronde ou de flanc (d'environ 1 cm / ½ po d'épaisseur)	¾ lb
50 mL	sauce soya*	¼ tasse
1	gousse d'ail hachée	1
15 mL	oignon émincé	1 c. à soupe
15 mL	sucre	1 c. à thé
5 mL	sauce Worcestershire	1 c. à thé
2 mL	gingembre moulu	½ c. à thé
284 mL	châtaignes d'eau (1 boîte)	10 oz

Pour trancher la viande plus facilement, la mettre 30 minutes au congélateur ou jusqu'à ce qu'elle soit suffisamment ferme. Ôter tout le gras et la trancher à contrefil en très fines lamelles d'environ 2 mm (⅛ po) d'épaisseur et 8 cm (3 po) de longueur.

Mélanger dans un bol la sauce soya, l'ail, l'oignon, le sucre, la sauce Worcestershire et le gingembre, ajouter la viande et bien enrober les lamelles de la préparation. Laisser mariner 30 minutes à la température ambiante en remuant de temps en temps, ou réfrigérer toute la nuit.

Égoutter la viande, entourer chaque châtaigne d'eau d'une lamelle et maintenir celle-ci en place avec un cure-dent. Disposer sur une plaque à pâtisserie ou sur un plat de service en verre. Faire griller de 3 à 4 minutes jusqu'à ce que les amuse-gueule soient bien chauds et la viande mi-saignante (ou cuire au four à micro-ondes, à la température maximale, et en retournant le plat d'un quart de tour à mi-cuisson). Donne environ 25 morceaux.

Calories par morceau: **37**
Grammes de lipides par morceau: **0,8**
Quatre rumaki sont une bonne source de fer.

Plateau de hors-d'oeuvre pour 25 personnes
Prévoir de 6 à 8 morceaux par personne. Multiplier les quantités en fonction du nombre d'invités.
Rumaki de boeuf Teriyaki (p. 40)
Mini-pitas farcis au crabe (p. 35)
Sauce crémeuse au persil ou au cresson accompagnée de crudités (p. 101)
Champignons garnis de Trempette aux épinards (p. 42)
Crevettes cerclées de pois mange-tout (p. 34 et 35)
Mousse de saumon à l'aneth (p. 46)

* Pour obtenir une teneur en sodium (sel) plus faible, utiliser de la sauce soya pauvre en sodium ou une préparation naturelle sans additifs.

Variante
Trempette au curry: ajouter
5 mL (1 c. à thé) de poudre de
curry et 5 mL
(1 c. à thé) de cumin à la
trempette à l'ail. Réduire la
quantité d'oignons et d'ail
utilisée.

Trempette à l'ail

On peut servir cette préparation en trempette avec des crudités ou comme sauce avec des pommes de terre au four, des rondelles de tomate ou de concombre, des haricots verts étuvés ou des filets de poisson.

375 mL	yogourt nature	1½ tasse
50 mL	ciboulette ou oignons verts hachés	¼ tasse
2	gousses d'ail hachées	2
15 mL	huile végétale	1 c. à soupe
2 mL	sucre	½ c. à thé

Mélanger soigneusement dans un bol le yogourt, les oignons, l'ail, l'huile et le sucre, couvrir et réfrigérer jusqu'au moment de servir. Donne environ 375 mL (1½ tasse).

	Pour 15 mL (1 c. à soupe)	Pour 50 mL (¼ tasse)
Calories par portion:	**24**	**96**
Grammes de lipides par portion:	**2**	**7**

75 mL (⅓ tasse) de trempette constitue une bonne source de calcium.

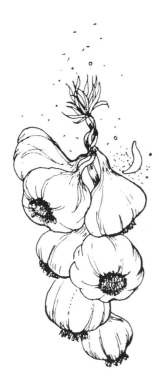

CONSEILS: réduction de la teneur en lipides des grignotines, des casse-croûte et des entrées

Au lieu de	Servir
Guacamole ou mayonnaise	Trempette au yogourt ou au fromage cottage
Arachides et croustilles	Maïs soufflé sans beurre et pretzels
Craquelins au beurre	Craquelins de blé entier
Craquelins et fromage	Pain pita
Huîtres Rockefeller	Huîtres nature
Caviar	Crevettes
Homard Newburg	Morceaux de homard
Saucisses cocktail fumées	Viandes maigres
Pâté de viande	Pâté de légumes
Potage en crème	Gazpacho ou consommé
Pâtes à la crème	Pâtes à la sauce tomate
Salades liées avec une mayonnaise (oeufs, pommes de terre)	Salades vertes avec une sauce au yogourt
Bloody Mary	Jus de tomate

Trempette aux épinards

Cette trempette qui accompagne parfaitement des crudités est également délicieuse comme garniture pour des champignons et des tomates cerises ou encore comme sauce pour des salades ou des légumes cuits et servis froids.

284 g	épinards hachés surgelés	10 oz
	ou	
500 g	épinards frais	1 lb
250 mL	crème sure	1 tasse
125 mL	yogourt nature	½ tasse
125 mL	persil frais haché	½ tasse
50 mL	oignons verts finement hachés (avec les pointes)	¼ tasse
5 mL	sel	1 c. à thé
	poivre frais moulu	

Pour une teneur en fibres allant de bonne à excellente, servir avec du brocoli, des pois mange-tout, des asperges, des carottes, du navet, des haricots verts, du chou-fleur et / ou des tomates cerises.

Couper les tiges dures des épinards frais, les faire bouillir ou étuver jusqu'à ce qu'ils soient défaits, les égoutter et les hacher. Dans le cas d'épinards surgelés, les presser à la main ou enveloppés dans du papier absorbant pour bien les égoutter.

Mélanger dans un bol les épinards, la crème sure, le yogourt, le persil et les oignons, saler et poivrer. Couvrir et réfrigérer au moins 4 heures ou durant toute la nuit pour permettre aux saveurs de se mélanger. Donne 500 mL (2 tasses) de trempette.

Pour 15 mL (1 c. à soupe)
Calories : **17**
Grammes de lipides : **1**
Vitamine A : **bon**
Folacine : **bon**
Les épinards sont une excellente source de fibres et de vitamine A.

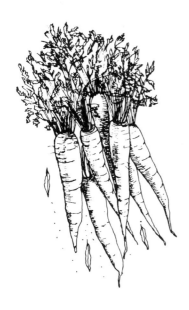

Crudités et Trempette à l'aneth frais

Disposer sur un grand plat, autour du bol de trempette, une variété de légumes aux couleurs contrastantes et coupés en bâtonnets: chou-fleur, carottes, poivrons rouges, jaunes et pourpres, pois mange-tout, épis de maïs nains, courgettes, endives, haricots verts et jaunes, céleri et fenouil.

4	carottes	4
2	poivrons rouges, jaunes ou verts	2
½	petit chou-fleur	½
2	endives	2
125 g	champignons	¼ lb
Trempette à l'aneth		
50 mL	aneth frais et haché *ou*	¼ tasse
10 mL	aneth sec *	2 c. à thé
25 mL	persil frais haché	2 c. à soupe
250 mL	fromage cottage	1 tasse
45 mL	yogourt nature	3 c. à soupe
	sel et poivre frais moulu	

* Si on emploie de l'aneth sec, ajouter 45 mL (3 c. à soupe) de persil haché frais.

Couper les carottes et les poivrons en lanières, diviser le chou-fleur en bouquets, séparer les feuilles d'endive et couper les champignons en deux s'ils sont gros, puis réfrigérer le tout jusqu'au moment de servir.

Trempette à l'aneth. Hacher l'aneth et le persil au robot culinaire, ajouter le fromage cottage, le yogourt, saler, poivrer et mélanger en utilisant l'interrupteur marche-arrêt. Réfrigérer.

Au moment de servir, dresser des légumes sur un plat, avec le bol de trempette au milieu. Donne 10 portions d'environ 300 mL (1¼ tasse) de trempette.

Pour 15 mL (1 c. à soupe) de trempette
Calories: **12**
Grammes de lipides: **0,25**
La teneur en fibres dépend de la variété de légumes (voir le tableau G, p. 261)

À titre de comparaison :	Pour 300 mL (1¼ tasse)	
Trempette à base de yogourt nature pauvre	Calories	Grammes de lipides
en lipides	143	3,4
Fromage cottage 2%	230	4,4
Crème sure	416	40,0
Mayonnaise	1 616	179,0

Caviar d'aubergine

Souvent qualifiée de caviar du pauvre, cette trempette méditerranéenne est délicieuse avec des crudités ou tartinée sur des toasts Melba.

625 g	aubergine (1 grosse aubergine)	1¼ lb
3	oignons verts finement hachés	3
1	grosse gousse d'ail hachée	1
1	grosse tomate pelée et hachée	1
½	branche de céleri finement hachée	½
50 mL	poivron vert haché (facultatif)	½ tasse
15 mL	jus de citron frais	1 c. à soupe
10 mL	huile végétale	2 c. à thé
2 mL	sel	½ c. à thé
1 mL	poivre frais moulu	¼ c. à thé

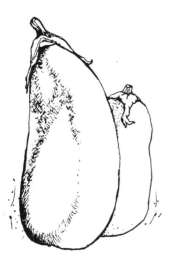

Piquer l'aubergine plusieurs fois avec une fourchette, la déposer sur une plaque à pâtisserie et la cuire au four à 200 ° C (400 ° F) pendant 45 minutes ou jusqu'à ce qu'elle soit tendre, en la retournant une ou deux fois pendant la cuisson. La laisser refroidir, puis la peler et la hacher finement.

Mélanger dans un bol l'aubergine, les oignons, l'ail, la tomate, le céleri et, le cas échéant, le poivron. Ajouter le jus de citron et l'huile, saler et poivrer et remuer le tout. Couvrir et réfrigérer au moins une heure pour que les saveurs se mélangent. Donne 750 mL (3 tasses).

	Pour 15 mL (1 c. à soupe)	Pour 50 mL (¼ tasse)
Calories:	**5,8**	**23**
Grammes de lipides:	**0,3**	**1,2**

125 mL / ½ tasse de Caviar d'aubergine constituent une bonne source de fibres.

À titre de comparaison :	Pour 50 mL (¼ tasse)	
	Calories	Grammes de lipides
Pâté de foies de poulet	276	26,4
Caviar d'aubergine	23	1,2

Hummus (Trempette aux pois chiches)

Accompagné de pain pita ou de légumes, ce plat typique du Moyen-Orient se sert en hors-d'oeuvre ou pour le déjeuner, pour un casse-croûte ou un pique-nique. Dans le cas d'un repas normal, on pourra le faire précéder d'un potage aux légumes.

50 mL	tahini (pâte de sésame) ou beurre d'arachide	¼ tasse
2 mL	cumin ou davantage, au goût	½ c. à thé
2 mL	sel	½ c. à thé
2	grosses gousses d'ail hachées	2
25 mL	jus de citron	2 c. à soupe
45 mL	eau chaude	3 c. à soupe
540 mL	pois chiches (1 boîte) égouttés	19 oz
	persil frais haché (facultatif)	

Mélanger dans un petit bol le tahini, le cumin, le sel et l'ail et verser lentement le jus de citron tout en remuant, puis l'eau chaude. Réduire les pois chiches en purée au mélangeur ou au robot culinaire, ou les passer au chinois ; y incorporer l'appareil au tahini et bien mélanger le tout. Goûter et, le cas échéant, ajouter du sel et du cumin. Étaler l'hummus sur un plat de service et le saupoudrer de persil haché. Donne 375 mL (1½ tasse).

	Pour 15 mL (1 c. à soupe)	Pour 50 mL (¼ tasse)
Calories :	**75**	**300**
Grammes de lipides :	**2**	**8**
Fibres : **bon** — 50 mL / ¼ tasse : 3,4 g		

Dîner estival ou pique-nique
Vin blanc coupé de soda
Pitas de blé entier garnis d'Hummus (p. 45) et couronnés de germes de luzerne ou de laitue déchiquetée et de rondelles de tomates ou de poivron rouge et d'une cuillerée de yogourt aromatisé au curry ou au cumin
Fraises

Mousse de saumon à l'aneth

Démoulée et entourée de craquelins, de toasts Melba ou de crudités, cette mousse veloutée et crémeuse fait beaucoup d'effet. Et comme elle ne contient ni crème fouettée ni mayonnaise, elle a une faible teneur en lipides et en calories. Il est préférable d'utiliser du saumon sockeye à cause de sa couleur rouge vif.

1	sachet de gélatine non parfumée	1
125 mL	eau ou jus de palourde	½ tasse
25 mL	d'aneth frais haché	2 c. à soupe
	ou	
5 mL	d'aneth sec	1 c. à thé
25 mL	oignon râpé	2 c. à soupe
15 mL	jus de citron	1 c. à soupe
5 mL	sel	1 c. à thé
1	soupçon sauce Tabasco	1
175 mL	yogourt nature	¾ tasse
175 mL	crème sure	¾ tasse
125 mL	céleri finement haché	½ tasse
440 g	saumon sockeye égoutté (2 boîtes)	15½ oz

Verser l'eau froide ou le jus de palourde dans une petite casserole, saupoudrer de gélatine et attendre environ 5 minutes qu'elle se soit ramollie. La faire dissoudre à feu moyen et laisser refroidir à la température ambiante. Incorporer en remuant l'aneth, l'oignon, le jus de citron, le sel, la sauce Tabasco, le yogourt, la crème sure et le céleri, et réfrigérer jusqu'à ce que l'appareil commence à prendre.

Dépouiller le saumon (mais garder les arêtes qui sont une excellente source de calcium), puis l'écraser à la fourchette ou le passer au mélangeur avant de l'incorporer à la gélatine. Verser le tout à la cuiller dans un moule de 1 L (4 tasses), couvrir et réfrigérer au moins 3 heures, jusqu'à ce que la gelée soit prise.

Démouler sur un plat de service et entourer de craquelins, de toasts Melba ou de crudités. Donne environ 1 L (4 tasses).

	Pour 15 mL (1 c. à soupe)
Calories:	**18**
Grammes de lipides:	**1**

Trempette pour fruits au miel et à la lime

Cette trempette rafraîchissante, qui se sert aussi bien au début qu'à la fin du repas, peut se préparer avec du citron ou de la lime. Pour le coup d'oeil, on choisira des fruits aux couleurs vives: fraises, raisins, cubes d'ananas, pommes, mangues, papayes, poires, pêches, melon, quartiers d'orange ou autres fruits frais selon la saison. Dresser les fruits sur un grand plat autour du bol de trempette et laisser les invités se servir eux-mêmes.

250 mL	yogourt nature	1 tasse
	zeste râpé de 1 lime	
15 mL	jus de lime	1 c. à soupe
45 mL	miel liquide	3 c. à soupe

Mélanger soigneusement tous les ingrédients, couvrir et réfrigérer toute la nuit (pour laisser à l'appareil le temps d'épaissir). Donne 250 mL (1 tasse) de trempette (quantité suffisante pour 6 portions).

	Pour 15 mL (1 c. à soupe)	Pour 50 mL (¼ tasse)
Calories:	**16**	**64**
Grammes de lipides:	**0,2**	**0,8**

Fibre: (avec 175 mL / ¾ tasse de fruits frais): **bon, mais dépend des fruits**

Vitamines A et C: **excellent (selon la variété de fruits)**

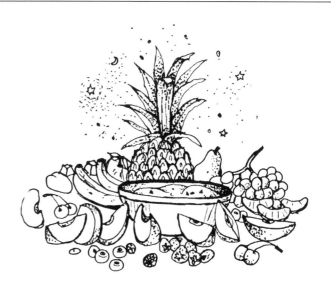

ENTRÉES

Lorsqu'on planifie un menu, il faut d'abord déterminer quel sera le plat principal. S'il est pauvre en lipides et hypocalorique, on pourra servir en entrée une crème ou un potage substantiel, ou encore un plat de pâtes ou de poisson. En revanche, s'il est riche en lipides et en calories, il vaut mieux débuter le repas par une petite salade verte ou un potage clair. La plupart des mets dont les recettes sont décrites dans ce livre peuvent très bien se servir en entrée. Voici quelques suggestions.

Potages

Tous les potages décrits dans la prochaine section peuvent être servis comme entrée; s'ils sont consistants, on diminuera les portions.

Salades

Salade au melon, aux champignons et aux poivrons rôtis (p. 74 et 75)
Salade aux épinards et au chou rouge, sauce au bleu (p. 77)
Salade grecque (p. 92)
Salade de Trévise et d'arugula au vinaigre balsamique (p. 81)
Salade de spirales aux poivrons et à l'aneth (p. 95 et 96)
Julienne de légumes et vinaigrette au citron (p. 82)
Salade de tomates et d'artichauts (p. 78)
Melon garni de bleuets (p. 220)

Poissons

Brochettes de saumon et de crevettes (p. 146) (portions réduites) et Sauce tomate à la mexicaine (p. 169) ou Sauce moutarde (p. 164)

Moules à la sicilienne (p. 138)
Crevettes cerclées de pois mange-tout (p. 34 et 35) et Trempette à l'ail (p. 41)

Pâtes

Vermicelle aux palourdes et aux poivrons rouges (p. 137)
Linguini aux crevettes et aux tomates (p. 139)
Fettucini aux tomates fraîches et au basilic (p. 153)
Salade de spirales aux poivrons et à l'aneth (p. 95 et 96)

Légumes

Asperges et purée de poivrons rouges (p. 173)
Asperges et Vinaigrette à l'orange (p. 100)
Poireaux au gratin (p. 180)
Maïs en épi (frais cueillis et servis en entrée)
Frittata au brocoli (p. 148 et 149)

Photos:

Rumaki de boeuf Teriyaki (p. 40)
Croustades aux champignons (p. 39)
Tomates cerises garnies de Trempette aux épinards (p. 42)
Crevettes cerclées de pois mange-tout (p. 34 et 35)
Mini-pitas farcis au crabe (p. 35)

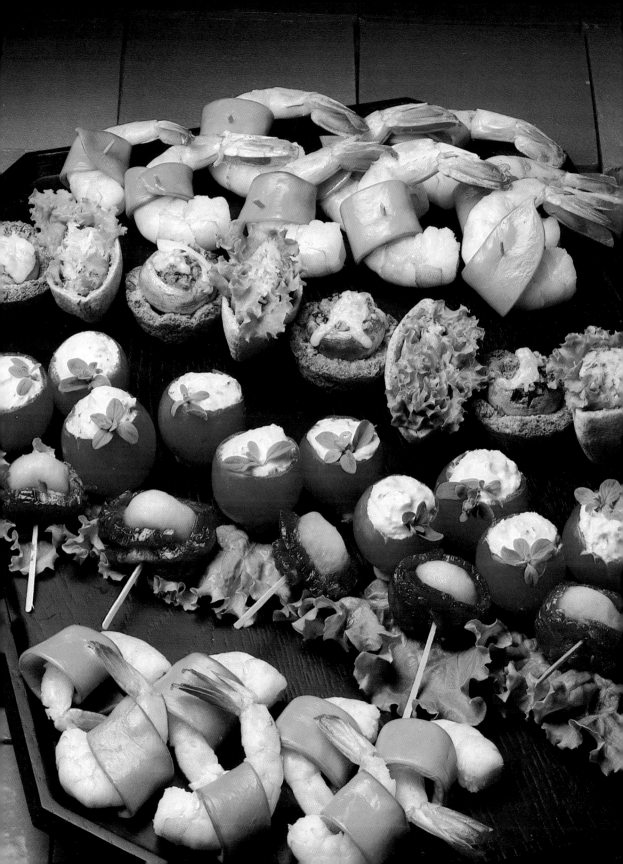

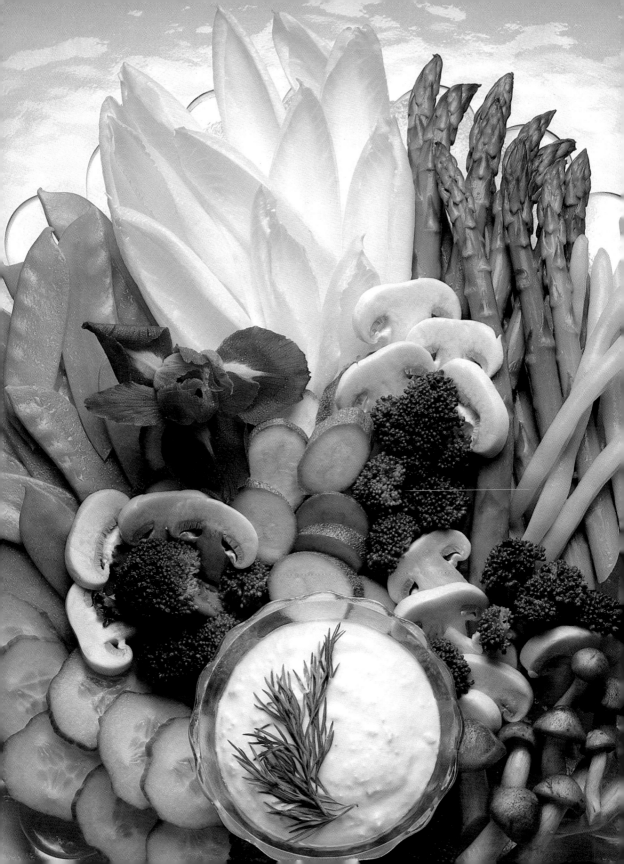

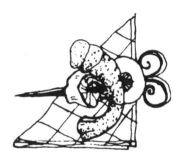

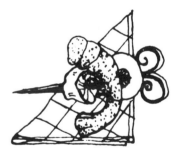

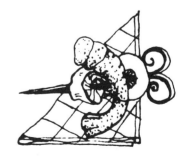

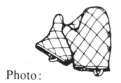

Photo:

Crudités et Trempette à l'aneth frais (p. 43)

POTAGES

Si, parmi tous les mets qui peuvent exister, il me fallait en choisir un seul, j'opterais sans hésiter pour les potages. Il n'y a rien de tel pour se réchauffer en hiver, tandis qu'un potage frappé constitue le rafraîchissement par excellence en été. Quelle que soit la saison, j'adore me servir un bon bol au déjeuner ou au dîner en l'accompagnant simplement de pain de ménage croûté et, peut-être, d'un morceau de fromage ou d'une salade, en terminant avec un fruit comme dessert. Je peux facilement me régaler de certains potages comme la Soupe aux choux à la portugaise, la Soupe au pistou à l'italienne ou le Potage Saint-Germain, jour après jour, tant qu'il en reste encore dans la marmite.

Au moment de planifier ses menus, on se rappellera que les potages sont idéals le midi ou le soir, en entrée ou comme plat principal, en rentrant du théâtre ou après une journée de ski, ou encore pour une collation de minuit.

En règle générale, les potages sont une bonne source de vitamines, A et C plus spécialement, et de fibres. Les crèmes sont habituellement riches en calcium, un additif important pour les adultes qui ne boivent pas de lait et ont, par conséquent, du mal à satisfaire leurs besoins en calcium.

Conseils : réduction de la teneur en lipides des potages

Lors de la préparation des crèmes, remplacer le lait entier ou la crème par du lait 2% ou du babeurre, et la crème sure par du yogourt nature sans matières grasses. Mais, alors qu'on peut ajouter de la crème fouettée à un potage chaud et le porter à ébullition sans qu'il se brouille, ce procédé est impossible avec les substituts faibles en lipides et qui exigent un peu plus de précautions. Il est donc préférable de réchauffer lentement le lait ou le yogourt en y versant petit à petit un peu de potage, puis de reverser le tout dans la casserole. On pourra réchauffer

Crème de betteraves des Balkans

Conserver les restes de betteraves pour préparer cette savoureuse crème frappée. En l'accompagnant d'une salade et de pain chaud, on peut ainsi servir un repas léger parfait pour les chaudes soirées d'été.

125 mL	crème sure	½ tasse
125 mL	fromage cottage	½ tasse
1 L	babeurre	4 tasses
4	betteraves moyennes cuites, pelées et coupées en cubes *	4
2	oeufs durs hachés	2
½	concombre anglais non pelé et coupé en dés	½
125 mL	persil frais haché	½ tasse
75 mL	radis tranchés	⅓ tasse
45 mL	ciboulette ou oignons verts hachés	3 c. à soupe
	sel et poivre frais moulu	

le potage, mais sans le laisser bouillir.

Voir le tableau E (p. 258) pour la teneur en lipides du lait, du yogourt et des divers types de crèmes.

* Voir comment cuire les betteraves, p. 80.

Mélanger la crème sure et le fromage cottage au mélangeur ou au robot culinaire jusqu'à ce que l'appareil soit lisse (ou les passer au tamis), ajouter le babeurre et réfrigérer.

Au moment de servir, répartir les betteraves dans les bols, incorporer le reste des ingrédients à l'appareil et en napper les légumes. Donne 8 grosses portions de 250 mL (1 tasse) chacune.

Calories par portion: **125**
Grammes de lipides par portion: **5**
Calcium, phosphore et vitamine C: **bon**

Repas d'amis prêt en 60 minutes
Crème de yogourt au melon frappé (p. 51)
Blancs de poulet aux pois mange-tout (p. 112)
Riz
Carottes à l'estragon (p. 174)
Glace au citron (p. 216)

Crème de yogourt au melon frappé

Pour relever la saveur de cette rafraîchissante crème estivale, on pourra y ajouter un soupçon de gingembre et un peu de menthe fraîche. Elle se sert comme entrée lors d'un brunch, pour le dîner ou pour le souper. Il est indispensable que le cantaloup soit bien mûr.

1	cantaloup à point	1
250 mL	yogourt nature	1 tasse
45 mL	jus de citron	3 c. à soupe
2 mL	racine de gingembre pelée et râpée *ou*	½ c. à thé
1 mL	gingembre sec	¼ c. à thé
25 mL	menthe fraîche hachée	2 c. à soupe

Couper le cantaloup en deux et l'épépiner. L'évider à la cuillère et passer la pulpe au mélangeur ou au robot culinaire. On devrait obtenir environ 375 mL (1½ tasse) de purée. Ajouter le yogourt, le jus de citron et le gingembre, mélanger et réfrigérer jusqu'au moment de servir.

Verser la crème dans les bols et saupoudrer d'une pincée de menthe fraîche. Donne 4 portions d'environ 125 mL (½ tasse).

Calories par portion: **80**
Grammes de lipides par portion: **0,3**
Vitamines A et C: **excellent**
Calcium: **bon**

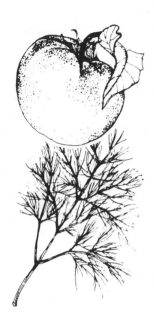

Crème de tomates à l'aneth

Cette crème se prépare en été et en automne, alors qu'on peut trouver de l'aneth frais et que la saison des tomates bat son plein.

3	grosses tomates pelées et tranchées	3
1	oignon moyen tranché	1
1	gousse d'ail moyenne hachée	1
45 mL	aneth frais haché *ou*	3 c. à soupe
10 mL	aneth sec	2 c. à thé
5 mL	sel	1 c. à thé
1 mL	poivre frais moulu	¼ c. à thé
50 mL	eau froide	¼ tasse
125 mL	macaroni cuit	½ tasse
250 mL	bouillon de poulet	1 tasse
175 mL	lait	¾ tasse
25 mL	pâte de tomates (facultatif)	2 c. à soupe

Garniture

4 ou 5	brins d'aneth frais hachés	4 ou 5
1	grosse tomate hachée	1

Mettre dans une casserole les tomates, l'oignon, l'ail, l'aneth, le sel, le poivre et l'eau froide, couvrir et faire mijoter 15 minutes.

Verser l'appareil dans le contenant du mélangeur, ajouter le macaroni et passer 1 minute, puis, toujours avec le mélangeur en marche, incorporer le bouillon, le lait et la pâte de tomates (si on en utilise). Couvrir et réfrigérer jusqu'à ce que le mélange soit complètement froid.

Goûter et rectifier l'assaisonnement avant de servir et garnir chaque portion d'aneth et de tomate hachée. Donne 4 portions d'environ 175 mL (¾ tasse) chacune.

Calories par portion : **74**
Grammes de lipides par portion : **1,4**
Vitamine C : **excellent**
Vitamine A : **bon**

Potage Saint-Germain

Le Saint-Germain est l'un des potages préférés de ma famille. Nous le préparons avec un os de jambon. Plusieurs y ajoutent des carottes et d'autres légumes mais ce n'est pas le cas chez nous : ma mère soutient que cela atténue la saveur des pois. Comme le jambon est souvent suffisamment salé, il vaut mieux attendre le moment de servir pour ajouter du sel.

1	os de jambon cuit	1
300 mL	pois cassés verts (350 g / 12 oz)	1¼ tasse
2 L	eau	8 tasses
4	oignons tranchés	4
	sel et poivre frais moulu	

Dégraisser complètement l'os de jambon mais sans toucher à la viande. Le mettre dans une grosse casserole avec les pois, l'eau et les oignons, porter à ébullition et écumer régulièrement.

Réduire le feu, couvrir partiellement et laisser mijoter pendant 90 minutes ou 2 heures ou jusqu'à ce que les pois soient tendres, en remuant de temps en temps. Donne 10 portions d'environ 175 mL (¾ tasse) chacune.

Calories par portion : **66**
Grammes de lipides par portion : **0,2**
Fibres : **bon**

À titre de comparaison : Crème de tomates à l'aneth frais préparée avec :	Grammes de lipides par portion
lait 2%	1,4
lait entier	2,8
crème légère	8,7
crème à fouetter	15,4

Gazpacho

Ce potage espagnol, qui se sert froid, est tout indiqué pour les chaudes soirées estivales. On peut le préparer au mélangeur, mais il est plus savoureux lorsque les légumes sont hachés à la main.

1	gousse d'ail	1
½	petit oignon coupé en quartiers	½
½	poivron vert épépiné et coupé en morceaux	½
3	tomates coupées en quartiers	3
1	concombre en morceaux *	1
25 mL	vinaigre de vin	2 c. à soupe
25 mL	huile d'olive	2 c. à soupe
125 mL	bouillon de poulet ou eau (facultatif)	½ tasse
	sel et poivre frais moulu	

* Ne peler le concombre que si la pelure est cireuse ou très épaisse.

Mettre le mélangeur en marche et réduire l'ail en purée, puis l'oignon. Arrêter l'appareil et ajouter le poivron, les tomates, le concombre, le vinaigre et l'huile. Ne remettre le mélangeur en marche que le temps de hacher les légumes, sans plus. Si la préparation est trop épaisse, ajouter 125 mL (½ tasse) de bouillon de poulet. Couvrir et réfrigérer jusqu'au moment de servir. Goûter, rectifier l'assaisonnement et ajouter un peu de vinaigre si besoin est. Servir froid. Donne 6 portions d'environ 175 mL (¾ tasse) chacune.

Calories par portion : **57**
Grammes de lipides par portion : **4**
Fibres : **bon**
Vitamine C : **excellent**
Vitamine A : **bon**

Crème de brocoli

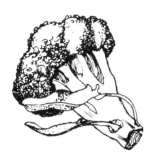

Servie chaude ou froide, c'est l'une de mes crèmes favorites. Je couronne parfois les portions d'une cuillerée de crème sure et de ciboulette, d'aneth ou de persil haché.

Le brocoli est une excellente source de vitamines A et C et de fibres. Il appartient à la famille des *brassica* et on a constaté que les personnes qui consomment souvent de ces légumes semblent moins sujettes au cancer du côlon. Les autres membres de la famille des *brassica* sont le chou, le chou-fleur, les choux de Bruxelles, le rutabaga, le chou frisé et le navet.

1	gros oignon grossièrement haché	1
1	carotte moyenne tranchée	1
1	petite branche de céleri (avec les feuilles) tranchées	1
1	gousse d'ail émincée	1
750 mL	bouillon de poulet	3 tasses
50 mL	riz non cuit	¼ tasse
750 mL	brocoli grossièrement haché	3 tasses
500 mL	lait	2 tasses
5 mL	sel	1 c. à thé
1	pincée de poivre de Cayenne	1

Porter à ébullition dans une grosse casserole l'oignon, la carotte, le céleri, l'ail et le bouillon de poulet. Ajouter le riz, couvrir et faire mijoter de 15 à 20 minutes ou jusqu'à ce que le riz soit à point. Incorporer le brocoli, couvrir et prolonger la cuisson jusqu'à ce qu'il soit tendre, soit environ 5 minutes. Réduire l'appareil en purée au mélangeur ou au robot culinaire (en procédant par petites quantités). Remettre dans la casserole, ajouter le lait, le sel et le poivre de Cayenne, servir chaud. On peut également laisser refroidir et réfrigérer couvert jusqu'au moment de servir. Donne 8 portions de 175 mL (¾ tasse) chacune.

Calories par portion: **70**
Grammes de lipides par portion: **1,8**
Fibres: **bon**
Vitamines A et C: **excellent**

Potage aux tomates et au basilic

Ce potage léger et savoureux commence on ne peut mieux un repas pendant la saison des tomates. Si on ne peut trouver de basilic frais, on le remplacera par de l'aneth frais. Toutefois, il faudra utiliser davantage d'aneth frais que la quantité prévue pour le basilic.

15 mL	beurre	1 c. à soupe
1	grosse gousse d'ail hachée	1
1	carotte moyenne coupée en dés	1
1	oignon moyen haché	1
1 L	bouillon de poulet	4 tasses
750 mL	tomates mûres pelées et coupées en dés	3 tasses
45 mL	basilic frais haché	3 c. à soupe
	sel et poivre frais moulu	

Faire fondre le beurre dans une casserole épaisse, y ajouter l'ail, la carotte et l'oignon, et cuire à feu assez doux jusqu'à ce que l'oignon soit tendre. Verser le bouillon, couvrir et laisser mijoter 20 minutes. Ajouter les tomates en remuant et poursuivre la cuisson pendant encore 10 minutes. Au moment de servir, saler, poivrer et incorporer le basilic. Donne 6 portions d'environ 250 mL (1 tasse) chacune.

Calories par portion: **76**
Grammes de lipides par portion: **2,9**
Vitamines A et C: **excellent**
Niacine: **bon**

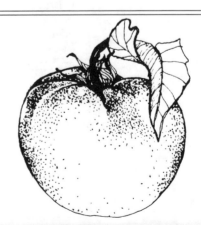

Potage jardinière

L'une des façons les plus simples et les plus rapides de préparer un potage consiste à cuire des légumes dans du bouillon de poulet. Il suffit d'en faire une sélection intéressante et colorée. Nous en proposons une ici, mais on peut la modifier en utilisant les légumes qu'on a sous la main — courge, navet, laitue, pommes de terre. On pourra également y ajouter des fines herbes hachées si on en a.

750 mL	bouillon de poulet	3 tasses
1	carotte tranchée en biais	1
250 mL	bouquets de brocoli	1 tasse
250 mL	bouquets de chou-fleur	1 tasse
125 mL	épinards ou chou rouge émincés	½ tasse
1	oignon vert tranché en biais	1
	sel et poivre frais moulu	

Porter le bouillon de poulet à ébullition dans une casserole, ajouter les carottes et laisser mijoter 10 minutes. Incorporer les autres légumes et poursuivre la cuisson jusqu'à ce qu'ils soient tous tendres. Saler et poivrer. Donne 4 portions d'environ 250 mL (1 tasse) chacune.

Calories par portion : **52**
Grammes de lipides par portion : **1**
Fibres : **bon**
Vitamines A et C : **bon**
Niacine : **bon**

Variante

Potage aux fruits de mer et aux légumes : une fois que les légumes sont tendres, y ajouter 250 mL (1 tasse) ou 125 g (4 oz) de crevettes décortiquées, cuites ou crues, ou de pétoncles, ou encore un mélange des deux, ainsi que 125 g (4 oz) de moules dans leur coquille (facultatif). Faire mijoter 2 ou 3 minutes de plus, soit jusqu'à ce que la chair des crevettes et des pétoncles s'opacifie et que les moules s'ouvrent. (Jeter toutes les moules qui seront restées fermées.)

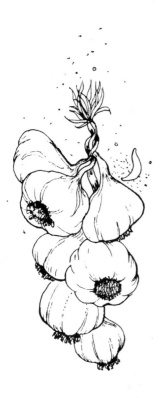

Potage vert

Ce potage aux légumes savoureux et hypocalorique se prépare encore plus vite si on tranche d'abord les légumes au robot culinaire. Si on préfère une crème épaisse, on pourra les réduire en purée au robot ou au mélangeur.

1	gros oignon pelé et tranché	1
2	branches de céleri tranchées	2
2	gousses d'ail émincées	2
125 g	haricots verts coupés en morceaux de 5 cm (2 po)	¼ lb
1	grosse carotte émincée	1
1,5 L	bouillon de poulet	6 tasses
½	tête de romaine tranchée	½
	ou	
284 g	épinards frais	10 oz
300 mL	petits pois surgelés et dégelés	1¼ tasse
250 mL	champignons tranchés (environ 4 gros)	1 tasse
2 mL	sel	½ c. à thé
	poivre	
1	pincée de muscade	1
75 mL	persil frais finement haché	⅓ tasse
5 mL	aneth sec	1 c. à thé
	ou	
25 mL	aneth frais haché	2 c. à soupe

Porter à ébullition, dans une grosse casserole, l'oignon, le céleri, l'ail, les haricots, la carotte et le bouillon de poulet. Couvrir, réduire le feu et laisser mijoter (à petits bouillons) pendant 15 minutes ou jusqu'à ce que les légumes soient tendres. Ajouter la laitue, les pois et les champignons et cuire de 3 à 5 minutes de plus. Saler, poivrer, ajouter la muscade, le persil et l'aneth et servir chaud. (On peut également réduire le potage en purée au mélangeur ou au robot culinaire et le servir chaud ou froid.) Donne 8 portions d'environ 300 mL (1¼ tasse) chacune.

Calories par portion : **74**
Gramme de lipides par portion : **1,3**
Fibres : **excellent**
Vitamines A et C et niacine : **excellent**
Fer : **bon**

Potage parmentier

La base de ce délicieux potage se congèle sans problème ; il suffira ensuite, pour un souper d'amis, de la dégeler, d'y mélanger un peu de crème et de servir chaud ou froid. Comme plat principal à l'heure du dîner, parsemer le potage de croûtons à l'ail et de mini-crevettes ainsi que de ciboulette ou d'oignons verts hachés.

6	poireaux moyens	6
1	gousse d'ail hachée	1
4	pommes de terre moyennes pelées et coupées en cubes	4
2 L	bouillon de poulet	8 tasses
250 mL	crème légère	1 tasse
	sel et poivre frais moulu	
45 mL	persil frais ou ciboulette hachés	3 c. à soupe

Parer les poireaux en conservant 5 cm (2 po) environ de la partie verte. Couper le blanc en deux et laver soigneusement à l'eau froide courante. Émincer à la main ou au robot culinaire.

Mettre dans une casserole les poireaux, l'ail, les pommes de terre et le bouillon de poulet, couvrir partiellement et laisser mijoter une trentaine de minutes jusqu'à ce que les légumes soient tendres. Les réduire en purée au mélangeur ou au robot culinaire.

Au moment de servir, réchauffer le potage, ajouter la crème, saler et poivrer. Retirer du feu et parsemer de persil. Donne 12 portions d'environ 250 mL (1 tasse) chacune.

Calories par portion : **91**
Grammes de lipides par portion : **3**
Vitamine C et niacine : **bon**

Variante
Potage parmentier à la mode de chez nous : omettre la crème, doubler la quantité de pommes de terre (ne pas les peler pour en conserver les fibres) et ne pas passer. On pourra réduire le surplus en purée et le congeler. On peut également ajouter d'autres légumes à ce potage : carottes, haricots verts et brocoli.

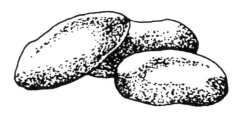

Soupe au pistou à l'italienne

Le pistou, cette sauce italienne assez forte à base d'ail et de basilic frais, relève délicieusement les potages, les pâtes alimentaires et les plats de légumes. Cette préparation contient moins d'huile que la version classique, mais la saveur n'en est nullement altérée. Si on ne peut trouver de basilic frais, on pourra le remplacer par 175 mL (¾ tasse) de persil italien à larges feuilles et 10 mL (2 c. à thé) de basilic sec. La saveur en sera quelque peu modifiée, mais le résultat sera quand même très acceptable. On pourra ajouter le pistou directement au potage, au moment de servir, ou en couronner chaque bol d'une cuillerée à soupe.

Pâtes au pistou. Si le pistou doit être servi avec des pâtes alimentaires, remplacer le potage par l'eau de cuisson des pâtes pour obtenir une sauce épaisse, mais encore fluide. Napper chaque portion de pâtes égouttées d'environ 15 mL (1 c. à soupe) de sauce et bien mélanger.

À titre de comparaison
Cette sauce au pistou contient moins de la moitié de matières grasses que la plupart des autres recettes.

250 mL	haricots blancs secs	1 tasse
15 mL	huile végétale	1 c. à soupe
2	oignons grossièrement hachés	2
3	tomates pelées, épépinées et hachées *ou*	3
500 mL	tomates en conserve, hachées	2 tasses
4	carottes émincées	4
2	pommes de terre grossièrement hachées	2
4	blancs de poireaux grossièrement hachés (facultatif)	4
2	grosses branches de céleri avec leurs feuilles, grossièrement hachées	2
500 mL	haricots verts tranchés	2 tasses
1	courgette moyenne grossièrement hachée	1
175 mL	nouilles aux oeufs ou spaghetti coupés	¾ tasse
	sel et poivre frais moulu	
Pistou		
2	grosses gousses d'ail	2
175 mL	basilic frais (ou persil frais plus 10 mL / 2 c. à thé de basilic sec)	¾ tasse
125 mL	parmesan râpé	½ tasse
25 mL	huile d'olive	2 c. à soupe
50 mL	jus chaud du potage (approximativement)	¼ tasse

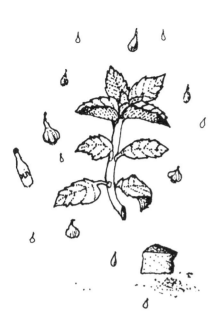

Faire tremper les haricots secs toute la nuit et les égoutter ou les couvrir d'eau froide, les porter à ébullition et les laisser reposer une heure hors du feu avant de les égoutter.

Les recouvrir d'eau dans une casserole, couvrir, porter à ébullition, réduire le feu et laisser mijoter environ 1 heure jusqu'à ce qu'ils soient tendres, puis les égoutter.

Chauffer l'huile à feu moyen dans une poêle et y faire blondir les oignons de 6 à 8 minutes, en remuant constamment. Ajouter les tomates (si on emploie des fraîches) et prolonger la cuisson 3 ou 4 minutes pour qu'elles s'attendrissent.

Porter 2 L (8 tasses) d'eau à ébullition dans une marmite, ajouter les carottes, les pommes de terre, les poireaux, le céleri, le mélange aux oignons et les tomates (si elles sont en conserve) et laisser mijoter 15 minutes.

Ajouter les haricots verts, la courgette, les nouilles et prolonger la cuisson de 10 à 15 minutes, en ajoutant de l'eau au besoin, jusqu'à ce que les légumes soient tendres. Saler et poivrer.

Pistou. Hacher l'ail et le basilic au robot culinaire, ajouter le parmesan et l'huile d'olive et mélanger jusqu'à ce que le tout soit homogène. Ajouter suffisamment de jus du potage chaud pour obtenir la consistance d'une mayonnaise.

Remplir les bols à la louche et ajouter à chacun une cuillerée de pistou. Donne 10 portions d'environ 325 mL (1⅓ tasse) chacune.

Calories par portion : **162**
Grammes de lipides par portion : **5**
Fibres : **excellent**
Vitamines A et C : **excellent**
Fer et niacine : **bon**

Chaudrée Nouvelle-Écosse

Cette soupe de poissons se sert comme plat principal avec des petits pains croustillants et une salade verte, au retour d'une journée de ski ou en rentrant du théâtre. On peut la préparer en début de journée pour laisser aux saveurs le temps de se combiner et, pour économiser du temps, on peut hacher les oignons, le céleri et les carottes au robot culinaire.

25 mL	beurre	2 c. à soupe
250 mL	oignons hachés	1 tasse
500 mL	bouillon de poulet ou jus de palourde	2 tasses
250 mL	céleri haché	1 tasse
3	carottes grossièrement hachées	3
5 mL	sel	1 c. à thé
	poivre frais moulu	
500 g	filets d'aiglefin	1 lb
500 mL	lait entier	2 tasses
75 mL	farine tout usage	⅓ tasse
142 g	palourdes non égouttées (1 boîte)	5 oz
125 g	petites crevettes ou chair de homard cuites	¼ lb

Faire fondre le beurre dans une marmite ou dans une grosse casserole et y faire revenir les oignons quelques minutes à feu doux. Ajouter le bouillon de poulet, le céleri et les carottes, saler et poivrer. Porter à ébullition, réduire le feu et laisser mijoter sans couvrir une vingtaine de minutes jusqu'à ce que les carottes soient cuites. Ajouter les filets, couvrir et cuire 5 minutes de plus. (Cet appareil peut se congeler. On le fera dégeler et réchauffer avant de poursuivre la recette.)

Incorporer environ la moitié du lait à la farine pour obtenir une consistance lisse et l'ajouter à la soupe, puis verser le reste du lait en remuant et laisser épaissir légèrement à feu doux. Au moment de servir, ajouter les palourdes et les crevettes, le temps de les réchauffer. Goûter et rectifier l'assaisonnement. Donne 6 portions d'environ 300 mL (1¼ tasse) chacune.

Calories par portion : **225**
Grammes de lipides par portion : **6**
Calcium : **bon**
Vitamine A et niacine : **excellent**

Bortsch aux légumes

Servir, en entrée, des portions réduites de ce potage coloré et extrêmement savoureux ou en faire un plat principal. On pourra congeler le surplus.

Conseils : crème sure contre yogourt
Garniture traditionnelle du bortsch, la crème sure contient 2,5 g de lipides pour 15 mL (1 c. à soupe). Si on sert cette soupe comme plat principal ou lors d'un repas sans viande, la teneur en gras sera probablement insignifiante et on pourra donc employer de la crème sure. Dans le cas contraire, il vaut mieux l'omettre ou la remplacer par du yogourt nature, dont la teneur en matières grasses pour 15 mL (1 c. à soupe) est négligeable.

1	oignon haché	1
2	grosses betteraves fraîches, pelées et hachées	2
1	carotte moyenne tranchée	1
1	grosse pomme de terre pelée et coupée en cubes	1
1 L	bouillon de boeuf ou de poulet	4 tasses
¼	petit chou déchiqueté	¼
1	tomate hachée	1
25 mL	persil frais haché	2 c. à soupe
2 mL	aneth sec	½ c. à thé
5 mL	sel	1 c. à thé
	poivre frais moulu	
5 mL	jus de citron	1 c. à thé
Garniture		
45 mL	crème sure ou yogourt nature	3 c. à soupe

Porter à ébullition, dans une grosse casserole, les oignons, les betteraves, la carotte, la pomme de terre et le bouillon, couvrir et laisser mijoter 30 minutes en écumant au besoin. Ajouter le chou, la tomate, le persil et l'aneth, et cuire 30 minutes de plus jusqu'à ce que les légumes soient à point. Saler, poivrer et arroser de jus de citron. Couronner chaque portion de 5 mL (1 c. à thé) de crème sure. Donne 8 portions de 250 mL (1 tasse) chacune.

Calories par portion : **53**
Grammes de lipides par portion : **1,4**
Fibres : **bon**
Vitamines A et C : **bon**

Potage aux tomates et aux haricots secs

Ce potage substantiel est suffisamment nourrissant pour être servi par une froide journée d'hiver, tout en étant assez léger pour un souper estival.

4	oignons finement hachés	4
10 mL	chili en poudre	2 c. à thé
1	poivron vert épépiné et haché	1
796 mL	tomates dans leur jus (1 boîte)	28 oz
1 L	bouillon de boeuf ou de légumes	4 tasses
540 mL	haricots secs rouges, égouttés (1 boîte)	19 oz
540 mL	pois chiches égouttés (1 boîte)	19 oz
	sel et poivre frais moulu	
Garniture		
125 mL	persil frais finement haché	½ tasse

Porter à ébullition, dans une grosse casserole épaisse, les oignons, la poudre de chili, le poivron, les tomates et le bouillon, réduire le feu et laisser mijoter 15 minutes. Défaire les tomates avec le dos d'une cuiller, ajouter les haricots secs et les pois chiches égouttés et prolonger la cuisson de 10 minutes. Saler, poivrer et garnir chaque portion d'une pincée de persil. Donne 10 portions de 250 mL (1 tasse) chacune.

Calories par portion : **233**
Grammes de lipides par portion : **2,6**
Fibres : **excellent**
Vitamine C : **excellent**
Fer, vitamine A, phosphore et niacine : **bon**

Potage tricolore aux haricots

Ce potage consistant est un repas en soi. On le servira avec du pain maison et une salade croquante.

Souper familial vite fait
Potage tricolore aux
haricots (p. 65)
Salade du chef aux
épinards (p. 90)
Petits pains de blé entier
Fruits frais

* Si on ne peut en trouver,
les remplacer par la même
quantité de haricots secs,
de petits haricots de Lima, de
doliques à oeil noir ou de
flageolets.

2	gros oignons tranchés	2
3	gousses d'ail hachées	3
1 L	eau	4 tasses
2	pommes de terre coupées en cubes	2
3	carottes coupées en tranches de 5 mm (¼ po)	3
540 mL	haricots pinto égouttés * (1 boîte)	19 oz
540 mL	haricots secs, petits haricots de Lima, doliques à oeil noir *ou* flageolets égouttés (1 boîte)	19 oz
540 mL	pois chiches égouttés (1 boîte)	19 oz
5 mL	origan	1 c. à thé
10 mL	basilic	2 c. à thé
	sel et poivre frais moulu	

Porter à ébullition, dans une grosse casserole, les oignons, l'ail, l'eau, les pommes de terre et les carottes, couvrir et laisser mijoter une vingtaine de minutes jusqu'à ce que les légumes soient cuits. Ajouter tous les haricots, l'origan et le basilic, saler, poivrer et cuire encore 5 à 10 minutes de plus pour que les saveurs se mélangent. Donne 12 portions de 250 mL (1 tasse) chacune.

Calories par portion: **120**
Grammes de lipides par portion: **1,6**
Fibres: **excellent**
Fer et vitamine A: **bon**

Soupe au chou à la portugaise

Le chou vert ressemble au chou pommé, mais ses feuilles sont plus plates, avec de grosses côtes, et d'un vert foncé. Ce potage est si populaire au Portugal que les épiceries y vendent des sacs de plastique remplis de feuilles de chou émincées.

5	grosses pommes de terre pelées et grossièrement hachées	5
1	grosse carotte émincée	1
1,5 L	eau	6 tasses
14	grosses feuilles de chou	14
60 g	chorizo * (saucisses de porc douces et fumées) mesurant environ 9 cm (3½ po) de long	2 oz
25 mL	huile d'olive	2 c. à soupe
10 mL	sel	2 c. à thé

Variante
Potage aux épinards :
remplacer le chou par 284 g
(10 oz) d'épinards frais
émincés.

* On peut acheter des
chorizos dans la plupart des
boucheries et charcuteries
européennes. Le terme « doux »
signifie qu'ils ne sont ni
piquants ni épicés. Si on n'en
trouve pas, on pourra les
remplacer par un petit
pepperoni.

Si on suit un régime très
pauvre en matières grasses, ne
pas ajouter d'huile. La
soupe sera tout aussi savoureuse.

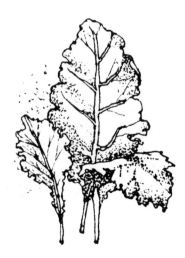

Mettre les pommes de terre, la carotte et l'eau dans une casserole et laisser mijoter à feu moyen jusqu'à ce que les légumes soient tendres. Les réduire en purée à la moulinette. (Ou les transférer avec une louche perforée dans le contenant du robot culinaire et les passer jusqu'à ce que la purée soit lisse, puis remettre le tout dans la casserole et le mélanger au liquide de cuisson.)

Ôter les grosses côtes des feuilles de chou et émincer celles-ci au robot culinaire ou à la main de façon à obtenir des languettes d'un maximum de 2 mm (⅛ po). (Enrouler 4 ou 5 feuilles à la fois, les insérer dans le robot culinaire et les trancher à contrefil.) On devrait obtenir environ 2 L (8 tasses) de feuilles émincées légèrement tassées.

Dégager les saucisses des boyaux et les trancher le plus finement possible (1 mm-¹⁄₁₆ po). Les ajouter au potage avec le chou, remuer et laisser mijoter sans couvrir pendant 10 minutes. Ajouter l'huile et le sel. Allonger le potage avec de l'eau s'il est trop épais. Donne 10 portions d'environ 250 mL (1 tasse) chacune.

Calories par portion : **185**
Grammes de lipides par portion : **6,7**
Fibres : **excellent**
Vitamines A et C : **excellent**
Thiamine, calcium et fer : **bon**

La différence entre les lentilles brunes et les rouges, c'est que, une fois cuites, les premières conservent leur forme alors que les autres se défont. C'est pourquoi on utilise des lentilles rouges pour les potages et les plats, comme les pâtés, où les légumineuses doivent prendre la consistance d'une purée. Inversement, on emploiera des lentilles brunes pour les salades et les plats où il est préférable qu'elles restent entières.

En cuisant dans un potage, les lentilles rouges deviennent d'un jaune appétissant, tandis que les brunes perdent tout éclat, sauf si on les utilise en petite quantité et mélangées à d'autres légumes.

Comme les lentilles sont une bonne source de protéines, on les ajoute souvent aux repas sans viande. Une tasse (250 mL) de lentilles constitue une excellente source de fibres.

Potage aux lentilles rouges

Pour un repas vite fait, il suffit de servir avec ce potage des sandwiches au fromage grillé ou une salade. Les lentilles brunes ne conviennent pas pour cette recette.

250 g	lentilles sèches rouges (environ 250 mL / 1 tasse)	½ lb
3	oignons grossièrement hachés	3
1,25 L	eau	5 tasses
1	feuille de laurier	1
1	grosse gousse d'ail émincée	1
5 mL	thym sec *ou*	1 c. à thé
15 mL	thym frais haché	1 c. à soupe
3	carottes grattées et émincées	3
45 mL	persil frais haché	3 c. à soupe
	sel et poivre frais moulu	

Laver et égoutter les lentilles, puis les mettre dans une grosse casserole avec les oignons, l'eau, la feuille de laurier et l'ail. Couvrir et laisser mijoter pendant 1 heure. Ajouter le thym et les carottes et prolonger la cuisson, en gardant la casserole couverte, de 30 minutes ou jusqu'à ce que les carottes et les lentilles soient cuites. Retirer le laurier, ajouter le persil, saler et poivrer. Servir chaud. Donne 8 portions de 175 mL (¾ tasse) chacune.

Calories par portion : **96**
Grammes de lipides par portion : **0,9**
Fibres : **bon**
Vitamine A : **excellent**

Chaudrée à la mode de chez nous

On peut préparer cette recette avec n'importe quel type de filets frais ou congelés, mais la baudroie d'Amérique est préférable à cause de sa saveur qui rappelle étonnamment celle du homard.

25 mL	beurre	2 c. à soupe
1	oignon finement haché	1
3	pommes de terre coupées en dés	3
1	carotte finement hachée	1
500 mL	eau	2 tasses
500 mL	lait	2 tasses
500 g	filets de baudroie ou de tout autre poisson (frais ou congelé)	1 lb
250 mL	maïs en grains	1 tasse
5 mL	sel	1 c. à thé
1	pincée de poivre frais moulu	1
	persil haché	

Dîner du pêcheur
Chaudrée à la mode de chez nous (p. 68)
Petits pains de blé entier
Salade verte
Fruits frais

Faire fondre le beurre dans une casserole épaisse, ajouter l'oignon, les pommes de terre, la carotte et cuire 5 minutes à feu moyen en remuant de temps en temps. Ajouter l'eau, couvrir et laisser mijoter une quinzaine de minutes jusqu'à ce que les légumes soient presque tendres.

Incorporer le lait, le poisson (la baudroie aura été coupée en bouchées) et le maïs et laisser mijoter 5 à 10 minutes de plus ou jusqu'à ce que le poisson devienne opaque et s'émiette facilement. Saler, poivrer et parsemer de persil. Donne environ 1,5 L (6 tasses). Portions de 375 mL (1½ tasse) comme plat principal ; de 175 mL (¾ tasse) comme entrée.

Calories par portion (plat principal): **258**
Grammes de lipides par portion: **8**
Fibres: **bon**
Vitamines A et C: **excellent**
Calcium, phosphore et niacine: **bon**

Crème aux courgettes et aux pommes au curry

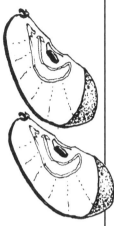

Cette crème particulièrement légère se distingue par sa saveur délicate. Elle est tout indiquée comme premier service pour un grand dîner.

25 mL	margarine ou beurre	2 c. à soupe
1	gros oignon haché	1
1	pomme pelée, évidée et hachée	1
5 à 10 mL	curry	1 à 2 c. à thé
1 L	bouillon de poulet	4 tasses
50 mL	riz non cuit	¼ tasse
500 mL	courgettes avec leur pelure coupées en dés (250 g / ½ lb)	2 tasses
2 mL	sel	½ c. à thé
250 mL	lait	1 tasse

Faire fondre le beurre dans une casserole et y faire revenir l'oignon et la pomme. Saupoudrer de curry et cuire quelques secondes en remuant, puis verser le bouillon de poulet et porter à ébullition. Ajouter le riz, les courgettes, saler, couvrir et cuire une trentaine de minutes jusqu'à ce que ces deux derniers ingrédients soient à point. Passer au mélangeur, remettre dans la casserole et ajouter le lait. Réchauffer et servir chaud. Donne 8 portions de 175 mL (¾ tasse) chacune.

Calories par portion : **79**
Grammes de lipides par portion : **1,9**
Niacine : **bon**

Potée au poulet et aux poireaux

Cette soupe nourrissante est néanmoins d'une saveur très délicate. Pour la servir en pot-au-feu, il suffit de lier le liquide avec un peu de farine et de couronner le plat de boulettes de pâte.

* À défaut de poireaux, utiliser 3 oignons.

1	poulet (1,5 kg / 3 lb)	1
1	oignon grossièrement haché	1
1	branche de céleri hachée	1
2 L	eau	8 tasses
10	grains de poivre noir	10
4	gros poireaux *	4
2	grosses pommes de terre coupées en dés	2
3	carottes moyennes tranchées	3
2	grosses branches de céleri hachées	2
15 mL	thym frais haché	1 c. à soupe
	ou	
5 mL	thym sec	1 c. à thé
15 mL	estragon frais haché	1 c. à soupe
	ou	
5 mL	estragon sec	1 c. à thé
15 mL	romarin frais haché	1 c. à soupe
	ou	
5 mL	romarin sec	1 c. à thé
2	feuilles de laurier	2
250 mL	maïs en grains (surgelé ou en conserve)	1 tasse
250 mL	haricots de Lima (surgelés ou en conserve)	1 tasse
125 mL	vermicelle ou spaghetti coupés	½ tasse
15 mL	beurre	1 c. à soupe
375 mL	lait	1½ tasse
75 mL	farine tout usage	⅓ tasse
175 mL	persil frais haché	¾ tasse
10 mL	sel	2 c. à thé
	poivre frais moulu	

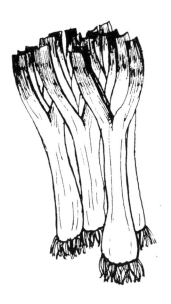

Ôter le maximum de graisse du poulet et la jeter.
Porter à ébullition, dans une grosse casserole ou une marmite,
le poulet, l'oignon, une branche de céleri, l'eau et les
grains de poivre, réduire le feu et laisser mijoter, partiellement
couvert, de 60 à 90 minutes ou jusqu'à ce que le poulet
soit cuit. Laisser refroidir.

Retirer le poulet de la marmite, le dépouiller et le
désosser et découper la chair en morceaux. Réserver. Passer le
liquide et réfrigérer. Le dégraisser lorsqu'il est
suffisamment froid.

Parer les poireaux en conservant environ 8 cm (3 po)
de la partie verte. Les couper en deux et les laver à fond à l'eau
courante. Les tailler en biais en tranches de 1 cm (½ po).
Porter à ébullition dans une grosse casserole le bouillon
réservé, les poireaux, les pommes de terre, les carottes et
laisser mijoter 15 minutes en remuant de temps en temps.

Ajouter le céleri haché et la chair du poulet, ainsi que
le thym, l'estragon, le romarin et la feuille de laurier. Faire
mijoter 10 minutes, incorporer le maïs, les haricots et le
vermicelle et prolonger la cuisson de 10 minutes ou jusqu'à ce
que les légumes soient cuits.

Au moment de servir, retirer la feuille de laurier et
ajouter le beurre. Délayer la farine avec suffisamment de lait
pour obtenir une pâte fine et lisse et l'incorporer peu à
peu à la potée en remuant sans arrêt. Ajouter le reste de lait et
le persil, saler et poivrer. Donne 10 bonnes portions.

Calories par portion : **232**
Grammes de lipides par portion : **5,7**
Fibres : **bon**
Niacine, vitamines A et C : **excellent**
Fer : **bon**

Potage aux tomates et au maïs assaisonné d'estragon

*C'est l'estragon frais qui rend ce potage si savoureux. Si on n'en trouve pas, on peut le remplacer par d'autres herbes fraîches (basilic, romarin ou origan). Et, en désespoir de cause, on peut toujours se rabattre sur les herbes sèches *. Ce potage se sert aussi bien chaud que froid.*

* Pour obtenir un potage complètement différent, mais tout aussi délectable, remplacer l'estragon par du curry et du cumin, 5 mL (1 c. à thé) de chacun.

15 mL	beurre	1 c. à soupe
50 mL	oignon haché	¼ tasse
1	gousse d'ail émincée	1
25 mL	farine tout usage	2 c. à soupe
540 mL	tomates (1 boîte) dans leur jus	19 oz
2	pommes de terre coupées en dés	2
250 mL	bouillon de poulet	1 tasse
500 mL	lait	2 tasses
500 mL	maïs en grains (en conserve, surgelé ou détaché d'un épi fraîchement cuit)	2 tasses
15 mL	estragon frais haché	1 c. à soupe
25 mL	persil frais haché	2 c. à soupe
25 mL	ciboulette fraîche ou oignons verts hachés	2 c. à soupe
	sel et poivre frais moulu	

Faire fondre le beurre dans une casserole épaisse et y faire revenir l'oignon et l'ail à feu moyen. Saupoudrer de farine et bien mélanger. Ajouter les tomates en remuant et porter à ébullition sans cesser de brasser, puis incorporer les pommes de terre et le bouillon. Laisser cuire 15 minutes à petits bouillons ou jusqu'à ce que les pommes de terre soient cuites.

Chauffer le lait, sans le laisser bouillir, dans une autre casserole ou au four à micro-ondes. Tout en remuant, l'ajouter, ainsi que le maïs, au mélange de tomates. Au moment de servir, assaisonner le potage avec l'estragon, le persil, la ciboulette, le sel et le poivre. Donne 10 portions de 175 mL (¾ tasse) chacune.

Calories par portion : **88**
Grammes de lipides par portion : **2,3**
Fibres : **bon**
Vitamine C : **excellent**
Vitamine A : **bon**

Photo :

Crème de betteraves des Balkans (p. 50 et 51)

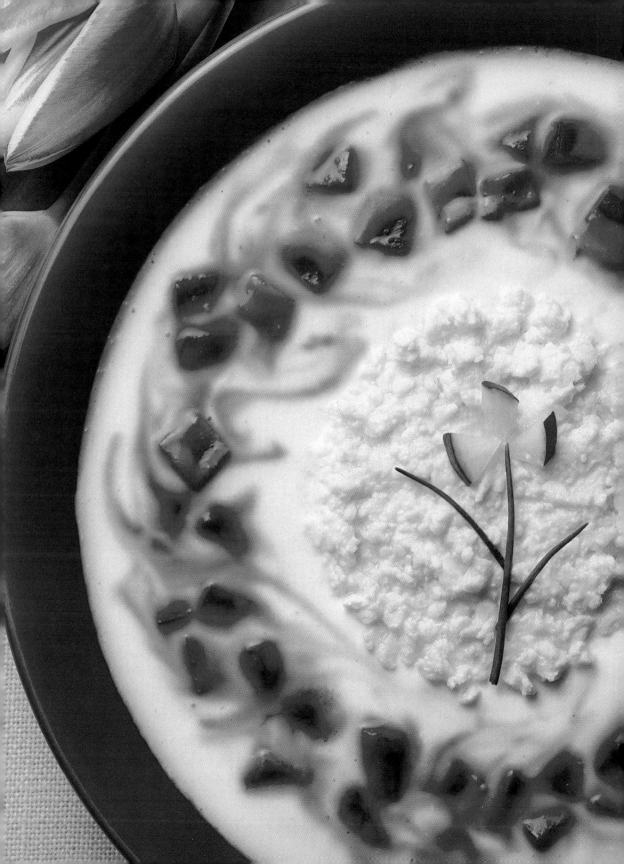

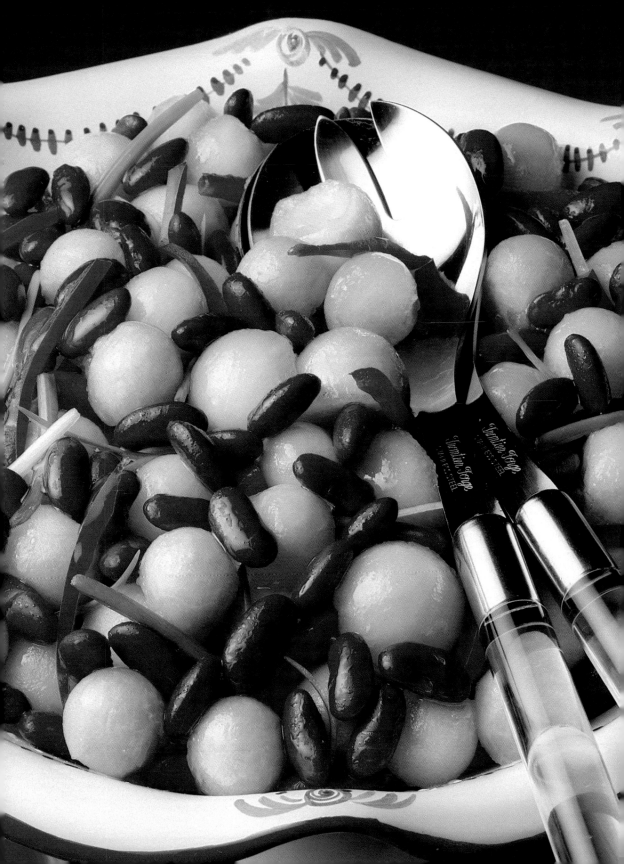

Crème de concombre au babeurre

Cette crème, pauvre en calories et en corps gras, constitue une entrée rafraîchissante pour un souper ou un pique-nique.

1	concombre anglais	1
2 mL	sel	½ c. à thé
300 mL	babeurre	1¼ tasse
300 mL	bouillon de poulet	1¼ tasse
25 mL	oignons verts ou ciboulette hachés	2 c. à soupe
50 mL	persil frais haché	¼ tasse
	poivre frais moulu	
Garniture		
	fines rondelles de concombre avec la pelure	
	crevettes cuites (facultatif)	

Ne peler le concombre que si la pelure est très épaisse ; l'épépiner et le couper à la main ou au robot culinaire. Mettre la pulpe dans une passoire, la saupoudrer de sel et laisser dégorger 30 minutes avant de l'assécher.

Mélanger, dans un pot ou dans un grand bol, le babeurre, le bouillon de poulet, les oignons, le persil et le concombre, poivrer et réfrigérer de 2 à 8 heures. Goûter et rectifier l'assaisonnement au besoin. Remplir les bols à la louche et garnir d'une rondelle de concombre et de quelques crevettes. Donne 4 portions d'environ 250 mL (1 tasse) chacune.

Calories par portion : **46**
Grammes de lipides par portion : **1,1**

Photo :

Salade de melon et de haricots secs (p. 87)

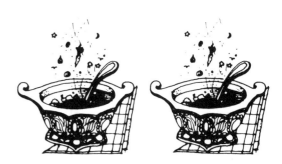

SALADES

Les salades sont, à juste titre, en train d'acquérir un nouveau statut à nos tables. Les tomates dures comme du roc et l'insipide laitue pommée, plus connue sous le nom de Iceberg, ont laissé la place à la romaine croquante et à la tendre Boston à la texture veloutée. Nous disposons maintenant d'une telle variété d'ingrédients délicieux que l'imagination ne connaît plus de bornes : ainsi, la Salade de melon et de haricots secs (p. 87) est tout simplement délicieuse. En fait, on pourrait se nourrir uniquement de salades pendant des mois sans jamais avoir à préparer la même deux fois. Avec l'arugula au petit goût de noisette et la Trévise dont les teintes tirent sur le rouge, les papilles gustatives sont à la fête. Les salades à base de pâtes (on est bien loin du fameux macaroni à la mayonnaise), la salade grecque, la macédoine de pois chiches, d'oignons rouges et de tomates, et combien d'autres encore sont aussi succulentes comme plat principal que servies en accompagnement.

En outre, les gourmets soucieux de leur santé savent bien que les salades sont une bonne façon d'ajouter des fibres, des minéraux et des vitamines à un régime. En effet, pour obtenir un plat hypocalorique, contenant peu de matières grasses et riche en fibres, il suffit de mélanger à d'autres ingrédients des légumes à haute teneur en fibres comme les épinards, les haricots et les pois chiches, et de les lier avec une sauce sans corps gras, comme la Sauce au yogourt et au basilic (p. 101) ou la Sauce au bleu (p. 100). Ce type de préparation est tout à fait conforme aux principes diététiques de la Société canadienne du cancer qui recommande de suivre un régime pauvre en corps gras et riche en fibres.

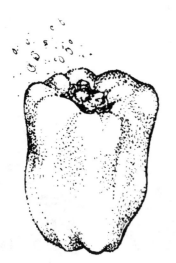

Salade au melon, aux champignons et aux poivrons rôtis

Rôtis au four, les poivrons acquièrent une saveur à la fois riche et délicieuse, tandis que leur texture devient tendre tout en conservant une certaine fermeté. Si le temps fait défaut, on peut les utiliser nature, mais, dans un cas comme dans l'autre, cette salade fera sensation aussi bien comme entrée que pour le dîner. Si on veut en faire le plat de résistance d'un souper léger, il suffit d'augmenter la quantité de crevettes.

1	gros poivron rouge	1
1	laitue Boston	1
1	cantaloup ou melon miel	1
12	champignons de couche	12
2	tomates tranchées	2
250 g	crevettes pour salade cuites (facultatif)	½ lb
250 mL	Vinaigrette à l'orange (p. 100)	1 tasse

Menus minute pour personnes occupées
Une fois par semaine, préparer une bonne quantité d'un potage consistant comme le Potage tricolore aux haricots (p. 65), la Soupe au pistou à l'italienne (p. 60) ou la Chaudrée Nouvelle-Écosse (p. 62), ainsi qu'une salade qui se conserve sans problème telle que la Salade de haricots Bermuda (p. 94), le Taboulé (p. 79) ou la Macédoine de pois chiches, d'oignons rouges et de tomates (p. 93). En les accompagnant de pain de ménage ou de biscottes, la question des repas pris sur le pouce se trouvera réglée d'office. Pour un casse-croûte nourrissant, on pourra se contenter de la salade ou du potage avec sandwich ouvert grillé, comme du mozzarella sur des brioches de pain entier, le tout saupoudré d'origan.

Mettre le poivron rouge sur une plaque à biscuits et le faire rôtir 18 minutes à 190° C (375° F), le retourner et le rôtir de l'autre côté 18 minutes ou jusqu'à ce qu'il soit tendre et marbré. Après l'avoir sorti du four, le laisser 10 minutes dans sa propre vapeur, dans un sac en papier ou en plastique hermétiquement fermé. Peler le poivron avec un petit couteau (la pelure devrait venir toute seule), l'épépiner et le découper en lanières.

Laver la laitue et l'assécher avec du papier absorbant ou dans une essoreuse à salade, puis la réfrigérer jusqu'au moment de l'utiliser. Couper le melon en deux, l'épépiner, le peler et le découper en quartiers. Trancher les champignons.

Foncer huit bols à salade avec les feuilles de laitue, disposer les quartiers de melon au milieu et les décorer des lanières de poivron, disposer les champignons d'un côté, les rondelles de tomate de l'autre et émailler le plat de crevettes (si on en utilise), avant de napper le tout de vinaigrette à l'orange. Donne 8 entrées.

Calories par portion : **82**
Grammes de lipides par portion : **0,8**
Fibres : **bon**
Vitamines C : **excellent**
Vitamine A, fer et niacine : **bon**

Salade de brocoli

Cette salade d'hiver très colorée peut se servir en entrée ou pour accompagner un potage, une omelette, une viande grillée ou du poulet. Elle est également idéale pour un buffet parce qu'on peut la préparer à l'avance. Pour varier, on pourra remplacer la vinaigrette classique par de la Vinaigrette à la tomate (p. 102).

500 g	brocoli	1 lb
1	oignon rouge émincé et défait en anneaux	1
125 g	petits champignons	¼ lb
125 g	feta émietté	¼ lb
25 mL	amandes grillées et émincées	2 c. à soupe
Vinaigrette classique		
25 mL	huile d'olive	2 c. à soupe
25 mL	jus de citron	2 c. à soupe
45 mL	eau	3 c. à soupe
1	gousse d'ail hachée	1
2 mL	origan	½ c. à thé
	sel et poivre frais moulu	

Couper la tête du brocoli et la diviser en bouquets. Peler les tiges et les tailler en bâtonnets de 2,5 cm (1 po) de long et d'environ 5 mm (¼ po) de large. On devrait obtenir environ 1,5 L (6 tasses) de brocoli.

Cuire le brocoli 2 minutes dans une marmite d'eau bouillant à gros bouillons, l'égoutter et le passer sous l'eau froide pour interrompre la cuisson et fixer la couleur ; l'égoutter de nouveau et l'assécher avec du papier absorbant. (Si cette salade est préparée la veille, ne pas cuire le brocoli.)

Mélanger, dans un saladier, le brocoli, l'oignon, les champignons et le fromage.

Vinaigrette classique. Mélanger l'huile, le jus de citron, l'eau, l'ail et l'origan, verser sur les légumes et brasser le tout avant de saler et poivrer. Brasser une fois encore et saupoudrer d'amandes. Servir aussitôt ou couvrir et réfrigérer un maximum de 3 heures. Brasser avant de servir. Donne environ 8 portions de 250 mL (1 tasse) chacune.

Calories par portion : **120**
Grammes de lipides par portion : **7,8**
Fibres : **excellent**
Calcium, phosphore, riboflavine et niacine : **bon**
Vitamines A et C : **excellent**

Salade aux épinards et au chou rouge, sauce au bleu

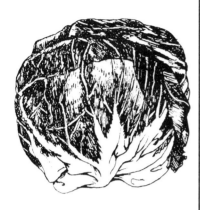

Cette salade séduit l'oeil par le contraste marqué entre le rouge du chou et le vert foncé des épinards. On la servira avec une Sauce au bleu (p. 100) pour en rehausser la saveur et la doter d'une légère touche crémeuse.

750 mL	épinards frais (paquet de 140 g / 5 oz)	3 tasses
250 mL	chou rouge râpé	1 tasse
150 mL	Sauce au bleu (p. 100)	⅔ tasse

Laver les épinards, ôter les plus grosses tiges et déchirer les feuilles en 2 ou 3 morceaux. Au moment de servir, les mélanger avec le chou et la sauce. (Ou tapisser les bols d'épinards, disposer le chou en cercle par-dessus et verser une cuillerée de sauce au milieu.) Donne 4 portions d'environ 250 mL (1 tasse) chacune.

Calories par portion: **56**
Grammes de lipides par portion: **2**
Fibres: **bon**
Vitamines A et C: **excellent**

À titre de comparaison	Pour 100 g (3½ oz) Grammes de fibres
Laitue (Iceberg, romaine ou Boston)	1,5
Chou (rouge, vert ou de Milan)	3,4
Épinards	3,9

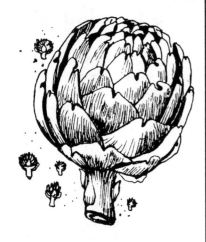

Salade de tomates et d'artichauts

Les savoureux coeurs d'artichauts se combinent parfaitement aux concombres, aux tomates et aux oignons verts dans cette superbe salade estivale. On pourra, pour le dîner ou le souper, accompagner celle-ci d'un potage ou de fromage et de pain frais.

25 mL	vinaigre de vin rouge	2 c. à soupe
2 mL	moutarde de Dijon	½ c. à thé
1	gousse d'ail hachée	1
50 mL	huile végétale ou d'olive	¼ tasse
4	oignons verts hachés	4
1	long concombre sans pépins coupé en morceaux	1
5	tomates grossièrement hachées	5
398 mL	coeurs d'artichauts (1 boîte) égouttés et coupés en quartiers	14 oz
2	oeufs durs râpés ou hachés	2
	sel et poivre frais moulu	
	jus de citron	

Mélanger le vinaigre, la moutarde et l'ail dans un saladier, y incorporer l'huile progressivement et ajouter tous les ingrédients en les étalant par couches: oignons, concombre, tomates et coeurs d'artichauts. Saupoudrer d'oeufs durs, couvrir et réfrigérer.

Environ 15 minutes avant de servir, brasser la salade, saler, poivrer et ajouter le jus de citron. Donne 6 grosses portions d'environ 250 mL (1 tasse) chacune.

Calories par portion : **134**
Grammes de lipides par portion : **10**
Fibres : **bon**
Vitamine C : **excellent**
Vitamine A : **bon**

Oeufs durs sans défaut
Pour avoir des oeufs durs moelleux et sans cerne noir, couvrir les oeufs d'eau froide, porter à ébullition, retirer la casserole du feu et laisser reposer 20 minutes avant de les passer à l'eau froide. Les oeufs durs se conservent une semaine au réfrigérateur.

Salades pour un pique-nique au souper
Salade de haricots blancs
(p. 89)
Salade de spirales aux
poivrons et à l'aneth (p. 95)
Taboulé (p. 79)
Pain pita de blé entier
Pêches fraîches

Boulghour et blé concassé
Le boulghour et le blé
concassé ajoutent aux plats
auxquels on les incorpore
une texture particulière, une fine
saveur de noisette, des
éléments nutritifs et des fibres.
On peut employer
indifféremment l'un ou l'autre
dans les recettes. Le blé
concassé est du blé entier dont
les grains ont été broyés,
puis grossièrement moulus. Le
boulghour est, lui aussi, du
blé entier, mais les grains, après
avoir été broyés, sont
partiellement cuits (Europe) ou
étuvés (Amérique) avant
d'être séchés. Le blé dur ou le blé
dur rouge d'hiver
contiennent beaucoup plus de
fibres que le blé blanc.
Ainsi, 100 g (3½ oz) de boulghour
à base de blé dur rouge
d'hiver contiennent 7 g de fibres
alimentaires.
Le boulghour et le blé
concassé sont vendus dans
toutes les boutiques
d'aliments naturels ainsi
que dans certains
supermarchés. On peut les
utiliser dans des salades
(Taboulé, p. 79), dans des farces
ou les mélanger à d'autres
céréales et à des légumes. Pour
les cuire, mettre deux fois
plus d'eau que de grains et faire
mijoter une quinzaine de
minutes dans le cas du
boulghour et environ 25
minutes dans celui du blé
concassé ou jusqu'à ce que
les grains soient tendres, mais
non pâteux.

Taboulé

Cette salade méditerranéenne compte parmi celles que je préfère en été. Elle s'intègre parfaitement à d'autres salades pour un pique-nique ou un repas léger. Le boulghour ou le blé concassé lui donnent une texture légèrement croquante et une subtile saveur de noisette, tandis que la menthe verte rehausse le tout. Si on ne peut trouver de menthe hors saison, il suffira de l'omettre.

250 mL	boulghour (blé concassé)	1 tasse
75 mL	huile d'olive	⅓ tasse
75 mL	jus de citron	⅓ tasse
250 mL	oignons verts finement hachés	1 tasse
500 mL	persil frais haché légèrement tassé	2 tasses
50 mL	menthe fraîche hachée	¼ tasse
3	tomates coupées en dés	3
1	concombre pelé, épépiné et haché	1
5 mL	sel	1 c. à thé
	poivre frais moulu	

Couvrir le boulghour d'eau tiède et le laisser tremper une heure, puis l'égoutter soigneusement. Le mélanger avec l'huile, le jus de citron, les oignons, le persil, la menthe, les tomates et le concombre, couvrir et réfrigérer au moins une heure ou pendant toute la nuit. Saler et poivrer.
Donne 10 portions d'environ 150 mL (⅔ tasse) chacune.

Calories par portion : **148**
Grammes de lipides par portion : **7**
Fibres : **bon**
Vitamines A et C : **excellent**

Cuisson des betteraves

Couper les fanes de façon à ne conserver que 2,5 cm (1 po) des tiges et en prenant garde de ne pas entailler les racines. (Si les queues sont coupées trop près de la betterave, la couleur et les vitamines se dilueront dans l'eau.) Faire bouillir ou étuver les betteraves pendant au moins 1 heure ou jusqu'à ce qu'elles soient tendres lorsqu'on les pique avec une fourchette. Les égoutter et les peler à l'eau froide courante. Servir chaud ou laisser refroidir et ajouter une salade.

Fanes de betteraves

On ne doit pas jeter les fanes de betteraves qui, une fois cuites, sont une excellente source de vitamine A, d'acide folique, de vitamine C, de riboflavine, de calcium et de fibres. Elles sont délicieuses bouillies ou étuvées, ou encore à la place du chou dans la Soupe au chou à la portugaise (p. 66).

C'est lorsqu'on vient tout juste de cueillir les betteraves ou, à la rigueur, un jour ou deux après que les fanes sont les meilleures. On les prépare et on les cuit comme les épinards, en prolongeant toutefois le temps de cuisson.

Préparation et cuisson des fanes de betteraves. Jeter les tiges les plus coriaces et les feuilles flétries. Faire étuver les fanes dans de l'eau frémissante ou bouillir dans 1 cm (½ po) d'eau, dans une casserole couverte, pendant 10 ou 15 minutes ou jusqu'à ce qu'elles soient tendres. Égoutter, saler, poivrer et ajouter du jus de citron et une noix de beurre.

Salade de concombres à la danoise

Les Danois servent souvent cette salade avec du poulet. Ils l'utilisent également comme garniture dans les sandwichs ouverts. Pour que les concombres soient plus croquants, on les fera d'abord dégorger après les avoir saupoudrés de sel. La vinaigrette ne contient aucun corps gras. Lorsque j'ai découvert cette salade, au Danemark, elle était joliment décorée de centaurées bleues.

2	concombres anglais	2
15 mL	sel	1 c. à thé
250 mL	sucre	1 tasse
250 mL	vinaigre	1 tasse
	sel et poivre frais moulu	
	aneth frais haché	

Couper les concombres en rondelles avec la pelure, les déposer dans un bol ou une passoire, les saupoudrer de sel et les laisser dégorger une heure. Jeter le liquide, assécher les rondelles et les transférer dans un bol.

Mélanger le sucre et le vinaigre dans une petite casserole ou dans un plat allant au four à micro-ondes et remuer à feu doux ou chauffer au four à micro-ondes jusqu'à ce que le sucre soit dissous; retirer du feu et laisser refroidir avant d'en arroser les concombres, puis laisser reposer de 30 à 60 minutes. Égoutter, saler, poivrer et garnir d'aneth haché. Donne 6 à 8 portions.

Calories par portion: **40**
Grammes de lipides par portion: **un soupçon**
Vitamine C: **bon**

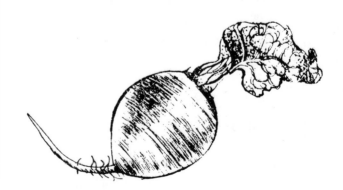

Déjeuner pascal
Melon à la lime

Oeufs durs et sauce au curry (p. 114) sur lit de riz

Salade verte au vinaigre balsamique (p. 81)

Tarte à la rhubarbe (p. 237 et 238)

* On en trouve dans quelques supermarchés et dans la plupart des épiceries fines.

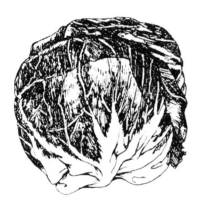

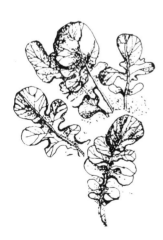

Salade de Trévise et d'arugula au vinaigre balsamique

L'arugula est une variété de laitue particulièrement tendre et dont la saveur veloutée rappelle celle de la noisette; elle sort vraiment de l'ordinaire et son prix est passablement élevé. La Trévise, qui est une laitue aux feuilles rouges, ressemble à un petit chou. Leur combinaison donne un plat raffiné et, à cause de leur saveur exquise, on n'a pas besoin d'ajouter beaucoup d'ingrédients à la salade.

1	petite laitue Trévise	1
1	botte d'arugula ou de mâche	1
1	laitue Boston ou Bibb	1
1	orange (facultatif)	1
50 mL	persil frais grossièrement haché	¼ tasse
25 mL	vinaigre balsamique*	2 c. à soupe
25 mL	huile d'olive	2 c. à soupe
	sel et poivre frais moulu	

Défaire les laitues et en laver soigneusement les feuilles. Les essorer ou les assécher avec du papier absorbant, puis les envelopper et les réfrigérer jusqu'au moment de servir. Peler l'orange (si on l'utilise) en ôtant la peau blanche et la découper en tranches minces.

Au moment de servir, déchiqueter grossièrement les laitues et les mélanger avec les tranches d'orange dans un saladier en verre. (On peut aussi servir les laitues dans les bols et les couronner de rondelles d'orange.) Ajouter le persil, le vinaigre, l'huile, le sel, le poivre et bien brasser. Donne 6 portions.

Calories par portion: **56**
Grammes de lipides par portion: **4**
Vitamine C: **excellent**
Vitamine A: **bon**

Julienne de légumes et vinaigrette au citron

Pour agrémenter davantage cette salade, on peut y ajouter des navets blancs ou jaunes et des panais à la texture tendre, coupés en julienne ou en allumettes.

250 mL	carottes en julienne	1 tasse
250 mL	courgettes en julienne	1 tasse
250 mL	haricots verts en morceaux de 4 cm (1½ po)	1 tasse
250 mL	céleri en julienne	1 tasse
	sel et poivre frais moulu	

Vinaigrette au citron

15 mL	huile d'olive ou de noix	1 c. à soupe
50 mL	jus de citron	¼ tasse
25 mL	persil frais haché	2 c. à soupe
25 mL	queues d'oignon vert, ou ciboulette, hachées	2 c. à soupe
1	gousse d'ail hachée	1

Mélanger dans un saladier les carottes, les courgettes, les haricots verts et le céleri.

Vinaigrette au citron. Mélanger soigneusement dans un petit bol l'huile, le jus de citron, le persil, les oignons verts et l'ail, verser le tout sur les légumes et brasser. Saler, poivrer, couvrir puis réfrigérer jusqu'au moment de servir. Donne 6 portions de 150 mL (⅔ tasse) chacune.

Calories par portion : **45**
Grammes de lipides par portion : **2,4**
Fibres : **bon**
Vitamines A et C : **excellent**

Les huiles à salade
Dans 15 mL (1 c. à soupe) d'huile on trouve 14 g de lipides ; il vaut donc mieux en user parcimonieusement. Pour bien faire ressortir la saveur des aliments, on peut employer une huile plus lourde, comme l'huile d'olive ou de noix.

Salade de chou aux pommes et aux oignons

Préparée avec un chou fraîchement cueilli, cette salade estivale est délicieuse; elle se sert également très bien en hiver ou lorsque ce n'est pas encore la saison des laitues et des tomates.

Pour diminuer la teneur en matières grasses de cette salade et lui donner une texture plus légère, substituer la mayonnaise par du yogourt maigre dans la sauce à salade. On peut également utiliser la même quantité de crème sure et de yogourt maigre et obtenir un aussi bon résultat.

500 mL	chou finement râpé	2 tasses
1	carotte moyenne râpée	1
½	poivron vert haché	½
1	pomme hachée	1
2	oignons verts hachés	2
	sel et poivre frais moulu	

Sauce au yogourt

45 mL	yogourt nature	3 c. à soupe
25 mL	crème sure	2 c. à soupe
15 mL	mayonnaise	1 c. à soupe
5 mL	jus de citron	1 c. à thé
1 mL	aneth sec	¼ c. à thé

Mélanger, dans un saladier, le chou, la carotte, le poivron, la pomme et les oignons.

Sauce au yogourt. Mélanger le yogourt, la crème sure, la mayonnaise, le jus de citron et l'aneth, verser sur la salade et brasser, puis saler et poivrer. Donne 4 portions d'environ 125 mL (½ tasse) chacune.

Calories par portion: **70**
Grammes de lipides par portion: **2,7**
Fibres: **bon**
Vitamine A: **excellent**
Vitamine C: **bon**

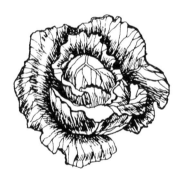

Raita aux tomates

Le Raita, une salade qui nous vient de l'Inde, accompagne parfaitement les plats au curry et ajoute une note colorée au repas.

1	concombre moyen	1
5 mL	sel	1 c. à thé
2	tomates moyennes	2
15 mL	oignon finement haché	1 c. à soupe
250 mL	yogourt nature	1 tasse
50 mL	persil frais haché	¼ tasse
25 mL	coriandre fraîche hachée	2 c. à soupe
5 mL	cumin	1 c. à thé

Peler le concombre, le couper en deux sur le long et l'épépiner, puis l'émincer manuellement ou au robot culinaire ; le saupoudrer de sel et laisser dégorger 40 minutes. Égoutter en pressant légèrement pour éliminer l'excès de liquide.

Équeuter les tomates, les couper en cubes de 1 cm (½ po) et les mélanger avec le concombre et l'oignon ; retirer tout le liquide. Mélanger le yogourt, le persil, la coriandre et le cumin, verser le tout sur les légumes et remuer à la cuiller. Couvrir et réfrigérer jusqu'au moment de servir. Donne 4 portions d'environ 175 mL (¾ tasse) chacune.

Calories par portion : **59**
Grammes de lipides par portion : **0,3**
Calcium : **bon**
Vitamine C : **excellent**
Vitamine A : **bon**

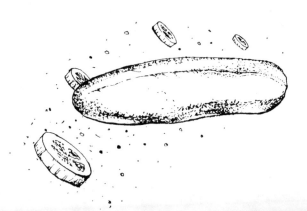

Salade de pommes de terre rouges et de crème sure à la ciboulette

On peut préparer cette salade avec n'importe quelle variété de pommes de terre, mais celles à pelure rouge ajoutent une touche de couleur. On conserve la pelure pour sa saveur et sa teneur en fibres. Le mélange de crème sure et de yogourt donne une sauce à la fois légère et crémeuse, beaucoup moins riche en matières grasses que la mayonnaise classique.

6	pommes de terre rouges grosses ou moyennes	6
125 mL	crème sure	½ tasse
125 mL	yogourt nature	½ tasse
50 mL	ciboulette ou oignons verts finement hachés	¼ tasse
5 mL	sel	1 c. à thé
	poivre frais moulu	

Frotter les pommes de terre (ne pas les peler). Si elles sont grosses, les couper en deux ou en quatre et les faire bouillir avec leur peau jusqu'à ce qu'elles soient tendres sous la fourchette ; les égoutter. Remettre la casserole sur le feu (feu moyen) pendant quelques secondes et la secouer pour assécher les pommes de terre. Ensuite les couper en cubes de 1 cm (½ po) et les laisser refroidir.

Mélanger la crème sure, le yogourt et la ciboulette, y incorporer les pommes de terre, saler, poivrer et réfrigérer jusqu'au moment de servir. Donne 10 portions de 125 mL (½ tasse) chacune.

Calories par portion : **130**
Grammes de lipides par portion : **4**
Fibres : **bon**
Vitamine C : **excellent**

À titre de comparaison

	Pour 125 mL (½ tasse)	
	Calories	Grammes de lipides
Salade de pommes de terre à la mayonnaise	235	18
avec crème sure et yogourt	130	4

Salade au poulet et au melon

Cette salade consistante permet de servir en quelques minutes un repas raffiné. On peut cuire le poulet et hacher tous les ingrédients la veille, de telle sorte qu'on n'aura plus qu'à mélanger la salade au moment de servir. On peut remplacer les raisins ou le melon miel par une autre variété de melon, des papayes, de l'ananas, des champignons ou des châtaignes d'eau.

1	petit cantaloup ou melon miel	1
1,5 L	de poulet cuit *	6 tasses
500 mL	céleri haché	2 tasses
500 mL	raisin rouge ou vert sans pépins	2 tasses
250 mL	châtaignes d'eau tranchées (facultatif)	1 tasse
125 mL	crème sure	½ tasse
125 mL	yogourt nature	½ tasse
7 mL	curry en poudre	1½ c. à thé
	sel et poivre frais moulu	

* Pour obtenir 1,5 L (6 tasses) de cubes de poulet cuit, il faut deux poulets à rôtir de 1,25 kg (2½ lb) ou 8 poitrines. Pour cuire un poulet entier au four à micro-ondes, déposer la volaille dans un plat allant au four à micro-ondes et l'envelopper d'une pellicule plastique en rabattant un coin pour laisser la vapeur s'échapper. Mettre le cadran à la température maximale et cuire environ 17 minutes ou jusqu'à ce qu'un jus clair s'écoule de la cuisse quand on la pique à la fourchette. Pour une poule au pot, faire mijoter le poulet entier dans une casserole couverte, pendant 1 heure ou jusqu'à ce qu'il soit tendre, en écumant de temps en temps.

Couper le melon en deux et l'épépiner, puis l'évider avec une cuiller à melon (ou tailler la pulpe en cubes). Mélanger dans un saladier le melon, le poulet, le céleri, le raisin et les châtaignes d'eau (si on en utilise).

Mélanger, dans un petit bol, la crème sure, le yogourt et le curry, verser cette sauce sur la salade et brasser délicatement, saler et poivrer. Donne 10 portions d'environ 250 mL (1 tasse) chacune.

Calories par portion : **237**
Grammes de lipides par portion : **6**
Vitamine C et niacine : **excellent**
Phosphore : **bon**

Salade de melon et de haricots secs

Les petits haricots rouges, les boules de melon juteux et les lanières de poivron rouge forment une combinaison délicieuse qui rehaussera n'importe quel plat, qu'il s'agisse de dinde froide, de pain de viande ou de sandwiches.

1	cantaloup ou melon miel	1
540 mL	petits haricots rouges ou blancs (1 boîte), égouttés	19 oz
2	oignons verts (avec les queues)	2
1	petit poivron rouge	1
1	gousse d'ail hachée	1
25 mL	persil frais haché	2 c. à soupe
25 mL	jus de citron	2 c. à soupe
25 mL	huile d'olive	2 c. à soupe
	sel et poivre frais moulu	

Couper le melon en deux, l'épépiner et l'évider avec une cuiller à melon (ou découper la pulpe en cubes). On devrait en obtenir 500 mL (2 tasses). Mélanger le melon avec les petits haricots dans un saladier, couper les oignons et tailler le poivron rouge en lanières de 2,5 à 4 cm (1 à 1½ po) de long et les ajouter au saladier avec l'ail et le persil. Bien mélanger.

Fouetter le jus de citron avec l'huile, verser sur la salade, saler et poivrer, brasser le tout, couvrir et réfrigérer jusqu'au moment de servir. (Cette salade peut se conserver un maximum de 3 jours au réfrigérateur.) Donne 8 portions d'environ 125 mL (½ tasse) chacune.

Calories par portion: **114**
Grammes de lipides par portion: **3**
Fibres: **excellent**
Vitamines A et C: **excellent**

Blé concassé aux petits pois et aux oignons

Ce plat se sert en salade ou à la place de légumes contenant de l'amidon, comme les pommes de terre. Il accompagne très bien le boeuf, le poulet et le poisson. Le boulghour, ou blé concassé, se vend dans certains supermarchés et dans la plupart des boutiques d'aliments naturels. L'huile de sésame est utilisée ici à cause de sa saveur, mais il vaut mieux goûter le plat d'abord et si on le préfère tel quel, on pourra omettre l'huile.

175 mL	boulghour (blé concassé)	¾ tasse
500 mL	petits pois (frais ou surgelés)	2 tasses
125 mL	oignons verts hachés	½ tasse
45 mL	jus de citron	3 c. à soupe
125 mL	persil frais haché	½ tasse
	sel et poivre frais moulu	
15 mL	huile de sésame	1 c. à soupe

Couvrir le boulghour d'au moins 2,5 cm (1 po) d'eau bouillante et laisser reposer de 20 à 30 minutes, ou jusqu'à ce qu'il soit tendre et qu'il ait doublé de volume. Égoutter à fond en pressant le surplus d'eau. Cuire les pois 1 minute à l'eau bouillante, égoutter.

Mélanger, dans un saladier, le boulghour, les petits pois, les oignons, le jus de citron et le persil, saler, poivrer, arroser d'huile et brasser. Servir froid ou à la température ambiante. Donne 8 portions de 125 mL (½ tasse) chacune.

Calories par portion: **125**
Grammes de lipides par portion: **2**
Fibres: **excellent**
Vitamine C: **excellent**

Salade de haricots blancs

Les petits haricots blancs ou cannellini et des légumes du jardin forment ici une délicieuse combinaison. On pourra ajouter des tomates et du concombre à cette salade si on veut une saveur rappelant celle du gazpacho. Le cas échéant, on peut remplacer les haricots blancs par des rouges. Servir avec des hamburgers ou du poulet froid ou ajouter des épinards pour obtenir une salade plus substantielle.

540 mL	petits haricots blancs (1 boîte) égouttés (environ 500 mL / 2 tasses)	19 oz
150 mL	concombre haché	⅔ tasse
150 mL	oignons doux ou espagnols hachés	⅔ tasse
1	poivron vert haché	1
1	grosse tomate hachée	1
25 mL	jus de citron	2 c. à soupe
15 mL	huile d'olive	1 c. à soupe
1	pincée de cumin	1
	sel et poivre frais moulu	
	laitue (facultatif)	

Mélanger, dans un saladier de grosseur moyenne, les haricots, le concombre, les oignons, le poivron, la tomate, le jus de citron, l'huile et le cumin. Goûter et rajouter, au besoin, du jus de citron ou du cumin, saler, poivrer, couvrir et réfrigérer jusqu'au moment de servir. Servir tel quel ou sur un lit de laitue. Donne 6 portions de 150 mL (⅔ tasse) chacune.

Calories par portion : **120**
Grammes de lipides par portion : **3**
Fibres : **excellent**
Vitamine C : **excellent**
Fer : **bon**

**Salade de haricots
blancs Jiffy**
En ayant toujours en
réserve une boîte de petits
haricots blancs, on peut
préparer une salade à quelques
minutes d'avis. Mélanger
1 boîte (540 mL / 19 oz)
de petits haricots blancs bien
égouttés, 25 mL (2 c. à
soupe) d'huile d'olive, 2 gousses
d'ail hachées, 250 mL
(1 tasse) de persil frais
haché, du jus de citron, du sel et
du poivre. Donne 4
portions.

Salade du chef aux épinards

Cette salade, qui est tout aussi délicieuse avec la Vinaigrette classique (p. 99), est parfaite pour les chaudes soirées d'été si on l'accompagne d'une baguette de pain, d'un potage froid et, pour terminer, d'un fruit frais.

1 L	feuilles d'épinards déchiquetées (125 g / 4 oz)	4 tasses
½	laitue déchiquetée	½
500 mL	germes de luzerne	2 tasses
125 g	champignons tranchés	¼ lb
1	grosse tomate coupée en morceaux	1
2	oignons verts hachés	2
125 mL	feta émietté (60 g / 2 oz)	½ tasse
1	oeuf dur grossièrement haché	1
50 mL	Sauce au babeurre et aux fines herbes (p. 98)	¼ tasse

Mélanger, dans un grand saladier, les épinards, la laitue et les germes de luzerne ou en garnir des bols individuels et couronner de champignons, de tomate, d'oignons verts, de feta et d'oeuf dur, puis arroser de sauce. Donne 2 portions comme plat principal ou 6 portions d'accompagnement.

Portion plat principal

	Sans sauce à salade	Avec Sauce au babeurre et aux fines herbes
Calories par portion:	**231**	**250**
Grammes de lipides par portion:	**10,3**	**12**

Fibres: **excellent**
Calcium, phosphore, fer, vitamines A et C, riboflavine, niacine et thiamine: **excellent**

Portion d'accompagnement

	Vinaigrette à l'huile et au vinaigre	Avec Sauce au babeurre et aux fines herbes
Calories par portion:	**92**	**83**
Grammes de lipides par portion:	**5,6**	**4**

Salade de lentilles méditerranéenne

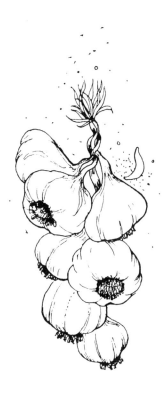

Les lentilles brunes se prêtent davantage que les rouges à la préparation de salades parce qu'elles conservent leur forme après la cuisson et qu'elles sont tendres sans être pâteuses. Cette salade se conserve très bien au réfrigérateur et est délicieuse accompagnée de tomates tranchées, de coeurs d'artichauts, de haricots verts ou d'asperges, le tout arrosé d'une vinaigrette.

250 mL	lentilles brunes	1 tasse
250 mL	carottes coupées en dés	1 tasse
250 mL	oignons rouges coupés en dés	1 tasse
2	grosses gousses d'ail hachées	2
1	feuille de laurier	1
2 mL	thym sec	½ c. à thé
25 mL	huile d'olive	2 c. à soupe
25 mL	jus de citron	2 c. à soupe
125 mL	céleri coupé en dés	½ tasse
50 mL	persil frais haché	¼ tasse
5 mL	sel	1 c. à thé
1 mL	poivre frais moulu	¼ c. à thé

Mettre les lentilles, les carottes, l'oignon, l'ail, le laurier et le thym dans une casserole, verser suffisamment d'eau pour les recouvrir d'au moins 2,5 cm (1 po) et porter à ébullition ; réduire le feu et laisser mijoter sans couvrir de 15 à 20 minutes, jusqu'à ce que les lentilles soient cuites sans être pâteuses. Égoutter et retirer le laurier. Ajouter l'huile, le jus de citron, le céleri, le persil, saler, poivrer et brasser. Servir à la température ambiante. Donne 8 portions de 125 mL (½ tasse) chacune.

Calories par portion : **100**
Grammes de lipides par portion : **3**
Fibres : **bon**
Vitamines A et C : **bon**

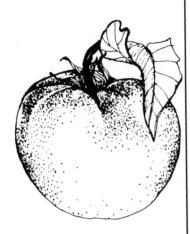

Salade grecque

Cette salade est particulièrement délicieuse avec des tomates du jardin, mûries au soleil et qui n'ont jamais connu le réfrigérateur. On peut l'intégrer à un repas comportant plusieurs salades ou l'accompagner d'un potage ou d'une omelette.

3	grosses tomates bien mûres hachées	3
2	concombres pelés et hachés	2
1	petit oignon rouge ou 2 oignons verts hachés (facultatif)	1
50 mL	huile d'olive	¼ tasse
20 mL	jus de citron	4 c. à thé
7 mL	origan sec	1½ c. à thé
	sel et poivre frais moulu	
250 mL	feta émietté (125 g / 4 oz)	1 tasse
6	olives noires (grecques de préférence) tranchées	6

Mélanger, dans un saladier peu profond ou dans un plat de service, les tomates, les concombres et l'oignon, asperger d'huile puis de jus de citron, parsemer d'origan, saler et poivrer. Garnir de feta et d'olives. Donne 6 portions d'environ 175 mL (¾ tasse) chacune.

Calories par portion: **126**
Grammes de lipides par portion: **9**
Vitamine C: **excellent**
Vitamine A, calcium et riboflavine: **bon**

Macédoine de pois chiches, d'oignons rouges et de tomates

Les pois chiches, parfois étiquetés sous leur appellation espagnole de garban-zos, sont très populaires dans le sud de la France et permettent de préparer des salades aussi délicieuses que consistantes. On peut les intégrer à une assiette de salades en les accompagnant de laitue et de pain de son pour un repas léger, mais riche en fibres. Ils complètent également très bien les repas sans viande. Les pois chiches ont une haute teneur en protéines, en fibres et en fer.

540 mL	pois chiches égouttés (1 boîte)	19 oz
25 mL	oignons rouges ou oignons verts finement hachés	2 c. à soupe
2	gousses d'ail hachées	2
1	tomate coupée en dés	1
125 mL	persil frais haché	½ tasse
45 mL	huile d'olive	3 c. à soupe
15 mL	jus de citron	1 c. à soupe
	sel et poivre frais moulu	

Mélanger tous les ingrédients dans un saladier, faire refroidir pendant 2 heures pour permettre aux saveurs de se mélanger, goûter, rectifier l'assaisonnement et servir. Donne 4 portions d'environ 125 mL (½ tasse) chacune.

Calories par portion: **361**
Grammes de lipides par portion: **14**
Fibres: **excellent**
Vitamine C et fer: **excellent**
Vitamine A, niacine, thiamine et phosphore: **bon**

Pique-nique dans le parc
Salade de brocoli (p. 76)
Salade de pommes de terre rouges et de crème sure à la ciboulette (p. 85)
Rondelles de concombre
Macédoine de pois chiches, d'oignons rouges et de tomates (p. 93)
Pain irlandais de blé entier (p. 201)
Pêches fraîches

Salade de haricots Bermuda

Cette salade accompagne parfaitement n'importe quel plat, en particulier les hamburgers. Elle se conserve très bien au réfrigérateur et est idéale pour les pique-niques ou le chalet lorsque les convives sont particulièrement nombreux. On peut facilement couper cette recette de moitié en utilisant des boîtes de 284 mL (10 oz) de haricots et 250 g (½ lb) de haricots frais, mais sans modifier la quantité de marinade. Les oignons Bermuda — blancs et légèrement aplatis aux extrémités — rehaussent cette salade grâce à leur délicate saveur.

500 g	haricots beurre frais	1 lb
500 g	haricots verts frais	1 lb
540 mL	petits haricots rouges égouttés (1 boîte)	19 oz
540 mL	petits haricots de Lima ou fèves des marais (gourganes), égouttés (1 boîte)	19 oz
540 mL	pois chiches (1 boîte)	19 oz
540 mL	petits haricots blancs, pinto ou romains, égouttés (1 boîte)	19 oz
2	poivrons verts hachés	2
2	oignons Bermuda émincés et défaits en anneaux	2
Marinade		
125 mL	vinaigre de vin rouge	½ tasse
50 mL	huile végétale	¼ tasse
75 mL	sucre	⅓ tasse
75 mL	cassonade tassée	⅓ tasse
5 mL	poivre frais moulu	1 c. à thé
2 mL	sel	½ c. à thé

Casser les extrémités des haricots frais, les couper en morceaux de 4 cm (1½ po) et les cuire 3 minutes dans de l'eau bouillant à gros bouillons ; les plonger dans l'eau froide pour les refroidir, les égoutter et les assécher. Mélanger, dans un saladier, tous les haricots, les pois chiches, les poivrons et les oignons.

Marinade. Mélanger le vinaigre, l'huile, le sucre, la cassonade, le poivre et le sel et verser sur les légumes. Faire mariner toute la nuit au réfrigérateur. Donne 20 portions de 125 mL (½ tasse) chacune.

Calories par portion : **248**
Grammes de lipides par portion : **4**
Fibres : **excellent**
Vitamine C : **excellent**
Fer, thiamine, niacine et phosphore : **bon**

Salade de spirales aux poivrons et à l'aneth

On peut ajouter à cette délicieuse salade n'importe lequel des ingrédients traditionnels, sauf de la laitue. Comme elle se conserve admirablement bien au réfrigérateur, on peut la préparer à l'avance pour un pique-nique ou un repas estival prêt en quelques minutes. Les légumes cuits devront être encore croquants, mais, personnellement, j'aime bien les servir crus. En plat principal, on pourra y ajouter du jambon, du poulet et / ou du fromage coupés en bâtonnets.

* Si vous ne trouvez pas d'aneth frais, utiliser du persil frais et ajouter 5 mL (1 c. à thé) d'aneth sec et de basilic ou d'origan.

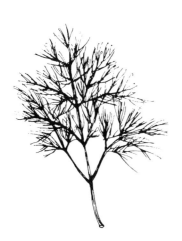

875 mL	grosses spirales (pâtes en forme de tire-bouchon)	3½ tasses
	ou	
250 g	de nouilles aux oeufs	(½ lb)
125 g	pois mange-tout ou haricots verts	¼ lb
750 mL	chou-fleur défait en bouquets	3 tasses
250 mL	carottes émincées	1 tasse
2	poivrons (rouge, jaune, vert ou pourpre, ou mélangés) hachés	2
2	oignons verts hachés	2
50 mL	aneth frais haché *	¼ tasse
Vinaigrette		
2	gousses d'ail hachées	2
75 mL	vinaigre de vin rouge	⅓ tasse
15 mL	sucre	1 c. à soupe
75 mL	huile de maïs	⅓ tasse
45 mL	eau	3 c. à soupe
	sel et poivre frais moulu	

Cuire les pâtes *al dente* (tendres, mais fermes) dans une grosse casserole d'eau bouillante ; commencer à les goûter après 2 minutes de cuisson si elles sont fraîches et après 5 minutes si elles sont sèches. Égoutter, rincer à l'eau froide et égoutter de nouveau.

Blanchir pendant 2 minutes les pois mange-tout ou les haricots verts, les égoutter, les rincer à l'eau froide et les égoutter de nouveau. Les couper en morceaux de 5 cm (2 po).

Mélanger, dans un saladier, le chou-fleur, les carottes, les poivrons, les oignons verts, l'aneth, les pois mange-tout et les pâtes.

Vinaigrette. Mélanger, dans un bol ou au robot culinaire, l'ail, le vinaigre et le sucre. Tout en fouettant, ou avec l'appareil en marche, ajouter progressivement l'huile et l'eau. Bien remuer et verser sur la salade. Brasser, saler et poivrer. Donne environ 10 portions de 250 mL (1 tasse) chacune.

Calories par portion: **288**
Grammes de lipides par portion: **7,7**
Vitamines A et C et thiamine: **excellent**
Fer et niacine: **bon**
Fibres: **bon si les nouilles sont faites de blé entier (sinon, acceptable)**

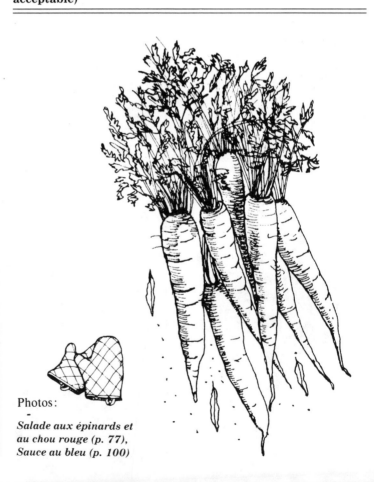

Photos:
-
Salade aux épinards et au chou rouge (p. 77),
Sauce au bleu (p. 100)

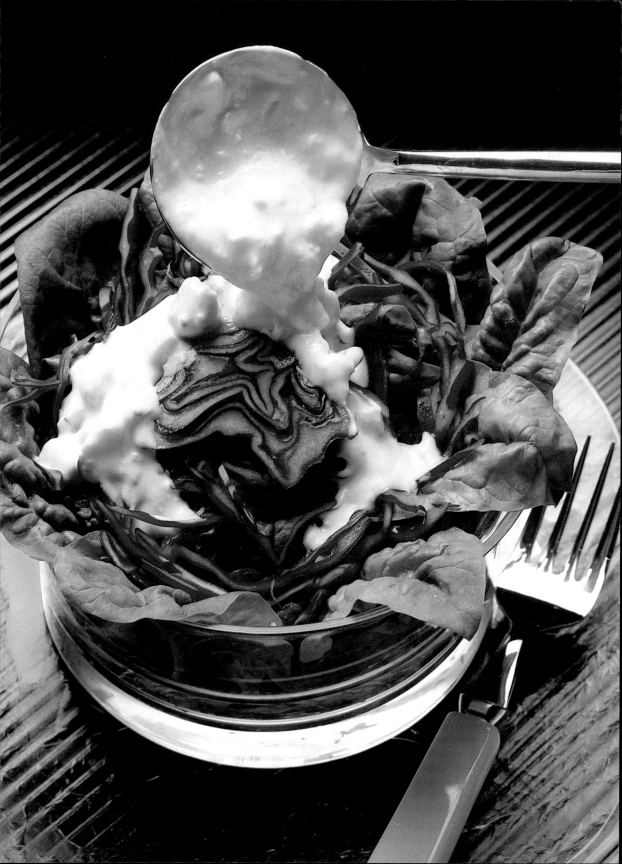

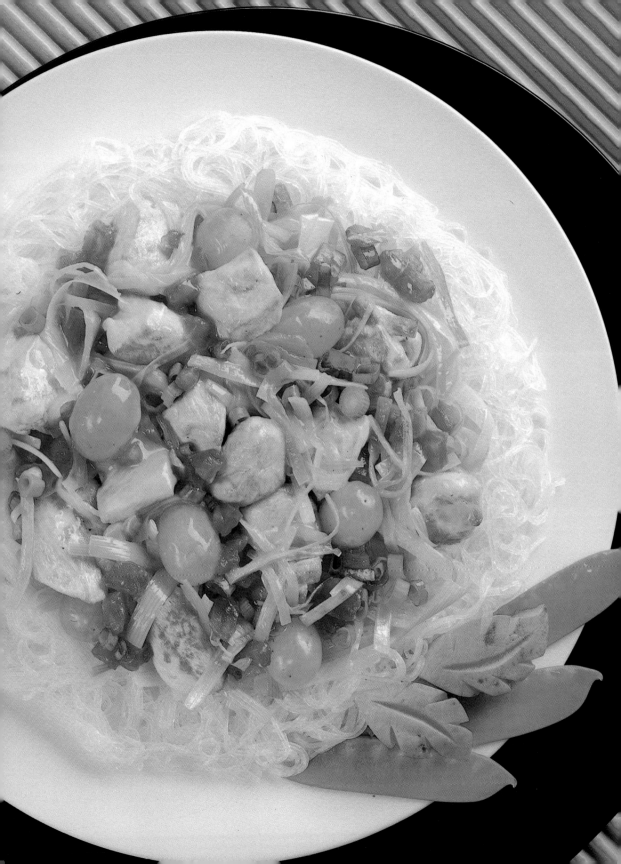

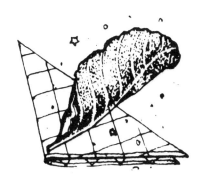

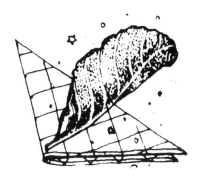

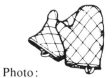

Photo :

*Poulet à l'orange, au
gingembre et aux poireaux
(p. 109 et 110)*

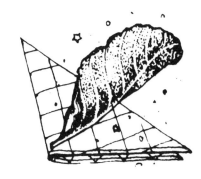

SAUCES À SALADE

Il faut se méfier des sauces à salade qui risquent d'ajouter passablement de lipides à un régime quand elles sont à base de mayonnaise, de crème ou d'huile. En revanche, on peut préparer des sauces délicieuses avec du yogourt maigre ou du babeurre additionné d'un soupçon d'huile et de fines herbes, de moutarde ou encore d'un peu d'ail pour en rehausser la saveur.

Pour diminuer la quantité de corps gras utilisés dans les recettes habituelles, on pourra remplacer la moitié de la mayonnaise ou de la crème sure par du yogourt maigre ou du babeurre. Les résultats sont surprenants : la sauce est plus légère et sa saveur est plus prononcée.

Les sauces qui suivent valent la peine qu'on les essaie ; la plupart contiennent beaucoup moins de lipides que les recettes conventionnelles. Mais si on préfère des préparations commerciales, il faudra choisir celles qui sont hypocaloriques.

Conseils : comment réduire la teneur en lipides des sauces à salade

1. Remplacer la moitié ou plus de la mayonnaise, de la crème sure ou de la crème fouettée par du yogourt, du babeurre ou du fromage cottage, et passer les ingrédients au mélangeur ou au robot culinaire pour obtenir une sauce plus veloutée.
2. Au lieu d'employer toute la quantité d'huile prévue pour une vinaigrette, en remplacer la moitié par de l'eau, du jus d'orange, du jus de tomate ou du bouillon de boeuf (si le goût du vinaigre est trop présent, y ajouter un peu de sucre).
3. Se contenter d'enrober légèrement la salade de sauce, sans en noyer les ingrédients !
4. Même si les noix sont

Sauce au babeurre et aux fines herbes

Le babeurre, qui est fait de lait ne contenant que très peu de matières grasses, donne une certaine consistance et parfume délicieusement cette sauce crémeuse.

250 mL	babeurre	1 tasse
150 mL	yogourt nature	⅔ tasse
50 mL	huile végétale	¼ tasse
15 mL	vinaigre blanc	1 c. à soupe
5 mL	aneth sec	1 c. à thé
	ou	
45 mL	aneth frais haché	3 c. à soupe
5 mL	moutarde de Dijon	1 c. à thé
2 mL	sel	½ c. à thé
1	gousse d'ail hachée	1
	poivre frais moulu	
75 mL	persil frais haché	⅓ tasse

Mélanger tous les ingrédients dans un bol ou dans un grand récipient gradué en se servant d'un fouet ou d'une

une excellente source de fibres, leur teneur en lipides est beaucoup trop élevée. S'il en va de même du reste du menu, remplacer les noix dans la salade par des châtaignes d'eau si on veut lui conserver une texture quelque peu croquante.

Variante

Vinaigrette aux fines herbes : ajouter 1 mL (¼ c. à thé) de thym sec et émietté et la même quantité de graines de céleri, ainsi que 15 mL (1 c. à soupe) de fines herbes ou de persil frais haché.

Dans une vinaigrette classique, on utilise trois fois plus d'huile que de vinaigre (ex.: 175 mL / ¾ tasse d'huile et 50 mL / ¼ tasse de vinaigre), ce qui donne environ 10 g de lipides pour 15 mL (1 c. à soupe). Pour réduire la teneur en lipides d'une vinaigrette, suivre les conseils donnés aux pages 98 et 99.

fourchette. Couvrir et réfrigérer un maximum d'une semaine. Donne 500 mL (2 tasses).

Calories pour 15 mL (1 c. à soupe): **18**
Grammes de lipides pour 15 mL (1 c. à soupe): **1,5**

Vinaigrette classique

Cette vinaigrette est parfaite avec les salades vertes ou les salades de pâtes, comme marinade pour les légumes ou encore pour toute salade qu'on veut assaisonner d'huile et de vinaigre. Elle contient à peu près moitié moins de lipides qu'une vinaigrette maison, mais elle demeure tout de même suffisamment riche pour qu'il soit préférable de l'utiliser parcimonieusement.

25 mL	vinaigre	2 c. à soupe
2 mL	moutarde de Dijon	½ c. à thé
1	gousse d'ail hachée (facultatif)	1
	sel et poivre frais moulu	
50 mL	huile d'olive ou huile à salade	¼ tasse
45 mL	eau	3 c. à soupe
2 mL	sucre (facultatif)	½ c. à thé

Mélanger, dans un bol ou au robot culinaire, le vinaigre, la moutarde, l'ail (si on en utilise), le sel et le poivre. Ajouter l'huile peu à peu tout en fouettant ou pendant que l'appareil est en marche, ainsi que l'eau et le sucre si désiré. Donne environ 125 mL (½ tasse).

Calories pour 15 mL (1 c. à soupe): **51**
Grammes de lipides pour 15 mL (1 c. à soupe): **6**

À titre de comparaison

	Pour 15 mL (1 c. à soupe)	
Sauces à salade	Grammes de lipides Notre recette	Grammes de lipides Recette classique
Au bleu	0,8	8
Au babeurre et aux herbes	1,5	6
Huile et vinaigre	6	10
Vinaigrette à l'orange	2,8	—
Sauce crémeuse au persil	0,5	—
Vinaigrette à la tomate	1,4	6
Yogourt et basilic	0,1	—
Mayonnaise Thousand Islands	—	8
Mayonnaise	—	11
Moitié mayonnaise, moitié yogourt nature maigre	6	—

Vinaigrette à l'orange

On peut servir cette vinaigrette avec une salade verte ou l'utiliser comme marinade pour des légumes.

1	gousse d'ail	1
25 mL	persil frais haché	2 c. à soupe
25 mL	vinaigre blanc	2 c. à soupe
5 mL	sucre	1 c. à thé
2 mL	sel	½ c. à thé
	poivre frais moulu	
50 mL	jus d'orange	¼ tasse
25 mL	huile végétale	2 c. à soupe

Hacher l'ail et le persil au mélangeur ou au robot culinaire. Ajouter le vinaigre, le sucre, le sel et le poivre, mélanger le tout et, toujours avec le moteur en marche, incorporer progressivement le jus d'orange et l'huile. Donne environ 125 mL (½ tasse).

Calories pour 15 mL (1 c. à soupe): **32**
Grammes de lipides pour 15 mL (1 c. à soupe): **2,8**

Entrée printanière
Pour souligner la fraîcheur des asperges avec une sauce légèrement piquante, arroser 625 g (1¼ lb) d'asperges cuites de 125 mL (½ tasse) de vinaigrette à l'orange. Donne 4 portions.

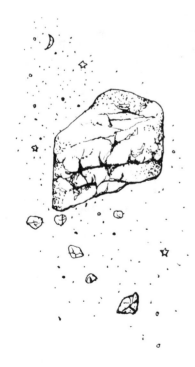

Sauce au bleu

En remplaçant la mayonnaise traditionnelle par du yogourt, on obtient une sauce tout aussi savoureuse, mais plus légère et beaucoup moins riche en lipides et en calories. Cette sauce accompagne très bien les salades vertes ou les salades d'épinards.

125 mL	bleu émietté (environ 70 g / 2½ oz)	½ tasse
250 mL	yogourt nature	1 tasse
1	gousse d'ail hachée	1
1	pincée de moutarde sèche	1
	poivre frais moulu	

Réduire à la fourchette, dans un petit bol, la moitié du fromage en crème. Incorporer le yogourt, l'ail, la moutarde et le poivre, bien mélanger et ajouter le reste du fromage. Couvrir et réfrigérer. Donne environ 325 mL (1⅓ tasse).

Calories pour 15 mL (1 c. à soupe): **16**
Grammes de lipides pour 15 mL (1 c. à soupe): **0,8**

Sauce crémeuse au persil

Cette crème consistante est l'une de mes préférées. On peut la servir avec une salade verte ou une salade d'épinards, ou encore comme trempette, accompagnée de crudités.

125 mL	persil frais haché	½ tasse
250 mL	fromage cottage 2%	1 tasse
5 mL	moutarde de Dijon	1 c. à thé
1	oeuf	1
5 mL	jus de citron	1 c. à thé
	sel et poivre frais moulu	

Hacher le persil au robot culinaire, ajouter le fromage cottage, la moutarde, l'oeuf, le jus de citron, le sel et le poivre, et bien mélanger le tout. Couvrir et réfrigérer jusqu'au moment de l'utiliser (cette sauce peut se conserver quelques jours). Donne 250 mL (1 tasse).

Calories pour 15 mL (1 c. à soupe): **16**
Grammes de lipides pour 15 mL (1 c. à soupe): **0,5**
Le fromage cottage est une bonne source de calcium.

Variante
Sauce au cresson : remplacer le persil par des feuilles de cresson (ne pas incorporer les tiges dont la saveur est trop forte et qui se hachent mal au robot culinaire).

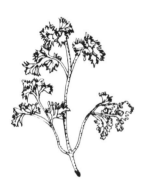

Sauce au yogourt et au basilic

On pourra servir cette sauce à faible teneur en lipides avec une salade verte, une salade de pâtes alimentaires, ou encore une salade composée de légumes cuits.

50 mL	yogourt nature	¼ tasse
50 mL	fromage cottage	¼ tasse
2 mL	basilic sec	½ c. à thé
	ou	
15 mL	basilic frais haché	1 c. à soupe
2 mL	sucre	½ c. à thé
10 mL	jus de citron	2 c. à thé
	sel et poivre moulu	

Mélanger tous les ingrédients au mélangeur ou au robot culinaire jusqu'à ce que la sauce soit homogène. Donne environ 125 mL (½ tasse).

Calories pour 15 mL (1 c. à soupe): **9**
Grammes de lipides pour 15 mL (1 c. à soupe): **0,1**

Vinaigrette à la tomate

Cette vinaigrette est, parmi toutes celles que j'ai essayées, l'une des plus faibles en lipides et en calories. Il serait bon de toujours en avoir dans son réfrigérateur.

Pour d'autres recettes de sauces à salade, voir :
Vinaigre balsamique
(p. 81)
Trempette à l'aneth (p. 43)
Vinaigrette au citron
(p. 82)
Sauce au yogourt (p. 83)

125 mL	jus de tomate	½ tasse
5 mL	fécule de maïs	1 c. à thé
15 mL	vinaigre de vin rouge	1 c. à soupe
15 mL	huile d'olive	1 c. à soupe
2 mL	moutarde de Dijon	½ c. à thé
1	petite gousse d'ail hachée	1
2 mL	estragon, thym ou basilic sec *ou* herbes fraîches hachées	½ c. à thé
	sel et poivre frais moulu	

Fouetter ensemble le jus de tomate et la fécule dans une petite casserole ou un récipient allant au four à micro-ondes, puis cuire en brassant, à feu moyen ou très fort jusqu'à ce que le mélange commence à bouillir et à épaissir. Laisser bouillir une minute sans cesser de remuer. Retirer du feu et incorporer le reste des ingrédients, tout en fouettant. Verser la sauce dans un bocal muni d'un couvercle qui se visse et réfrigérer jusqu'au moment d'utiliser. Bien secouer avant de l'utiliser. Donne 150 mL (⅔ tasse).

Calories pour 15 mL (1 c. à soupe) : **16**
Grammes de lipides pour 15 mL (1 c. à soupe) : **1,4**

Menus musette
Pain pita de blé entier
garni d'Hummus (p. 45),
de feuilles de laitue et
de germes de luzerne
Pomme
Lait

Muffins au son (p. 196)
Crudités (carottes,
poivrons verts
et rouges, courgettes,
chou-fleur)
avec la Trempette à
l'aneth
(p. 43) ou la Sauce
crémeuse au persil
(p. 101)
Banane
Lait

Croquignoles de haricots
verts (p. 37 et 38)
ou bâtonnets de carotte
Bagel de blé entier avec
fromage à la crème pauvre en
lipides
Carrés aux dattes (p. 203)
Orange
Lait

Pain pita garni de Taboulé
(p. 79)
ou d'Hummus (p. 45)
Quartier de cantaloup
Lait

Sandwich au poulet sur
pain de blé entier
Raisin ou figues fraîches
Lait

VOLAILLE

Du coq au vin au tandoori, le poulet constitue l'un des principaux éléments de toutes les cuisines à travers le monde. Sa saveur plaît autant aux enfants qu'aux adultes et on peut l'apprêter d'innombrables façons.

Pour la cuisinière soucieuse de préparer des repas sains, le poulet présente l'avantage supplémentaire d'être une source de protéines animales à faible teneur en lipides. Pour réduire au minimum la quantité de gras, il faut enlever la peau des quartiers de poulet ainsi que toute la graisse visible. Par contre, si l'oiseau reste entier, on procédera à cette opération juste avant de servir ; en effet, comme le temps de cuisson est plus long, le poulet risquerait de se dessécher si on le dépouillait avant de le mettre au feu. Le poulet rôti avec sa peau contient 53% de calories provenant des lipides, tandis que ce taux tombe à 31% si on l'a d'abord dépouillé.

Il va de soi que la friture augmente la teneur en corps gras de la volaille ; il est donc préférable de la préparer rôtie ou grillée. Par ailleurs, la viande brune contient beaucoup plus de lipides que la blanche. Ce sont les petits poulets à frire ou à rôtir qui sont les moins gras alors que les poules à bouillir sont plus grasses. D'ailleurs, plus l'oiseau est gros et âgé, plus sa teneur en gras est élevée. Au moment de mettre un poulet au four, qu'il soit entier ou en quartiers, il vaut mieux le déposer sur une grille afin d'éviter qu'il ne baigne dans la graisse fondue. Alors que la chair de la dinde et du poulet est relativement maigre, celle de l'oie et du canard est beaucoup plus grasse.

Poulet à la dijonnaise

On peut préparer à l'avance ce poulet à la fois croustillant et juteux, et le servir chaud, froid ou réchauffé.

6	poitrines de poulet	6
	sel et poivre frais moulu	
50 mL	moutarde de Dijon	¼ tasse
75 mL	yogourt nature	⅓ tasse
125 mL	chapelure	½ tasse
5 mL	thym	1 c. à thé

Dans la recette de poulet à la dijonnaise, on enlève la peau pour réduire la teneur en gras, mais le poulet demeure juteux à cause de son enrobage à base de moutarde et de chapelure. Il est préférable d'employer de la chapelure de blé entier qui se prépare rapidement au mélangeur.

Dépouiller les poitrines, les saler et les poivrer légèrement. Mélanger la moutarde et le yogourt, et, dans un autre bol, la chapelure, le thym, 2 mL (½ c. à thé) de sel et 1 mL (¼ c. à thé) de poivre.

Enrober chaque poitrine du mélange à la moutarde, puis les passer dans la chapelure. Étaler les morceaux en une seule couche sur une plaque légèrement graissée et les cuire au four à 180 ° C (350° F) de 45 à 50 minutes si les poitrines ne sont pas désossées, de 30 à 35 minutes si elles le sont, ou encore jusqu'à ce qu'elles soient bien dorées et que la chair ait perdu sa teinte rosée. Donne 6 portions.

Calories par portion : **190** (avec la peau : **241**)
Grammes de lipides par portion : **3,9** (avec la peau : **8,4**)
Niacine : **excellent**

Poulet rôti aux fines herbes

Afin de pouvoir préparer ce plat dont mes enfants raffolent, je conserve toujours de la farine assaisonnée dans un petit bocal. Pour un plat, mélanger 25 mL (2 c. à soupe) de farine et 10 mL (2 c. à thé) de fines herbes, saler et poivrer.

6	morceaux de poulet (environ 1 kg / 2 lb non désossés)	6
25 mL	farine aux fines herbes*	2 c. à soupe
75 mL	eau chaude (approximativement)	⅓ tasse

Dépouiller les morceaux de poulet, les rincer à l'eau froide et les assécher avec du papier absorbant. Les étaler en une seule couche dans une lèchefrite légèrement graissée, les saupoudrer de farine aux fines herbes en utilisant un tamis ou une cuiller et verser l'eau chaude en la faisant glisser le long des parois de la lèchefrite pour ne pas arroser le poulet.

Faire rôtir, sans couvrir, à 190 ° C (375° F), de 40 à 50 minutes ou jusqu'à ce que la chair du poulet ait perdu sa teinte rosée, en arrosant de temps en temps les morceaux avec le jus de cuisson. Ajouter de l'eau s'il ne reste plus assez de jus dans la lèchefrite pour vous permettre d'arroser le poulet. Donne 6 portions.

Calories par portion : **200**
Grammes de lipides par portion : **3,2**
Niacine : **excellent**

Souper du mois d'août
Potage aux tomates et au basilic (p. 56)
Poulet à la dijonnaise (p. 104 et 105)
Haricots verts à l'ail et aux fines herbes (p. 179)
Pilaf de blé concassé au basilic (p. 193)
Melon garni de bleuets (p. 220)

* Farine aux fines herbes
Mettre, dans un petit bocal muni d'un couvercle, 125 mL (½ tasse) de farine tout usage, 10 mL (2 c. à thé) de sel et autant de basilic et de thym secs, 5 mL (1 c. à thé) de paprika et autant d'origan et d'estragon secs, et 2 mL (½ c. à thé) de poivre. Fermer le bocal et le secouer pour bien mélanger tous les ingrédients ; conserver à la température ambiante. Donne environ 150 mL (⅔ tasse).

À titre de comparaison	% de calories de lipides
Poulet rôti avec la peau	53
Poulet rôti sans la peau	31

Poitrines de poulet panées au citron

Ce poulet tendre et juteux fera les délices de la famille comme des invités. On peut également préparer ce plat avec des poitrines de dinde désossées.

500 g	poitrines de poulet dépouillées et désossées	1 lb
	jus d'un citron	
50 mL	farine tout usage	¼ tasse
2 mL	sel	½ c. à thé
2 mL	thym	½ c. à thé
2 mL	sel de céleri	½ c. à thé
1	oeuf	1
5 mL	eau	1 c. à thé
125 mL	chapelure fraîche	½ tasse

Cinq cents grammes (1 lb) de poulet désossé suffisent généralement pour quatre personnes ; mais comme, dans cette recette, le poulet est émincé, le plat paraît beaucoup plus abondant, ce qui permet d'accueillir sans problème un cinquième convive.

Détailler le poulet horizontalement en tranches de 5 mm (¼ po) d'épaisseur, les placer entre deux morceaux de papier ciré et les aplatir avec le côté plat d'un maillet ou le fond d'une bouteille. Les asperger de jus de citron et laisser reposer 10 minutes.

Mélanger, dans un plat, la farine, le sel, le thym et le sel de céleri, puis battre légèrement dans une assiette creuse l'oeuf allongé d'un peu d'eau. Passer les morceaux de poulet dans la farine, puis dans l'oeuf battu et les enrober de chapelure. Les disposer dans une lèchefrite légèrement graissée ou dans un plat pour four à micro-ondes et cuire, sans couvrir à 200° C (400° F) de 10 à 15 minutes ou, pour le four à micro-ondes, pendant 4 minutes à la température maximale, ou encore jusqu'à ce que la chair du poulet ne soit plus rosée. Donne 5 portions.

Calories par portion : **274**
Grammes de lipides par portion : **7,2**
Niacine : **excellent**
Fer : **bon**

Poulet sauté au yogourt et aux champignons

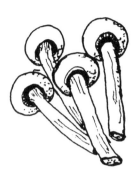

Accompagné de tomates passées au gril, d'un légume vert et de riz, ce plat savoureux est tout indiqué lorsqu'on reçoit des invités à souper. On peut utiliser n'importe quelle variété de champignons — de couche, sauvages ou déshydratés (il faudra alors les faire tremper 30 minutes). On pourra choisir des cèpes, des bolets ou des morilles ou encore opter pour un mélange des trois.

6	morceaux de poulet (environ 1 kg / 2 lb non désossés)	6
15 mL	farine tout usage	1 c. à soupe
20 mL	beurre	4 c. à thé
2	oignons émincés	2
125 g	champignons tranchés	¼ lb
125 mL	eau (ou moitié eau, moitié vin blanc)	½ tasse
125 mL	yogourt nature	½ tasse
	sel et poivre frais moulu	

Dépouiller les morceaux de poulet et les saupoudrer légèrement de farine. Faire fondre le beurre à feu assez vif dans une poêle enduite d'un produit antiadhésif et y dorer les morceaux de poulet pendant environ 5 minutes de chaque côté. Poursuivre la cuisson à feu moyen ou modéré 10 minutes de plus par côté ou jusqu'à ce que la chair ne soit plus rosée. Retirer le poulet de la poêle et tenir au chaud.

Faire revenir les oignons et les champignons dans la même poêle de 5 à 10 minutes, en remuant constamment. Ajouter l'eau et porter à ébullition en raclant le fond pour détacher les sucs et relever la sauce. Retirer du feu, incorporer le yogourt, le sel et le poivre en remuant, remettre le poulet dans la poêle et le napper de sauce, à la cuiller. Donne 6 portions.

Calories par portion : **200**
Grammes de lipides par portion : **6**
Niacine : **excellent**
Calcium, phosphore et riboflavine : **bon**

Poitrines de poulet florentine

Bien que cette recette puisse paraître assez longue, elle n'est pourtant pas difficile à faire. En outre, comme on peut en préparer la majeure partie à l'avance, elle est idéale pour une réception puisque la cuisson ne prend que quelques minutes, ce qui correspond en gros au temps nécessaire pour réchauffer la sauce et cuire les épinards. On pourra accompagner ces poitrines d'une Poêlée aux deux choux (p. 178) ou encore de moitiés de tomates passées au gril et de riz brun.

50 mL	farine tout usage	¼ tasse
2 mL	sel	½ c. à thé
2 mL	thym	½ c. à thé
	poivre	
1	oeuf légèrement battu	1
15 mL	eau	1 c. à soupe
125 mL	chapelure fraîche	½ tasse
50 mL	parmesan râpé	¼ tasse
4	poitrines de poulet dépouillées et désossées (environ 500 g / 1 lb)	4
	Sauce aux champignons et à l'estragon (p. 167) *ou* champignons enoki pour la garniture (facultatif) *	
500 g	épinards	1 lb
5 mL	jus de citron frais	1 c. à thé
5 mL	beurre	1 c. à thé
	sel et poivre frais moulu	

* Les champignons enoki ont de longues tiges et de petits chapeaux ronds. Ils ajoutent un agréable parfum de sous-bois aux salades et constituent une garniture délicate pour les plats de viande ou de volaille. On les trouve dans quelques supermarchés et épiceries fines. Ils se consomment crus ou cuits.

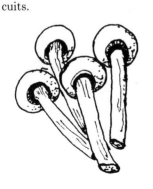

Mélanger, dans une assiette creuse, la farine, le sel, le thym et le poivre, battre, dans une autre, l'oeuf avec l'eau et mélanger, dans une troisième, la chapelure et le fromage. Passer les morceaux de poulet dans la farine en les secouant pour en faire tomber le surplus, puis les plonger dans l'oeuf battu avant de les enrober de chapelure. Réfrigérer au moins 20 minutes et au plus 2 heures. Entre-temps, préparer la Sauce aux champignons et à l'estragon, si on a choisi de la servir.

Disposer les morceaux de poulet dans une lèchefrite légèrement graissée ou dans un plat pour four à micro-ondes et les cuire 15 minutes à 200 ° C (400 ° F), ou au four à micro-ondes pendant 4 à 5 minutes, sans couvrir, à la température maximale, ou encore jusqu'à ce que la chair ne soit plus rose. Si la cuisson se fait au four à micro-ondes, il faudra laisser reposer le poulet une minute ou deux (le temps de cuisson varie selon l'épaisseur des poitrines).

Équeuter les épinards, les laver, les mettre dans une casserole sans autre eau que celle restée sur les feuilles, couvrir et cuire à feu assez vif jusqu'à ce qu'ils soient défaits. Les égoutter soigneusement et les hacher grossièrement avant de les arroser de jus de citron et de les mélanger avec le beurre, le sel et le poivre. Dresser sur un plat de service ou des assiettes réchauffés et tenir au chaud à 100 ° C (200 ° F) jusqu'à ce que le poulet soit prêt.

Disposer les morceaux de poulet sur le lit d'épinards et garnir de quelques cuillerées de Sauce aux champignons et à l'estragon ou de quelques champignons enoki crus. Donne 4 portions.

Calories par portion : **260**
Grammes de lipides par portion : **6,2**
Fibres : **excellent**
Vitamines A et C et niacine : **excellent**
Fer et phosphore : **bon**
Les épinards sont une excellente source de fibres.

À titre de comparaison	Grammes de lipides pour 100 g (3½ oz)
Poulet frit à la Kentucky (1 morceau)	17
Poulet grillé sans la peau (1 morceau)	4

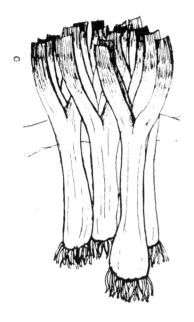

Les vermicelles chinois, ou filaments de riz, sont vendus dans quelques supermarchés et dans les épiceries chinoises. Ils cuisent en quelques minutes dans de l'eau bouillante ; si l'on veut faire sensation, on pourra en plonger quelques-uns à la fois dans de l'huile bouillante, dans un wok, et les voir multiplier leur volume par six.

Poulet à l'orange, au gingembre et aux poireaux

Voici un autre plat qui se prépare en quelques minutes quand on reçoit des amis ou des parents. Pour lui donner une petite touche exotique, on pourra le garnir de tranches de mangue fraîche ou de quelques raisins et de pois mange-tout cuits et le servir sur un lit de vermicelle chinois.

625 g	poitrines de poulet dépouillées et désossées	1¼ lb

Friture à la poêle (sauté)

La friture à la poêle est une façon simple et rapide de cuire les viandes, la volaille, les fruits de mer et les légumes. Sautés à feu vif avec une petite quantité d'huile dans une poêle ou une sauteuse qu'on agite constamment et vigoureusement, les aliments sont saisis et cuisent plus vite. De ce fait, les légumes restent croquants et les viandes sont très tendres. Pour contrôler l'intensité de la chaleur, il suffit de retirer la poêle du feu et de l'y remettre.

Il vaut mieux utiliser un wok ou une sauteuse épaisse et faire chauffer l'huile avant d'y ajouter les ingrédients pour éviter qu'ils ne l'absorbent complètement.

Étant donné la rapidité de ce mode de cuisson, il est préférable d'avoir d'abord préparé et mesuré les aliments. On les aura ainsi hachés, coupés en dés ou émincés pour qu'ils cuisent en un minimum de temps. En les tranchant en biais, on expose la plus grande surface possible des aliments à la chaleur et on obtient des viandes plus tendres.

Pour que, justement, les viandes soient plus tendres et si on veut en rehausser la saveur, on pourra commencer par les faire mariner ; l'addition de fécule de maïs à la marinade accélère le processus et lie le plat.

Quand on prépare des légumes qui demandent un temps de cuisson un peu plus long, on ajoute, après les avoir fait sauter, un peu

2	gros poireaux	2
15 mL	beurre	1 c. à soupe
2	oignons verts hachés	2
50 mL	vin blanc sec	¼ tasse
15 mL	racine de gingembre râpée	1 c. à soupe
1	tomate pelée, épépinée et hachée	1
125 mL	jus d'orange frais	½ tasse
2 mL	zeste d'orange râpé	½ c. à thé
15 mL	farine tout usage	1 c. à soupe
1 mL	sucre	¼ c. à thé
250 mL	raisins verts sans pépins	1 tasse
	sel et poivre frais moulu	

Détailler le poulet en cubes de 2,5 cm (1 po). Supprimer la partie verte et coriace des poireaux, couper les blancs en deux et les laver soigneusement à l'eau froide, puis les tailler en julienne.

Faire fondre le beurre dans une sauteuse épaisse et y dorer le poulet 2 ou 3 minutes à feu vif. Réserver sur un plat de service. Verser les poireaux et les oignons dans la poêle et les saisir pendant 1 minute. Ajouter le vin, le gingembre et la tomate et détacher les sucs.

Mélanger, dans un récipient gradué, le jus et le zeste d'orange, la farine et le sucre jusqu'à ce que le tout soit homogène. Incorporer à l'appareil chaud en remuant constamment, porter à ébullition, sans cesser de brasser, et laisser mijoter 2 ou 3 minutes. (Cette partie de la recette peut se préparer à l'avance. Il suffira de réchauffer la sauce.) Remettre le poulet dans la poêle avec les raisins, saler et poivrer. Donne 4 portions.

Calories par portion : **337**
Grammes de lipides par portion : **13**
Vitamine C, niacine et phosphore : **excellent**
Fer : **bon**

d'eau, du bouillon de poulet ou du vinaigre de riz et on les fait étuver quelques minutes, en les couvrant. Si la quantité de légumes à faire sauter est assez importante, on peut également commencer par blanchir ceux qui doivent cuire plus longtemps (les plonger quelques minutes dans de l'eau bouillante, puis les refroidir à l'eau froide pour interrompre la cuisson).
* Faire griller les amandes dans un moule à tarte à 180 ° C (350° F), pendant 5 minutes ou jusqu'à ce qu'elles soient dorées.

Étapes de la friture à la poêle

1. Couper et mesurer tous les ingrédients.
2. Chauffer un wok ou une sauteuse épaisse à feu vif.
3. Y verser de l'huile à salade ou de maïs et, une fois qu'elle est chaude (mais non fumante), y ajouter les aliments selon l'ordre de la recette (ou en commençant par ceux qui mettent le plus de temps à cuire).
4. Remuer constamment les aliments avec une spatule ou une cuiller en bois à long manche.
5. Incorporer l'ail haché, le gingembre ou les oignons ainsi que les légumes et, pour rehausser la saveur, ajouter à la toute fin de la sauce soya, du sherry ou du vinaigre.
6. Si l'on désire lier le plat, délayer 5 à 10 mL (1 à 2 c. à thé) de fécule de maïs dans 45 mL (3 c. à soupe) d'eau froide ou de bouillon et verser le tout dans le wok.

Il suffit d'utiliser quelques

Poulet aux amandes

La friture à la poêle est vraiment la solution par excellence quand on veut préparer un demi-kilo de poulet pour quatre personnes et donner l'impression qu'il y en a beaucoup plus. Ce poulet aux amandes suffit amplement pour les repas de famille auxquels on veut donner un petit air de fête. On le servira avec des nouilles ou du riz.

20 mL	fécule de maïs	4 c. à thé
25 mL	sauce soya	2 c. à soupe
500 g	poitrines de poulet dépouillées, désossées et découpées en lamelles	1 lb
125 mL	bouillon de poulet	½ tasse
25 mL	huile végétale	2 c. à soupe
500 mL	céleri émincé	2 tasses
500 mL	haricots verts ou pois mange-tout coupés en biais	2 tasses
250 mL	carottes émincées	1 tasse
1	gros oignon coupé en deux et émincé	1
2	gousses d'ail hachées	2
25 mL	eau	2 c. à soupe
	sel et poivre frais moulu	
25 mL	amandes grillées et émincées*	2 c. à soupe

Mélanger, dans un bol moyen, 15 mL (3 c. à thé) de fécule avec la sauce soya, en enrober le poulet et réserver. Délayer le reste de fécule (5 mL / 1 c. à thé) avec le bouillon de poulet et réserver.

Chauffer un wok ou une sauteuse épaisse à feu assez vif, y verser l'huile et y faire frire le poulet en remuant pendant 4 minutes ou jusqu'à ce qu'il s'opacifie, puis le réserver. Mettre dans un wok le céleri, les haricots, les carottes, l'oignon et l'ail, les faire frire 1 minute, ajouter l'eau, couvrir et cuire 2 minutes de plus. Verser le bouillon de poulet délayé et prolonger la cuisson d'une minute ou jusqu'à ce que la sauce commence à bouillir et que les légumes soient à la fois tendres et croquants. Saler, poivrer et saupoudrer d'amandes grillées. Donne 4 portions.

Calories par portion : **340**
Grammes de lipides par portion : **13,7**
Fibres : **excellent**
Niacine et vitamine A : **excellent**
Fer : **bon**

fois la friture à la poêle pour maîtriser ce mode de cuisson et pouvoir ensuite improviser ses propres recettes. Pour ma part, je prépare au moins un souper par semaine de cette façon et il m'arrive rarement de suivre une recette. En outre, j'en profite pour terminer les restes de légumes frais qui se cachent au fond du réfrigérateur. La friture à la poêle constitue une excellente façon d'allonger une petite quantité de viande, de poulet ou de fruits de mer et, à cause des légumes qui y sont incorporés, de préparer un plat principal particulièrement pauvre en lipides.

* La sauce soya a une très forte teneur en sodium. Il est donc préférable d'utiliser une marque qui en contienne le moins possible ou, faute d'en trouver, d'employer de la sauce soya fermentée naturellement. C'est dans les sauces fermentées chimiquement que la teneur en sodium est la plus élevée.

Cuisson d'une volaille entière au four à micro-ondes

La cuisson au four à micro-ondes permet de cuire rapidement et sans problème, tout en les gardant juteux, un poulet ou une dinde dont on utilisera la chair pour une salade comme celle au poulet et au melon (p. 86) ou pour d'autres plats comme la Casserole de dinde au melon, sauce au curry (p. 114).

- Ficeler les ailes et les cuisses de la volaille à la carcasse.
- La déposer dans un plat

Blancs de poulet aux pois mange-tout

Lorsqu'on veut préparer un repas un peu spécial, mais qu'on ne dispose que de quelques minutes, ce poulet sauté est la solution tout indiquée.

500 g	poitrines de poulet désossées	1 lb
45 mL	sherry sec	3 c. à soupe
20 mL	fécule de maïs	4 c. à thé
25 mL	sauce soya à faible teneur en sodium*	2 c. à soupe
5 mL	sucre	1 c. à thé
25 mL	huile végétale	2 c. à soupe
4	gousses d'ail hachées	4
10 mL	racine de gingembre pelée et râpée *ou*	2 c. à thé
4 mL	gingembre sec	¾ c. à thé
2	oignons grossièrement hachés	2
250 g	pois mange-tout	½ lb
125 mL	eau	½ tasse

Dépouiller le poulet et le découper en cubes de 2,5 cm (1 po). Délayer, dans un bol, 15 mL (3 c. à thé) de fécule de maïs dans 25 mL (2 c. à soupe) de sherry, en enrober le poulet, le couvrir et faire mariner au réfrigérateur pendant au moins 1 heure.

Mélanger, dans un petit bol, la sauce soya, le reste de sherry et de fécule ainsi que le sucre et réserver.

Chauffer l'huile à feu vif dans une sauteuse épaisse ou un wok jusqu'à ce qu'elle soit chaude, mais sans la laisser fumer, et y faire sauter le poulet 2 minutes. Le retirer de la sauteuse et réserver.

Mettre, dans la sauteuse, l'ail et le gingembre et les enrober de jus de cuisson, puis ajouter les oignons, les pois mange-tout et l'eau, et frire 2 minutes. Remettre le poulet et le mélange à la sauce soya dans la sauteuse et frire rapidement en remuant. Servir sur un lit de riz ou de nouilles. Donne 4 portions.

Calories par portion: **307**
Grammes de lipides par portion: **13**
Fibres: **bon**
Niacine: **excellent**
Fer et vitamine C: **bon**

pour four à micro-ondes peu profond et la recouvrir d'une pellicule plastique ou d'un papier paraffiné en rabattant un coin pour laisser s'échapper la vapeur.

- Cuire le poulet à la température maximale pendant environ 17 minutes pour un poulet de 1,2 kg (2½ lb) (soit de 6 à 7 minutes pour 500 g / 1 lb), en retournant le plat de temps en temps, selon le type de four.

- S'il s'agit d'une dinde de 6 kg (12 lb), la coucher sur la poitrine, l'envelopper lâchement d'une pellicule plastique ou d'un papier paraffiné et la cuire pendant 24 minutes à température moyennement élevée, en prélevant la sauce à une ou deux reprises. Retourner la dinde sur le dos et poursuivre la cuisson à la même intensité de 45 minutes à 1 heure ou jusqu'à ce que la chair atteigne une température de 90° C (190° F) (il faudra peut-être prévoir un peu plus de temps avec un modèle de four plus ancien). Vider le jus de cuisson toutes les 15 minutes.

- Verser le jus de cuisson dans un récipient et le mettre au réfrigérateur ou au congélateur — la graisse remontera à la surface et se solidifiera, ce qui permettra de dégraisser facilement la sauce. On pourra utiliser celle-ci pour préparer un bouillon, des sauces ou des potages.

- Laisser reposer le poulet de 10 à 15 minutes et la dinde pendant 20 minutes, avant de servir.

Poulet à l'estragon cuit au four à micro-ondes, servi avec une julienne de légumes et une sauce hollandaise au yogourt

Cuits de cette façon avec le poulet, les poireaux sont particulièrement savou-reux, mais on peut tout aussi bien les remplacer par des carottes, des courget-tes ou du céleri, ou encore un mélange des trois. La sauce, étonnamment pauvre en lipides et en calories, complète très bien ce plat.

750 mL	carottes, poireaux, céleri ou courgettes en julienne	3 tasses
4	poitrines de poulet	4
	sel et poivre frais moulu	
10 mL	beurre	2 c. à thé
1 mL	estragon sec *ou*	¼ c. à thé
4	brins d'estragon ou de romarin frais	4
125 mL	Hollandaise au yogourt (p. 168)	½ tasse

Étaler la moitié des légumes dans un plat à four juste assez grand pour que les poitrines de poulet y tiennent en une seule couche. Dépouiller le poulet, le déposer sur les légumes, saler, poivrer, recouvrir du reste des légumes et terminer avec une noix de beurre. Parsemer d'estragon et rajouter du sel et du poivre, au goût.

Recouvrir le plat d'une pellicule plastique en rabattant un coin pour laisser s'échapper la vapeur, chauffer le four à la température maximale et cuire 6 minutes si le poulet est désossé ou entre 8 et 10 minutes dans le cas contraire, ou encore jusqu'à ce que la chair ait perdu sa teinte rosée. Napper de hollandaise au yogourt et servir.

	Sans sauce	Avec la sauce
Calories par portion :	**194**	**228**
Grammes de lipides par portion :	**5,2**	**7**
Fibres : **bon**		
Niacine et vitamine A : **excellent**		
Vitamine C et phosphore : **bon**		

Buffet de l'Après-Noël
Casserole de dinde au melon, sauce au curry (p. 114)
Riz brun et sauvage
Chutney
Pois mange-tout étuvés
Salade verte
Baguette de pain
Gâteau de Savoie à l'orange (p. 234) avec Sauce à l'orange et au sherry (p. 221) et Glace au citron (p. 216)

Ce plat en casserole convient parfaitement pour un buffet chaud. Il se mange très bien sans couteau et on peut le préparer à l'avance. (On ajoutera le melon juste avant de servir). Selon le nombre de convives, on peut facilement doubler ou tripler la recette. On peut remplacer la dinde par du poulet et ajouter des crevettes. Il faut prévoir environ 125 g (¼ lb) de pois mange-tout ou un peu moins si on veut également servir un autre légume.

Oeufs durs et sauce au curry
Ce plat délicieux s'intègre fort bien à un buffet de Pâques. Préparer la Sauce au curry (p. 114) dans une grande poêle et y ajouter les oeufs durs coupés en moitiés (environ un oeuf et demi par personne). Réchauffer 5 minutes à feu doux et servir sur un lit de riz.

* On peut remplacer la dinde par du poulet. Voir p. 112 et 113 les conseils pour la cuisson au four à micro-ondes.

Casserole de dinde au melon, sauce au curry

Des fruits juteux comme le melon, les mangues ou les pêches donnent un petit air de fête à ce plat au curry et en atténuent le piquant. On pourra incorporer des crevettes ou des oeufs durs à la sauce. Si on y intègre des crevettes, on remplacera la moitié du bouillon de poulet par l'équivalent en jus de palourdes.

750 mL	dinde cuite et taillée en gros morceaux *	3 tasses
500 mL	boules de melon, tranches de mangue ou de pêche	2 tasses
Sauce au curry		
50 mL	beurre	¼ tasse
1	oignon haché	1
1	gousse d'ail hachée	1
20 mL	curry	4 c. à thé
2 mL	chili en poudre	½ c. à thé
2 mL	cumin	½ c. à thé
75 mL	farine tout usage	⅓ tasse
500 mL	bouillon de poulet	2 tasses
2 mL	sel	½ c. à thé
	poivre frais moulu	

Sauce au curry
Faire fondre le beurre dans une casserole ou un plat pouvant aller au feu et y faire revenir, à feu modéré, l'oignon avec l'ail, le curry, le chili et le cumin, tout en remuant. Incorporer la farine et bien mélanger, puis ajouter le bouillon, porter à ébullition sans cesser de brasser, couvrir et laisser mijoter 5 minutes. Saler et poivrer.

Ajouter la dinde. (On peut préparer à l'avance cette partie de la recette et la réfrigérer, en la couvrant, un maximum de deux jours. Il suffira de la réchauffer à feu doux avant de poursuivre la préparation.) Ajouter le melon et cuire en remuant, de 5 à 10 minutes, jusqu'à ce que les deux derniers ingrédients soient bien chauds. Donne 6 portions.

Calories par portion: **209**
Grammes de lipides par portion: **7**
Fer, niacine et vitamine C: **excellent**
Phosphore: **bon**

Rôtissage d'une dinde ou d'un poulet

- Ficeler les ailes et les cuisses de la volaille à la carcasse (ne pas utiliser de la ficelle faite d'un produit synthétique).
- Déposer la volaille sur une grille dans la lèchefrite. Il sera plus facile de l'en retirer et cela évitera qu'elle ne cuise dans son jus et dans sa graisse.
- Pour une dinde, couvrir la lèchefrite de son couvercle ou d'une feuille d'aluminium (côté luisant en dessous) ; découvrir durant la dernière heure de cuisson pour griller la peau.
- La volaille est cuite lorsqu'elle atteint une température interne de 90 °C (190 °F), que l'articulation de la cuisse bouge librement et que la cuisse laisse échapper un jus clair lorsqu'on la perce avec une fourchette.
- Défourner la volaille et la transférer sur un plat ; laisser reposer 15 minutes avant de la découper.
- Faire rôtir une dinde à 160 °C (325 °F) pendant 4 à 5 heures pour un oiseau de 5,5 à 6,5 kg (11 à 13 lb) (de 20 à 25 minutes par 500 g / 1 lb si elle est petite ; 15 minutes par 500 g / 1 lb si elle pèse plus de 9 kg / 18 lb).
- Faire rôtir un poulet à 180 °C (350 °F) pendant environ 1 h 30, pour un oiseau de 2 kg (4 lb).

Conseils : réduction de la teneur en lipides d'une volaille rôtie

- Éviter les farces qui contiennent de l'huile ou du beurre.
- Au lieu de farcir la volaille, insérer sous la peau des lamelles d'ail, des fines herbes ou des tranches de gingembre frais, ou en mettre dans la cavité.
- Garnir la cavité avec des tranches de pomme, des quartiers d'oignon, des champignons et / ou des quartiers d'orange.
- Si on prépare une farce au pain, employer du pain très frais ou du pain rassis imbibé de bouillon de poulet et ajouter des oignons, du céleri et une pomme hachés au lieu d'huile ou de beurre.
- Remplacer la sauce par le jus de cuisson dégraissé, la Sauce aux mûres (p. 163) ou une sauce aux atocas (pour lui donner une touche raffinée, on y ajoutera du chutney, du porto ou du brandy).
- Dépouiller la volaille avant de servir.

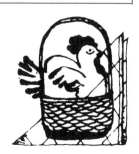

VIANDE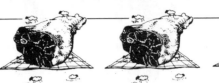

La viande peut augmenter passablement la teneur en lipides d'un régime. L'une des façons de consommer moins de gras consiste à choisir des coupes maigres et à réduire la quantité de viande. Mais attention : on doit seulement réduire et NON PAS *supprimer* la consommation de viande. Celle-ci, en effet, est une importante source de protéines complètes, ce qui signifie qu'elle contient tous les acides aminés essentiels qui sont les constituants fondamentaux des protéines. Elle est également une importante source de fer sous une forme facilement assimilable par l'organisme ainsi qu'une bonne source de vitamines B et de minéraux. Cent grammes (3½ oz) de boeuf maigre (comme un bifteck de flanc ou un hamburger maigre) fournissent 30 g de protéines et près de 4 mg de fer. Cela représente plus de la moitié des besoins quotidiens en protéines d'un adulte et la moitié des besoins quotidiens en fer d'un homme (les adolescents et les femmes ayant entre 16 et 49 ans doivent absorber jusqu'à 14 mg de fer par jour).

Malheureusement, nous nous contentons rarement de portions variant entre 90 et 125 g (3 ou 4 oz) de viande. Et nous consommons aussi bien des coupes maigres que des morceaux abondamment marbrés de gras. Afin de nous permettre de manger plus sainement, les bouchers nous offrent maintenant des coupes de boeuf et de porc contenant moins de gras.

Pour diminuer les portions sans qu'il y paraisse, on pourra servir la viande en la combinant à d'autres ingrédients pour obtenir des ragoûts, des potages ou encore des sauces à spaghetti. Au Canada, le fait de se limiter à des portions de bifteck de 125 g (4 oz) n'est pas encore entré dans les moeurs ; néanmoins, si on émince le bifteck avant de le servir, il paraîtra beaucoup plus abondant.

Les ragoûts permettent de servir des portions de viande de 125 g (4 oz), sans que personne y trouve à redire. Non seulement les légumes qu'on y ajoute les rendent plus copieux, mais ils en augmentent également la teneur en fibres ; il suffit, en effet,

Ragoût de boeuf aux légumes

Ce ragoût est encore plus savoureux le lendemain, alors que les saveurs ont eu le temps de se mélanger. On le servira avec des pommes de terre bouillies ou en purée, ou sur un lit de nouilles.

d'ajouter une pomme de terre (bouillie avec la peau) par personne pour que la teneur en fibres atteigne 10 g par portion.

Lorsqu'on envisage de servir un ragoût, il vaut mieux le préparer la veille et le réfrigérer. On pourra ainsi enlever plus facilement la graisse solidifiée qui sera remontée à la surface.

Conseils : réduction de la teneur en lipides des viandes et des plats de viande

- N'acheter que des coupes maigres, comme le flanc, la pointe de surlonge et du boeuf haché maigre.
- Ôter toute la graisse visible de la viande.
- Quand on fait revenir de la viande ou cuire de la viande hachée, retirer toute la graisse de la poêle avant d'ajouter les autres ingrédients.
- Préparer la veille les ragoûts et autres plats mijotés et les réfrigérer toute la nuit. Le lendemain, ôter la graisse durcie remontée à la surface.
- Ôter toute la graisse des viandes cuites avant de les consommer.
- Les charcuteries comme le salami, le saucisson de Bologne, les *hot-dogs* et les saucisses ont généralement une forte teneur en lipides tout comme en sel, en nitrates et en nitrites. Il vaudrait mieux les rayer de son régime ou ne les consommer qu'en très petites quantités.

Consulter le tableau C, p. 254 à 257, pour connaître la teneur en lipides des divers types de viande.

625 g	boeuf à ragoût désossé	1¼ lb
25 mL	farine tout usage	2 c. à soupe
15 mL	huile végétale	1 c. à soupe
500 mL	eau	2 tasses
3	oignons coupés en quartiers	3
1	feuille de laurier	1
5 mL	thym	1 c. à thé
2 mL	marjolaine ou origan	½ c. à thé
5 mL	sel	1 c. à thé
1 mL	poivre frais moulu	¼ c. à thé
5 mL	zeste d'orange râpé	1 c. à thé
1	petit navet (environ 500 g / 1 lb)	1
5	carottes	5
250 mL	petits pois surgelés	1 tasse
50 mL	persil frais haché	¼ tasse
	sel et poivre frais moulu	

Ôter tout le gras visible de la viande et le jeter. Couper le boeuf en cubes d'environ 2,5 cm (1 po) et l'enrober de farine en utilisant toute la quantité demandée. Chauffer l'huile à feu assez vif dans une poêle épaisse et y faire revenir le boeuf de tous les côtés en remuant.

Ajouter l'eau et porter à ébullition en détachant tous les sucs du fond de la poêle. Incorporer les oignons, le laurier, le thym, la marjolaine, le zeste d'orange, saler, poivrer et couvrir puis laisser mijoter 90 minutes.

Peler le navet et le couper en morceaux de 2 cm (¾ po) (cela devrait donner à peu près 3 tasses). Gratter les carottes et les couper en morceaux de 2,5 cm (1 po) et les ajouter avec le navet dans la poêle ; couvrir de nouveau et laisser mijoter encore 40 minutes ou jusqu'à ce que les légumes soient tendres. Ajouter les petits pois et le persil, saler et poivrer et prolonger la cuisson, le temps de réchauffer les pois. Donne 6 portions.

Calories par portion : **220**
Grammes de lipides par portion : **9**
Fibres : **excellent**
Niacine et vitamines A et C : **excellent**
Fer : **bon**

Comment utiliser le jus de cuisson à bon escient

Le jus de cuisson d'une viande rôtie a une saveur sans égale et on peut l'utiliser pour préparer une sauce qui mettra la pièce en valeur. Pour le dégraisser, on peut l'écumer avec une grande cuiller ou y ajouter des cubes de glace (la graisse se durcira en refroidissant et il sera plus facile de l'enlever). Porter le jus à ébullition et laisser bouillir quelques minutes pour que le surplus d'eau s'évapore et pour réduire la sauce à la consistance voulue.

Le jus de cuisson et les sucs qui restent au fond de la poêle après qu'on a fait griller ou sauter de la viande, du poulet ou du poisson permettent également de préparer des sauces succulentes. Écumer la graisse, ajouter une ou deux cuillerées à soupe de vin, de vinaigre ou de jus de fruit et porter à ébullition en raclant le fond pour bien en détacher les sucs. Ajouter d'autres assaisonnements comme de l'ail, des oignons, des échalotes ou du persil, au goût. Retirer du feu et incorporer un petit peu de yogourt.

Dîner de septembre
Crème de betteraves des Balkans (p. 50)
Bifteck de flanc mariné (p. 118)
Tomates florentine (p. 171) ou
Carottes à l'estragon (p. 174)
Pilaf à l'orge et au persil (p. 185)
Tartelette citronnée aux bleuets (p. 224-225)

Bifteck de flanc mariné

Tendre, savoureux et prélevé sur l'une des parties les plus maigres du boeuf, ce bifteck est le préféré de mon fils John.

500 g	bifteck de flanc	1 lb
50 mL	sauce soya	¼ tasse
50 mL	huile végétale	¼ tasse
25 mL	vinaigre	2 c. à soupe
25 mL	sucre ou miel	2 c. à soupe
15 mL	racine de gingembre pelée et râpée *ou*	1 c. à soupe
5 mL	gingembre moulu	1 c. à thé

Inciser l'un des côtés du bifteck en losanges et déposer la pièce dans un plat peu profond ou la mettre dans un sac en plastique. Mélanger la sauce soya, l'huile, le vinaigre, le sucre et le gingembre, en arroser la viande, la couvrir et réfrigérer de 1 à 3 jours ou pendant 3 heures à la température ambiante.

Retirer la viande de la marinade et la faire griller 4 ou 5 minutes de chaque côté. L'émincer à contre-fibres. Servir chaud ou froid. Donne 4 portions.

Calories par portion: **200**
Grammes de lipides par portion: **9**
Niacine: **excellent**
Fer et riboflavine: **bon**

Petits poivrons farcis, sauce tomate au basilic

Les petites épiceries de quartier offrent parfois de petits poivrons. Ils peuvent être remplacés par des poivrons de grosseur normale, si cela est nécessaire. Pour servir un plat vraiment attrayant, en utiliser de toutes les couleurs.

24	petits poivrons rouges, verts, jaunes ou pourpres (ou 12 moyens)	24
375 g	boeuf haché mi-maigre	¾ lb
1	oignon finement haché	1
500 mL	riz cuit (250 mL / 1 tasse non cuit)	2 tasses
375 mL	tomates en conserve, égouttées ou fraîches et hachées	1½ tasse
125 mL	sauce tomate*	½ tasse
15 mL	sauce Worcestershire	1 c. à soupe
5 mL	sel	1 c. à thé
375 mL	Sauce tomate au basilic (p. 166)	1½ tasse

Couper une tranche sur le dessus des poivrons, hacher ces tranches et les réserver pour la farce. Évider les poivrons et les blanchir 3 minutes, puis les égoutter et les réserver.

Faire revenir le boeuf, l'oignon et les tranches de poivron hachées dans une poêle épaisse ou dans une grande sauteuse, dégraisser et incorporer le riz, les tomates, la sauce tomate, la sauce Worcestershire et le sel; laisser mijoter 2 minutes puis farcir les poivrons de ce mélange, à la cuiller. (On peut réfrigérer ou congeler cette partie de la recette.) Cuire 20 minutes au four à 180 ° C (350° F) ou jusqu'à ce que les poivrons soient bien chauds. Napper de Sauce tomate au basilic et servir. Donne 6 portions.

Calories par portion: **213**
Grammes de lipides par portion: **6**
Vitamines A et C et niacine: **excellent**
Fer, riboflavine et phosphore: **bon**

Souper familial de septembre
Petits poivrons farcis, sauce tomate au basilic (p. 119)
Carottes à l'étuvée
Pain de blé entier
Carrés croquants aux pêches et aux bleuets (p. 228)
On peut congeler les poivrons farcis et les cuire, dégelés ou non, au four à micro-ondes ou dans un four conventionnel.
* On peut remplacer la sauce tomate par 50 mL (¼ tasse) de pâte de tomates délayée dans la même quantité d'eau ou par 125 mL (½ tasse) de ketchup.

Variante
Au lieu de napper les poivrons de Sauce tomate au basilic, les saupoudrer de parmesan ou de mozzarella à faible teneur en lipides et râpé avant de les mettre au four.

Tex-Mex au chili

Le Tex-Mex est un plat piquant et épicé, mais qu'on a légèrement modifié pour le rendre supportable aux palais nord-américains. On pourra y ajouter des haricots bruns cuits ou toute autre variété de légumineuses.

500 g	boeuf haché maigre	1 lb
2	gros oignons grossièrement hachés	2
2	grosses gousses d'ail hachées	2
25 mL	chili en poudre (approximativement)	2 c. à soupe
5 mL	cumin moulu	1 c. à thé
2 mL	origan	½ c. à thé
2 mL	piments chilis rouges broyés	½ c. à thé
796 mL	tomates (1 boîte)	28 oz
1 L	petits haricots rouges, cuits *ou*	4 tasses
1,1 L	haricots égouttés (2 boîtes)	38 oz
5 mL	sel	1 c. à thé
375 mL	maïs en grains (frais, en conserve ou surgelé)	1½ tasse

   Faire revenir le boeuf pendant environ 5 minutes dans une grosse poêle épaisse ou dans une sauteuse enduite d'un produit antiadhésif, dégraisser, ajouter les oignons, l'ail, le chili en poudre, le cumin, l'origan et les piments, et cuire à feu doux en remuant jusqu'à ce que les oignons soient tendres (à peu près 5 minutes). Incorporer les tomates et les haricots rouges, saler et porter à ébullition ; réduire le feu et laisser mijoter 20 minutes ou jusqu'à la consistance désirée. Ajouter le maïs et prolonger la cuisson le temps de le réchauffer. Donne 6 portions.

Calories par portion : **349**
Grammes de lipides par portion : **8,5**
Fibres : **excellent**
Fer, niacine, vitamines A et C : **excellent**
Thiamine : **bon**

Photos :

Poulet à la dijonnaise (p. 104 et 105)
Poêlée aux deux choux (p. 178)
Purée de rutabaga aux carottes et à l'orange (p. 188)
Navarin (ragoût d'agneau) (p. 132 et 133)

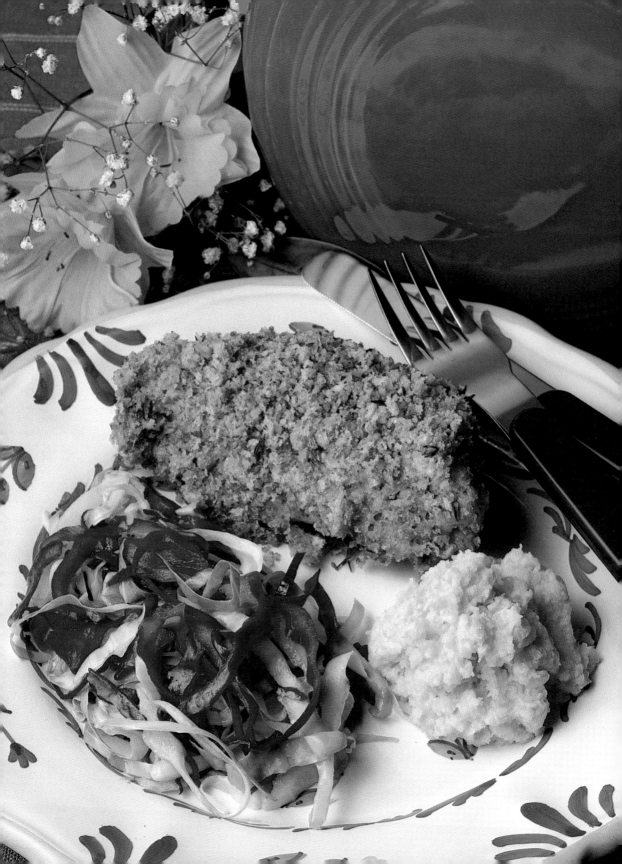

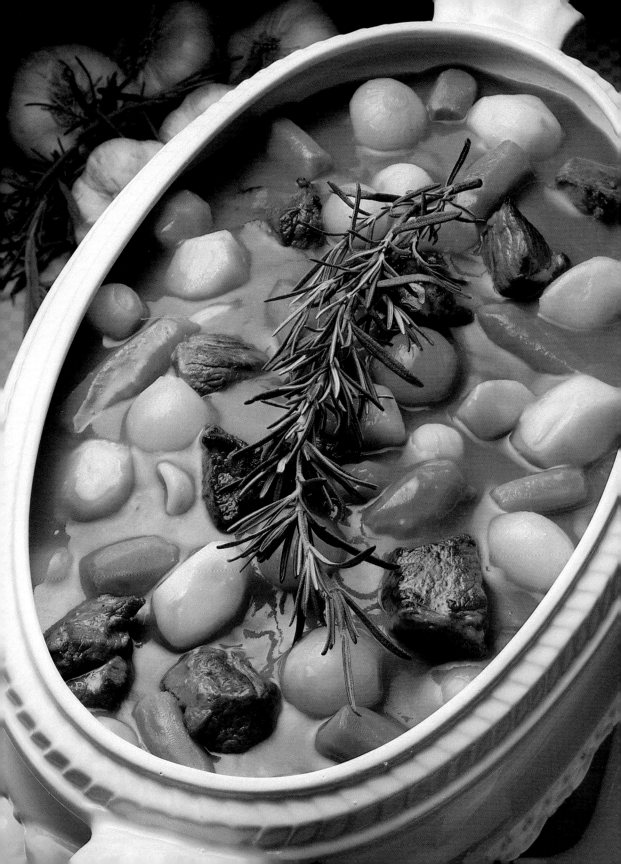

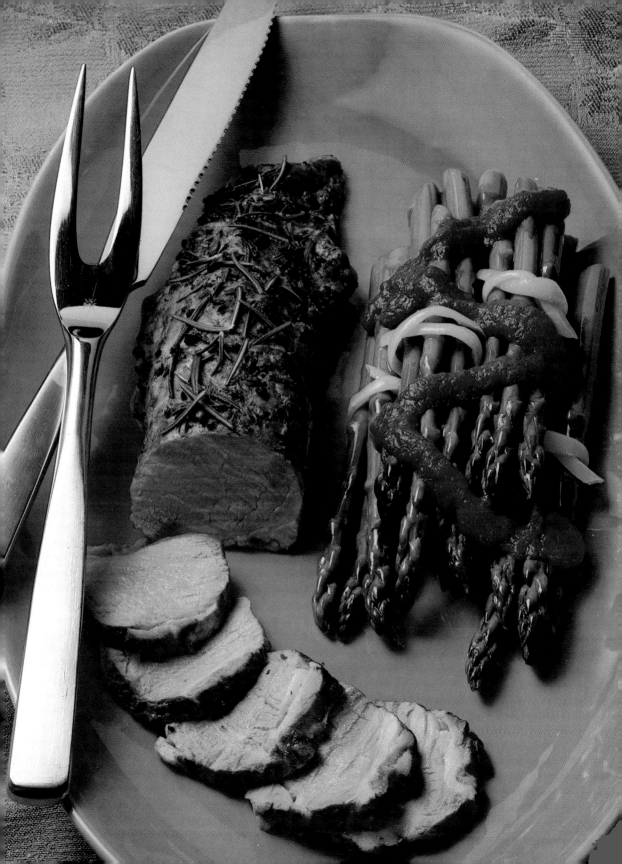

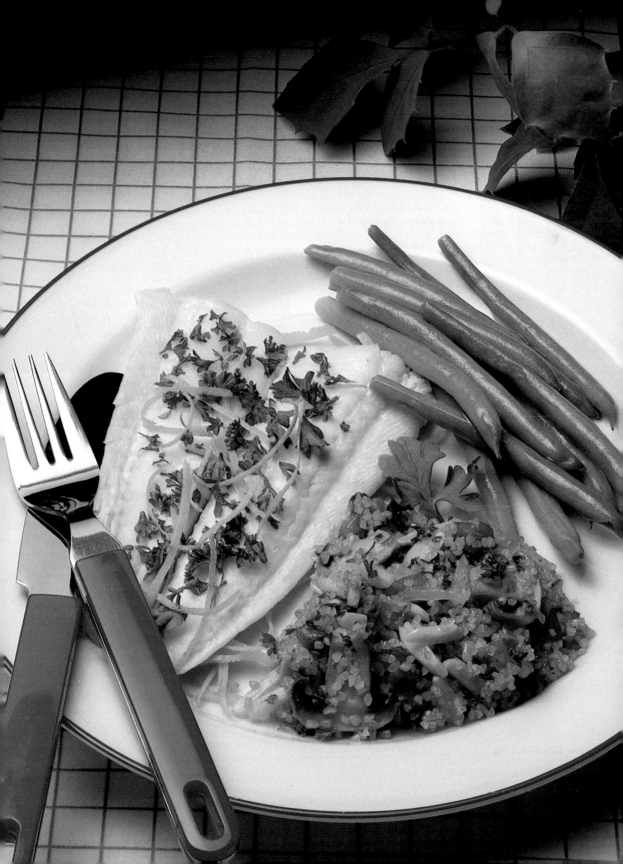

Boeuf haché régulier, boeuf maigre, boeuf mi-maigre

- On pourra employer du boeuf haché mi-maigre ou avec un maximum de 30% de gras lorsqu'il est possible de jeter le gras fondu après avoir fait revenir la viande.
- Le boeuf haché mi-maigre est préférable lorsqu'il est nécessaire d'avoir un peu de gras pour obtenir une viande plus tendre et plus juteuse *(hamburger)*.
- Il vaut mieux employer du boeuf maigre lorsqu'il est impossible de supprimer la graisse (hachis parmentier ou farce pour des pâtes alimentaires), ou encore lorsque la recette prévoit déjà un autre corps gras et qu'il y en aura donc suffisamment pour que la viande reste tendre et le plat savoureux.

Bien vider toute la graisse accumulée dans le plat avant de servir le pain de viande.

Photos :

Filet de porc au thym et au romarin
(p. 127)
Asperges et purée de poivrons rouges
(p. 173)
Filets de sole persillés
(p. 135)
Haricots verts à l'ail et aux fines herbes
(p. 179)
Pilaf de blé concassé au basilic
(p. 193)

Pain de viande à l'ancienne

Pour augmenter la teneur en fibres des plats préférés de la famille, il suffit d'y ajouter un peu de son. On pourra servir ce pain de viande, préparé de façon traditionnelle, avec des pommes de terre au four et un légume vert.

500 g	boeuf maigre	1 lb
1	gros oignon finement haché	1
50 mL	son entier	¼ tasse
1	tranche de pain de blé entier réduite en chapelure	1
2 mL	thym	½ c. à thé
2 mL	sel	½ c. à thé
1	soupçon de sauce Worcestershire	1
	poivre frais moulu	
250 mL	jus de tomate ou sauce tomate	1 tasse
1	oeuf légèrement battu	1
15 mL	fines herbes fraîches hachées — thym, sauge romarin, sarriette (facultatif)	1 c. à soupe

Mélanger dans un bol, le boeuf, l'oignon, le son, la chapelure, le thym, le sel, la sauce Worcestershire et le poivre. Incorporer le jus de tomate, l'oeuf et les herbes (si on en utilise), mélanger légèrement et verser le tout dans un moule à pain ou un plat à four de 2 L (9 sur 5 po). Cuire au four à 180 °C (350 °F) pendant 45 minutes ou jusqu'à ce que le pain de viande soit bien doré et ferme au toucher.

Défourner et dégraisser. Donne 5 portions.

	Boeuf haché maigre	Boeuf haché régulier
Calories par portion :	**186**	**267**
Grammes de lipides par portion :	**9,5**	**17**
Niacine : **excellent**		
Fer et phosphore : **bon**		

Hamburgers au poivre

Ces hamburgers au poivre se servent nappés d'une sauce au yogourt et aux échalotes *

500 g	boeuf haché maigre	1 lb
10 mL	poivre noir en grains	2 c. à thé
15 mL	huile végétale ou de maïs	1 c. à soupe
15 mL	échalote finement hachée *	1 c. à soupe
15 mL	vinaigre de vin rouge	1 c. à soupe
50 mL	yogourt ou crème sure	¼ tasse
15 mL	persil frais finement haché	1 c. à soupe

* À défaut d'échalote, on utilisera de l'oignon.

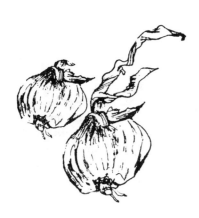

Diviser la viande en quatre portions et les façonner en galettes. Déposer les grains de poivre sur un grand morceau de papier paraffiné ou sur une feuille d'aluminium et les écraser grossièrement avec le fond d'une poêle ou d'une sauteuse épaisse. Les étaler et presser les galettes sur les grains maintenant écrasés. Retourner les galettes et les saupoudrer des éclats de grains restants, en faisant pénétrer ceux-ci dans la viande.

Chauffer l'huile à feu vif dans une grande sauteuse et y faire revenir les galettes de 2 à 3 minutes, les retourner et les cuire encore 1 ou 2 minutes jusqu'à ce qu'elles soient dorées et à point (on pourra réduire le feu pour les empêcher de brûler).

Réserver les galettes sur un plat de service chaud. Jeter le gras contenu dans la sauteuse et y faire cuire les échalotes dans le vinaigre de vin à feu moyen en détachant les sucs. Retirer du feu, ajouter le yogourt et bien mélanger. Incorporer le persil et brasser. Disposer les hamburgers dans les assiettes et les napper de sauce. Donne 4 portions.

Calories par portion : **244**
Grammes de lipides par portion : **13**
Niacine : **excellent**
Fer et phosphore : **bon**

Pot-au-feu

Ce plat typique de la cuisine française se compose d'un morceau de boeuf à braiser longuement mijoté avec des légumes. On pourra commencer le repas avec le délicieux bouillon obtenu et servir la viande avec les légumes comme plat principal. On peut également conserver le bouillon pour un autre repas et le réchauffer avec ce qui restera du plat principal. Il est préférable de préparer le pot-au-feu la veille et de le réfrigérer toute une nuit afin de pouvoir le dégraisser plus facilement. On pourra l'accompagner de pommes de terre bouillies.

2 kg	rôti désossé d'entrecôte, de palette ou de pointe de surlonge (approximativement)	4 lb
2 L	eau	8 tasses
3	grosses carottes	3
3	gros oignons	3
2	petits navets blancs (ou un demi-rutabaga jaune)	2
2	branches de céleri	2
1	petit chou	1
	sel et poivre frais moulu	

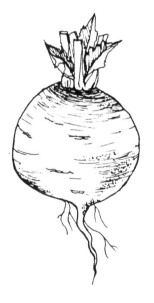

S'assurer que le rôti est solidement ficelé. Le déposer dans une grande poêle profonde ou dans un plat à feu, ajouter l'eau et porter à ébullition à feu moyen ; écumer et laisser mijoter pendant 1 h 30.

Entre-temps, peler les carottes, les oignons et les navets, les couper en cubes et les ajouter au bouillon. Couvrir et faire mijoter 1 heure de plus ou jusqu'à ce que les légumes soient presque cuits. Dégraisser à ce moment-là ou après avoir réfrigéré le pot-au-feu toute une nuit.

Réchauffer le plat s'il a été réfrigéré, couper le chou en quartiers et l'ajouter au pot-au-feu, puis cuire une quinzaine de minutes jusqu'à ce qu'il soit tendre, saler et poivrer. Dresser la viande sur un plat de service et la laisser reposer 10 minutes avant de la découper. Tenir les légumes au chaud et servir le bouillon en entrée (en garder un peu pour arroser la viande et les légumes). Donne 10 portions.

Calories par portion (avec le bouillon): **420**
Grammes de lipides par portion: **20**
Fibres: **bon**
Vitamines A et C, fer et niacine: **excellent**

Émincé de veau aux nouilles et sauce tomate à la provençale

Ce plat, facile à préparer, se compose de fines lamelles de veau tendre servies avec des tomates et un assaisonnement à la provençale, à base d'ail et de persil. Étant donné le peu de veau utilisé, son coût demeure raisonnable et sa teneur en lipides est faible.

15 mL	beurre	1 c. à soupe
1	gros oignon haché	1
25 mL	eau (approximativement)	2 c. à soupe
250 g	nouilles de blé entier	½ lb
796 mL	tomates italiennes entières, égouttées (1 boîte)	28 oz
250 g	veau maigre	½ lb
4	gousses d'ail émincées	4
125 mL	persil frais haché	½ tasse
	sel et poivre frais moulu	

Fettucini aux palourdes
Pour un plat de nouilles simple et délicieux, remplacer le veau de la recette ci-contre par 1 boîte (142 g / 5 oz) de palourdes égouttées et les incorporer aux fettucini chauds et égouttés. Pour 2 ou 3 personnes, préparer la recette de base, mais en employant 1 boîte de 540 mL (19 oz) de tomates et un peu moins de pâtes (s'il en reste, les mélanger à la sauce et les réchauffer le lendemain dans une casserole ou au four à micro-ondes).

Faire fondre le beurre à feu moyen dans une sauteuse épaisse et y blondir les oignons en ajoutant de l'eau pour les empêcher de prendre couleur (en rajouter au besoin).

Cuire les nouilles *al dente* (tendres mais fermes) dans une grande casserole d'eau bouillante. (Les nouilles sèches de blé entier cuisent plus longtemps que les nouilles fraîches ou ordinaires. Suivre le mode d'emploi et vérifier le degré de cuisson assez fréquemment.)

Hacher grossièrement les tomates et les ajouter aux oignons. Émincer le veau en lamelles de 5 cm (2 po) de long et d'environ 1 cm (½ po) de large ; le mettre dans la sauteuse et poursuivre la cuisson à feu moyen jusqu'à ce qu'il soit cuit (environ 2 minutes). Ajouter l'ail et le persil.

Égoutter les nouilles et les dresser sur des assiettes ou un plat de service chaud. Saler, poivrer et napper de sauce. Servir aussitôt. Donne 4 portions comme plat principal ou 6 entrées.

Calories par portion (plat principal): **574**
Grammes de lipides par portion: **12**
Fibres: **bon**
Fer, vitamines A et C, niacine: **excellent**
Thiamine et riboflavine: **bon**

Ragoût de porc à la mexicaine

Comme le porc coupé en cubes cuit beaucoup plus vite qu'un rôti ou des côtelettes, ce plat est tout indiqué lorsqu'on est pressé à l'heure du souper familial. On pourra y ajouter quelques piments chilis secs ainsi que d'autres légumes comme des aubergines ou des courgettes si la saison s'y prête. Servir avec des pommes de terre bouillies ou sur un lit de nouilles.

500 g	porc désossé (soc, épaule)	1 lb
5 mL	huile végétale	1 c. à thé
1	gros oignon grossièrement haché	1
1	gousse d'ail hachée	1
540 mL	tomates (1 boîte)	19 oz
1	petit poivron vert grossièrement haché	1
25 mL	persil frais haché	2 c. à soupe
2 mL	cumin sec broyé	½ c. à thé
2 mL	origan	½ c. à thé
1 mL	thym	¼ c. à thé
	sel et poivre frais moulu	

Ôter toute la graisse visible du porc. Faire chauffer l'huile à feu assez vif dans une casserole ou une sauteuse épaisse et y faire revenir quelques cubes de porc à la fois jusqu'à ce qu'ils soient dorés de tous les côtés. (Le porc devrait être suffisamment gras pour ne pas brûler — il est important d'utiliser une poêle épaisse ou enduite d'un produit antiadhésif.) Ajouter l'oignon et l'ail et les faire blondir environ 2 minutes, en remuant.

Incorporer les tomates, le poivron, le persil, le cumin, l'origan et le thym, saler, poivrer, puis porter à ébullition ; réduire le feu, couvrir et laisser mijoter 15 minutes. Donne 4 portions.

Calories par portion : **252**
Grammes de lipides par portion : **13,6**
Vitamines A et C, niacine et thiamine : **excellent**
Fer et phosphore : **bon**

Conseils
Les supermarchés offrent souvent en spécial des épaules de porc désossées. Cette viande peut être taillée en cubes ou en lanières. En supprimer toute la graisse et la préparer en ragoût, sautée ou en brochettes. On pourra la faire congeler en portions de 500 g (1 lb) (ou autrement, selon l'importance de la famille).

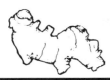

Le gingembre frais

Il est préférable, chaque fois qu'une recette le demande, d'utiliser du gingembre frais et non moulu, parce que sa saveur est beaucoup plus prononcée. Le gingembre peut métamorphoser un plat banal et lui donner un cachet très particulier. On peut l'employer pour les fritures à la poêle, avec des légumes ou dans les farces, ragoûts et autres plats épicés. Cette racine brune et noueuse est vendue au comptoir de légumes des supermarchés et dans les boutiques de fruits et de légumes.

Achat. Choisir du gingembre jeune à la peau brun pâle. Une peau ridée est un signe de vieillissement. Il faut rejeter les racines fendues, moisies ou dégageant une odeur de moisi.

Conservation. Garder le gingembre dans un sac de plastique pour l'empêcher de se dessécher et le conserver quelques semaines dans un endroit frais ou au réfrigérateur. Pour une conservation prolongée, on pourra le congeler ou, après l'avoir pelé, le mettre dans un bocal fermé, avec un peu de sherry ou de vodka, et le réfrigérer.

Emploi. Peler la portion de racine qu'on désire utiliser avec un couteau-éplucheur ou un couteau ordinaire. La râper ou la hacher, selon la recette, avant de l'incorporer au plat. On ajoute parfois une rondelle de gingembre frais à une marinade ou un ragoût, mais on l'en retire avant de servir.

Porc aux légumes à la chinoise

Mes enfants aiment beaucoup ce plat parce qu'il n'est pas très épicé. On pourra y ajouter du sherry, des piments chilis secs ou encore augmenter la quantité de gingembre. Servir sur un lit de riz floconneux.

15 mL	huile	1 c. à soupe
500 g	porc maigre désossé, taillé en fines lamelles	1 lb
2	gousses d'ail hachées	2
1	oignon tranché	1
5	branches de céleri tranchées en biais	5
4	carottes tranchées en biais	4
15 mL	racine de gingembre pelée et râpée	1 c. à soupe
250 mL	bouillon de poulet chaud	1 tasse
25 mL	sauce soya à faible teneur en sodium	2 c. à soupe
1 mL	poivre frais moulu	¼ c. à thé
1	petit chou	1
15 mL	fécule de maïs	1 c. à soupe
25 mL	eau froide	2 c. à soupe
	jus de citron, sel et poivre frais moulu	

Chauffer l'huile à feu vif dans un wok ou une grande sauteuse épaisse et y faire sauter le porc jusqu'à ce qu'il perde sa teinte rosée. Ajouter l'ail, l'oignon, le céleri, les carottes et le gingembre et continuer de faire sauter jusqu'à ce que l'oignon blondisse. Incorporer le bouillon, la sauce soya, poivrer, couvrir et faire mijoter 5 minutes.

Râper le chou (on devrait en obtenir 1 L / 4 tasses légèrement tassées). L'ajouter au mélange et prolonger la cuisson de 3 à 4 minutes, jusqu'à ce que les légumes soient à la fois tendres et croquants. Délayer la fécule avec l'eau et la verser lentement dans la sauteuse en remuant constamment jusqu'à ce que la sauce épaississe. Ajouter le jus de citron, saler et poivrer. Donne 5 portions.

Calories par portion: **279**
Grammes de lipides par portion: **14**
Fibres: **excellent**
Thiamine, niacine et vitamines A et C: **excellent**
Fer, riboflavine et phosphore: **bon**

Filet de porc au thym et au romarin

Le filet, qui contient très peu de gras, est la coupe la plus maigre du porc. Ce plat qui se prépare en un tournemain est idéal pour recevoir des amis, à la dernière minute, un vendredi soir. En automne, on l'accompagnera de courges ou de poivrons, en été de Tomates à la provençale (p. 171), au printemps d'Asperges et de purée de poivrons rouges (p. 173) et, en hiver, de Chou rouge braisé (p. 176).

25 mL	moutarde de Dijon	2 c. à soupe
5 mL	romarin	1 c. à thé
2 mL	thym	½ c. à thé
1 mL	poivre noir en grains, broyés	¼ c. à thé
500 g	filet de porc	1 lb

Mélanger, dans un petit bol, la moutarde, le romarin, le thym et le poivre, en badigeonner le porc et le déposer dans une lèchefrite. Le mettre à rôtir à 180 °C (350 °F) de 35 à 45 minutes ou jusqu'à ce que la pièce ne soit plus rose à l'intérieur. Garnir de romarin et l'émincer avant de le servir. Donne 3 portions.

Calories par portion : **248**
Grammes de lipides par portion : **14**
Fer, thiamine et niacine : **excellent**
Phosphore : **bon**

Réduction de la teneur en lipides
- Acheter des coupes de porc maigres
- Ôter toute la graisse visible avant de cuire la pièce

À titre de comparaison

	Portion de 125 g (4 oz) Grammes de lipides
Côtes levées	44
Côtelette de porc — viande maigre et gras	42
Côtelette de porc — viande maigre, gras enlevé	14
Filet de porc	14

Jambon braisé au sherry avec curry de fruits

C'est là l'une de mes recettes préférées lorsque je reçois plusieurs convives. Le fait de dégraisser le jambon avant la cuisson en réduit passablement la teneur en sel et en gras. Le jambon sera très tendre et juteux s'il cuit dans un liquide.

4 kg	jambon cuit	8 lb
1	gros oignon tranché	1
2	carottes tranchées	2
625 mL	bouillon de boeuf	2½ tasses
125 mL	sherry	½ tasse
1	feuille de laurier	1
2 mL	thym	½ c. à thé
1	botte de cresson	1
	Curry de fruits avec riz (p. 191)	

Dépouiller le jambon et ne conserver qu'une très fine couche de gras tout autour. Le déposer dans une lèchefrite et l'entourer de légumes. Arroser la pièce de bouillon de boeuf et de sherry, ajouter le laurier et le thym, et porter à ébullition sur la cuisinière. Couvrir et cuire au four à 160 °C (325 °F) pendant 2½ heures, en arrosant 3 ou 4 fois durant le rôtissage. Découvrir et cuire encore 15 minutes. Défourner, dresser sur un plat de service et laisser reposer au moins 15 minutes avant de découper (ne pas conserver les légumes).

Émincer le jambon, garnir le plat de service de cresson et en déposer un brin dans chaque assiette. Présenter le curry de fruits et le riz à part. Donne environ 18 portions.

Calories par portion de 90 g (3 oz): **186**
Grammes de lipides par portion: **8,1**
Vitamine A, fer, niacine et thiamine: **excellent**
Riboflavine: **bon**

Agneau farci au gingembre et aux abricots, garni de kumquats

Des kumquats gros comme des raisins et d'une belle couleur orange rendent ce plat encore plus appétissant. On le servira de préférence au printemps, lorsque ces fruits sont abondants.

Dîner de Pâques
Crudités avec trempette à l'aneth frais (p. 43)
Jambon braisé au sherry avec curry de fruits (p. 128)
Riz
Haricots verts
Charlotte citronnée aux fraises (p. 222)

Mise en garde. À cause de la teneur en nitrites de la plupart des jambons, on ne doit en servir qu'à l'occasion seulement et en consommer avec modération.

1,5 kg	épaule ou gigot d'agneau désossé prêt à farcir (environ 2,5 kg / 5 lb avec l'os)	3 lb

Farce

5 mL	beurre	1 c. à thé
1	petit oignon émincé	1
150 mL	abricots séchés hachés	⅔ tasse
15 mL	gingembre frais, pelé et râpé	1 c. à soupe
5 mL	zeste de citron râpé	1 c. à thé
	sel et poivre frais moulu	

Glace

25 mL	confiture d'abricots	2 c. à soupe
2 mL	moutarde de Dijon	½ c. à thé
1 mL	gingembre moulu	¼ c. à thé

Garniture

8	abricots (frais ou en conserve) coupés en deux et dénoyautés	8
8	brins de romarin ou de cresson	8
8	petits kumquats mûrs (facultatif)	8

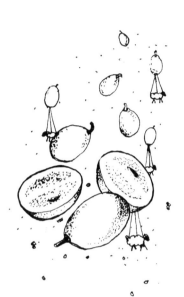

Farce. Dans une sauteuse, faire fondre le beurre à feu moyen ; ajouter l'oignon et cuire jusqu'à ce qu'il soit tendre. Ajouter ensuite les abricots, le gingembre, le zeste de citron, puis saler et poivrer au goût. Déposer la farce dans la cavité de l'os et ficeler. Placer l'agneau sur une grille dans une rôtissoire. Rôtir au four à 160°C (325 °F) pendant 1 heure 30.

Glace. Mélanger la confiture, la moutarde et le gingembre. En napper l'extérieur de la viande et continuer à rôtir 15 minutes de plus ou jusqu'à ce que l'agneau soit bien doré à l'extérieur et rosé à l'intérieur. Le dresser sur un plat de service et laisser reposer 15 minutes avant de découper. Disposer les moitiés d'abricot, les brins de romarin et les kumquats non pelés autour du plat. Donne 8 portions.

Calories par portion : **326**
Grammes de lipides par portion : **10**
Fibres : **bon**
Vitamine A et niacine : **excellent**
Fer, thiamine, phosphore et riboflavine : **bon**

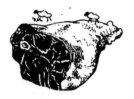

Gigot d'agneau mariné à la coriandre

Les gigots d'agneau désossés et abaissés en papillon se vendent surgelés dans la plupart des supermarchés ou on peut les acheter frais chez un boucher. La marinade est aussi délicieuse sur des côtelettes ou un carré d'agneau. Facile à préparer, ce plat peut être facilement apporté (dans un sac de plastique) à la campagne ou au chalet.

L'agneau doit-il être saignant ou bien cuit ?
Comme pour le boeuf, c'est une question de goût. Toutefois, s'il est trop saignant, il risque d'être moins tendre. S'il est trop cuit, il sera sec. Il est donc préférable de le manger rosé. Ainsi, il sera tendre, juteux et encore un peu rouge à l'intérieur.

1,5 kg	gigot d'agneau désossé prêt à être farci	3½ lb
	sel et poivre frais moulu	
	moutarde de Dijon	
Marinade		
15 mL	graines de coriandre	1 c. à soupe
125 mL	jus de citron	½ tasse
25 mL	huile végétale	2 c. à soupe
1	petit oignon émincé	1
15 mL	racine de gingembre fraîche râpée	1 c. à soupe
2	gousses d'ail hachées	2
5 mL	grains de poivre noir, moulus	1 c. à thé

Marinade. Dans une sauteuse, griller les graines de coriandre à feu moyen pendant 5 minutes en agitant la sauteuse de temps en temps. Retirer du feu, laisser refroidir et écraser les graines. Les mélanger avec le jus de citron, l'huile, l'oignon, le gingembre, l'ail et les grains de poivre.

Enlever tout le gras de l'agneau et le jeter. Si la viande n'est pas d'épaisseur égale, faire une incision dans la partie la plus épaisse et l'ouvrir comme un livre. Placer la viande sur un plat de verre ou de faïence, ou encore dans un sac de plastique, et mouiller les deux côtés de marinade. Couvrir et réfrigérer pendant 48 heures ; retourner une fois. Retirer le gigot du réfrigérateur environ 1 heure avant de le mettre au four.

Égoutter l'agneau et l'assécher. Placer sur la grille de la rôtissoire et griller à 15 cm (6 po) de la source de chaleur de 15 à 20 minutes de chaque côté pour une viande bien cuite. Le thermomètre à viande doit marquer 60 °C (140 °F) pour de la viande saignante ; 70°C (160°F), si on l'aime rosée ; et 80°C (180°F), pour de la viande bien cuite. Retirer du gril ; laisser reposer 5 minutes, saler et poivrer au goût, puis émincer en biais, à contre-fibres. Servir avec de la moutarde de Dijon ou de la sauce raifort.

Calories par portion de 140 g (5 oz) : **393**
Grammes de lipides par portion : **11**
Fer, riboflavine, phosphore, niacine et thiamine : **excellent**
Vitamine C : **bon**

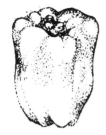

Souvlaki d'agneau

La Grèce est célèbre pour ses souvlakis et ses grillades d'agneau à la broche, assaisonnés de jus de citron et d'origan. Les Grecs ne mettent habituellement pas de légumes sur leurs brochettes. Toutefois, ceux-ci les rendent plus colorées et encore plus savoureuses. On prendra de la longe et de la surlonge d'agneau désossée aux comptoirs d'aliments surgelés des supermarchés, si l'on ne trouve pas d'agneau frais. Servir les brochettes sur un lit de riz.

500 g	longe d'agneau désossée	1 lb
25 mL	jus de citron	2 c. à soupe
5 mL	feuilles d'origan hachées	1 c. à thé
	sel et poivre frais moulu	
8	petits oignons	8
1	petit poivron rouge	1
1	petit poivron jaune ou vert	1

Couper l'agneau en cubes de 2,5 cm (1 po). Mettre dans un plat creux ou une assiette et assaisonner avec le jus de citron, l'origan, le sel et le poivre au goût. Blanchir les oignons à l'eau bouillante de 10 à 15 minutes ou jusqu'à ce qu'ils soient presque tendres ; égoutter. Lorsqu'ils ont assez refroidi pour être manipulés, enlever les bouts et la pelure. Évider les poivrons et les couper en morceaux de 4 cm (1½ po).

Embrocher l'agneau en alternant avec les légumes. (On aura fait tremper les broches, de bois ou de métal, dans de l'eau.)

Préchauffer le gril. Placer les brochettes sur la grille et cuire à environ 13 cm (5 po) de la source de chaleur en les tournant toutes les 3 ou 4 minutes. Compter 12 minutes de cuisson pour que la viande soit bien grillée à l'extérieur, mais encore rosée à l'intérieur. Donne 4 portions.

Calories par portion : **224**
Grammes de lipides par portion : **7**
Fibres : **bon**
Niacine et vitamines A et C : **excellent**
Fer et phosphore : **bon**

Navarin (ragoût d'agneau)

Lorsque l'Association internationale des professionnels de la cuisine a tenu sa conférence annuelle à Toronto en 1984, seize journalistes et enseignants spécialisés en cuisine ont invité des délégués à dîner chez eux. On nous a tous servi le même menu, dont le délicieux navarin d'agneau de Lucy Waverman, accompagné de riz sauvage. La recette proposée ici en est une version. L'ail et le romarin frais donnent au plat une saveur toute spéciale. Servir sur des nouilles ou avec des pommes de terre.

Préparer ce plat un jour d'avance et le réfrigérer toute la nuit. Le gras figera et sera ainsi plus facile à enlever. Servir les légumes et la viande dans la même assiette permet de faire des portions de viande moins généreuses sans qu'il n'en paraisse.

* Bouquet garni : 2 brins de persil, 1 brin de thym, 1 feuille de laurier, 1 branche de céleri, attachés avec un brin de persil ou une ficelle ou enveloppés dans une mousseline retenue par une ficelle. (Le thym frais peut être remplacé par 2 mL / ½ c. à thé de thym sec.)

1 kg	agneau maigre désossé (gigot)	2 lb
5 mL	sucre	1 c. à thé
	sel et poivre frais moulu	
15 mL	huile végétale	1 c. à soupe
25 mL	farine tout usage	2 c. à soupe
500 mL	bouillon d'agneau ou de boeuf	2 tasses
1	gousse d'ail hachée	1
15 mL	pâte de tomates	1 c. à soupe
1	bouquet garni *	1
1	zeste d'une grosse orange (partie orange seulement)	1
15 mL	feuilles de romarin frais *ou*	1 c. à soupe
5 mL	romarin sec	1 c. à thé
Légumes		
5	carottes	5
3	petits navets *ou*	3
1	rutabaga (environ 500 g / 1 lb)	1
10	petits oignons *ou*	10
250 mL	oignons boules	1 tasse
Garniture à l'ail		
4	bulbes d'ail	4
125 mL	lait	½ tasse

Ôter toute la graisse de l'agneau ; saupoudrer de sucre, de sel et de poivre. Dans une grande poêle épaisse ou une sauteuse enduite d'un produit antiadhésif, chauffer l'huile à feu moyen. Ajouter la viande, quelques morceaux à la fois, et bien dorer.

Retirer la viande de la poêle, et jeter tout le gras contenu dans la poêle, puis y remettre la viande et ajouter la farine ; cuire à feu moyen en remuant constamment pendant 1 minute ou jusqu'à ce que la farine ait bruni. Ajouter le bouillon, l'ail, la pâte de tomates, le bouquet garni et le zeste d'orange. Amener à ébullition, en raclant le fond pour bien en détacher les sucs. Couvrir et cuire au four à 160 °C (325 °F) pendant 1 heure. Laisser refroidir, puis réfrigérer toute la nuit ou jusqu'à ce que le plat soit très froid. Enlever le gras figé du navarin, puis le zeste d'orange et le bouquet garni.

Légumes. Gratter les carottes et peler les navets et les oignons. Si on utilise des oignons boules, les blanchir à l'eau bouillante 1 minute, puis égoutter et enlever les bouts de la pelure. Couper les navets et les carottes en morceaux de 2 cm (¾ po).

Garniture à l'ail. Séparer les bulbes d'ail en gousses. Dans une casserole, mélanger l'ail et le lait. Amener à ébullition et laisser bouillir 2 minutes. Réduire la chaleur, couvrir et laisser mijoter à feu doux jusqu'à ce que les gousses soient tendres. Égoutter. Lorsque l'appareil est tiède, peler les gousses d'ail. Réserver.

Environ 45 minutes avant de servir, réchauffer doucement l'agneau, en remuant pour l'empêcher de coller. Ajouter les légumes, couvrir et laisser mijoter pendant 30 minutes ou jusqu'à ce que les légumes soient tendres ; ajouter de l'eau au besoin. (Pour une sauce plus épaisse, ajouter 25 mL (2 c. à soupe) de farine mêlée à 125 mL (½ tasse) d'eau ou de bouillon ; amener à ébullition et cuire en remuant jusqu'à ce que le tout épaississe légèrement.) Assaisonner de romarin et garnir de gousses d'ail. Donne 8 portions.

Calories par portion : **261**
Grammes de lipides par portion : **11**
Fibres : **bon**
Vitamines A et C et niacine : **excellent**
Fer et phosphore : **bon**

Menu pour un souper hivernal

Crème de brocoli (p. 55)
Navarin (ragoût d'agneau) (p. 132 et 133)
Petites pommes de terre bouillies
Salade de Trévise et d'arugula au vinaigre balsamique (p. 81)
Sorbet aux pommes et coulis de framboises (p. 215) ou Glace au pamplemousse (p. 217)
Biscuits au gruau et à la noix de coco (p. 205)

Menu pour un buffet printanier

Asperges avec Vinaigrette à l'orange (p. 100)
Navarin (ragoût d'agneau) (p. 132 et 133)
Petites pommes de terre bouillies
Salade verte et sauce au cresson (p. 101)
Tarte à la rhubarbe (p. 237 et 238)

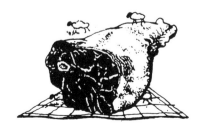

POISSON

Lorsqu'il s'agit de poisson, les Canadiens ne se rendent pas compte de toute la chance qu'ils ont. J'ai grandi à Vancouver et ce n'est qu'après mon déménagement à Toronto que j'ai découvert que le poisson frais à prix modique était chose rare pour la plupart des gens. Et lorsque je dis frais, je parle de poisson qui n'a pas été pêché depuis plus d'un jour ou deux. Car il faut se méfier de la signification qu'on prête au mot frais. On l'emploie parfois pour désigner un mets qui n'a pas été congelé, ce qui n'implique pas que le poisson est frais. Il a pu être pêché depuis plusieurs jours déjà.

Le meilleur moyen de s'assurer de la fraîcheur du poisson est de le sentir. Il ne devrait avoir qu'une délicate odeur, pas trop appuyée. Il ne faut pas hésiter à demander au marchand de le sentir. Un bon poissonnier ne s'en formalisera pas et on découvrira qu'il n'y a rien comme une poissonnerie sur laquelle on peut compter.

Lorsqu'il est impossible de trouver du poisson frais, il faut utiliser le poisson surgelé qui se vend partout au pays. Le secret pour bien le réussir est de le décongeler sans le laisser sur le comptoir pendant des heures avant de le faire cuire. Il est très important de le garder froid, c'est-à-dire au réfrigérateur, afin que l'extérieur ne s'altère pas pendant que l'intérieur est encore congelé. Toutefois, comme on manque souvent de temps, le seul autre moyen acceptable est de plonger le paquet surgelé dans de l'eau froide et de l'y laisser pendant 1½ heure. De cette façon, la partie extérieure décongelée demeure froide pendant que l'intérieur continue à décongeler. Si le poisson a été surgelé en bloc, il faut le séparer en filets avant de le cuire ; il sera ainsi beaucoup plus appétissant.

La cuisson du poisson s'entoure de beaucoup trop de mystère alors que c'est l'une des choses les plus faciles à réussir. En fait, il est préférable de toujours s'en tenir au strict minimum. La plupart des poissons ont une saveur très délicate qu'il ne faut pas masquer avec des épices trop prononcées ou des sauces trop lourdes. Quelques gouttes de citron et un peu de persil sont suffisants pour en révéler toute la saveur. La recette de Filets de sole persillés (p. 135) est toujours un succès.

Par ailleurs, grâce à la méthode mise au point par le ministère des Pêches et Océans, il ne subsiste plus aucun doute quant au temps de cuisson de cet aliment. Cette méthode est très simple : on mesure l'épaisseur maximale du poisson et on alloue 10 minutes de cuisson à 200°C (400°F) pour chaque 2,5 cm (1 po) d'épaisseur ; on le cuira 5 minutes de plus s'il est enveloppé dans un papier d'aluminium et on doublera le temps de cuisson s'il est encore surgelé. Du poisson parfaitement cuit prend une couleur opaque et se défait bien à la fourchette.

Mais le plus grand avantage du poisson est qu'il est excellent pour la santé ; faible en calories et en lipides, il est très riche en protéines. Et comme il cuit très vite, il fera toujours le bonheur des marmitons pressés.

Filets de sole persillés

Malgré sa grande simplicité, cette recette demeure l'une des meilleures façons d'apprêter les filets de poisson. Lorsqu'on utilise des filets surgelés, il est préférable de les faire décongeler et de les séparer avant de les faire cuire.

500 g	filets de sole *	1 lb
	sel et poivre frais moulu	
10 mL	beurre fondu	2 c. à thé
25 mL	persil frais haché	2 c. à soupe
15 mL	jus de citron	1 c. à soupe

Mettre les filets dans un plat à four légèrement graissé assez grand pour les contenir tous côte à côte. Saupoudrer de sel et de poivre au goût. Mélanger le beurre, le persil et le jus de citron. En badigeonner le poisson. Cuire au four, sans couvrir à 230°C (450°F) entre 8 et 10 minutes (10 minutes par 2 cm / 1 po d'épaisseur pour le poisson frais) ou jusqu'à ce qu'il ait pris une couleur opaque et qu'il se défasse bien à la fourchette. Au four à micro-ondes : couvrir d'une pellicule plastique en laissant un coin ouvert pour permettre à la vapeur de s'échapper ; régler le four à la température maximale et cuire de 3½ à 4½ minutes. Donne 4 portions.

Calories par portion : **117**
Grammes de lipides par portion : **7**

* On peut remplacer la sole par de la perche de mer, du vivaneau ou de la morue.
Le poisson est une excellente source de protéines et contient peu de matières grasses et de calories.

Sole florentine

Ce plat coloré et délicieusement appétissant demande un peu plus de préparation que les filets de sole persillés, mais on peut le préparer d'avance et ne le mettre au four qu'avant de servir.

→

625 g	filets de sole *	1¼ lb
1	oignon émincé	1
½	feuille de laurier	½
25 mL	jus de citron	2 c. à soupe
3	grains de poivre	3
2 mL	sel	½ c. à thé
175 mL	vin blanc sec	¾ tasse
500 g	épinards frais	1 lb
20 mL	beurre	4 c. à thé
25 mL	farine tout usage	2 c. à soupe
125 mL	lait	½ tasse
	sel et poivre frais moulu	
15 mL	parmesan râpé	1 c. à soupe

Enrouler les filets et les maintenir ainsi avec des cure-dents. Les disposer dans une sauteuse ou un plat à four assez grand pour ne pas avoir à les étager; ajouter l'oignon, le laurier, le jus de citron, les grains de poivre, le sel, le vin et amener à ébullition. Couvrir, réduire la chaleur et laisser mijoter 5 minutes. Retirer les filets du liquide et réserver celui-ci.

Laver les épinards; les cuire dans une casserole couverte sans ajouter d'autre eau que celle qui reste sur les feuilles. Égoutter et presser pour éliminer l'eau; hacher finement.

Placer les épinards dans un plat à four graissé juste assez grand pour contenir les rouleaux de poisson. Déposer ceux-ci sur les épinards.

Passer le liquide réservé au tamis; en mesurer 250 mL (1 tasse) (ajouter de l'eau si nécessaire). Dans une petite casserole, faire fondre le beurre; ajouter la farine et remuer à feu doux pendant 1 minute. Incorporer le liquide de pochage et le lait, puis saler et poivrer au goût. Amener à ébullition en remuant constamment. Retirer du feu. (Toutes ces étapes peuvent être faites d'avance; il ne restera plus qu'à réchauffer le plat.)

Verser la sauce sur le poisson et saupoudrer de parmesan. Cuire au four à 190°C (375°F) de 10 à 20 minutes ou jusqu'à ce que le plat bouillonne. Donne 4 portions.

Calories par portion: **226**
Grammes de lipides par portion: **7**
Fibres: **excellent**
Vitamines A et C: **excellent**
Fer et riboflavine: **bon**

Vermicelle aux palourdes et aux poivrons rouges

Le vermicelle est un spaghetti très fin, mais on peut faire cette recette en utilisant toute autre sorte de pâtes. Les nouilles de blé entier sont excellentes en raison de leur forte teneur en fibres. On servira ce plat, extrêmement facile à faire, avec des pois mange-tout cuits à la vapeur ou une salade d'épinards. Comme les ingrédients qui le composent se gardent bien, il est idéal lorsque des invités arrivent à l'improviste.

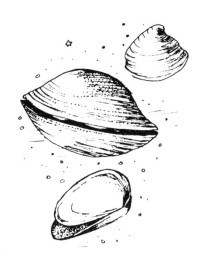

2	poivrons rouges doux	2
25 mL	beurre	2 c. à soupe
3	gousses d'ail hachées	3
	sel et poivre frais moulu	
250 mL	vin blanc sec	1 tasse
142 g	palourdes égouttées (1 boîte)	5 oz
5 mL	thym frais	1 c. à thé
	ou	
1 mL	thym sec	¼ c. à thé
125 mL	persil frais haché	½ tasse
250 g	vermicelle	½ lb
45 mL	parmesan râpé	3 c. à soupe

Enlever le dessus des poivrons et les épépiner; les couper en fines lanières. Faire fondre la moitié du beurre dans une sauteuse épaisse; ajouter les poivrons et 1 gousse d'ail hachée. Cuire à feu moyen, en remuant souvent, jusqu'à ce que les poivrons soient tendres, soit environ 10 minutes. Assaisonner de sel et de poivre au goût.

Dans une casserole, faire fondre le reste du beurre à feu moyen; ajouter le reste de l'ail et cuire en remuant pendant 1 minute. Ajouter le vin, les palourdes et le thym; faire mijoter 5 minutes. Ajouter ensuite le persil, puis du sel et du poivre au goût.

Entre-temps, dans une grande casserole, cuire le vermicelle *al dente* (tendre mais encore ferme); l'égoutter et le dresser sur des assiettes préalablement réchauffées. Y verser la sauce. Disposer les poivrons sautés en couronne autour du vermicelle. Saupoudrer le vermicelle de parmesan. Servir immédiatement. Donne 3 plats principaux ou 6 entrées.

	Plat principal	Entrée
Calories par portion :	**275**	**138**
Grammes de lipides par portion :	**9**	**4,5**
Fer : **excellent**		
Vitamines A et C et phosphore : **bon**		

Moules à la Sicilienne

Pour un délicieux souper facile à préparer, on achètera des moules fraîches en revenant du travail et on les servira avec du pain frais et une salade. Si l'on prend des moules de culture, elles seront faciles à nettoyer et le repas sera prêt en 15 minutes.

1 kg	moules fraîches (environ 36)	2 lb
5 mL	huile d'olive	1 c. à thé
1	petit oignon finement émincé	1
1	grosse gousse d'ail émincée	1
1	pincée de thym et d'origan	1
398 mL	tomates (1 boîte)	14 oz
	ou	
2	tomates fraîches grossièrement coupées	2
50 mL	vin blanc sec	¼ tasse
50 mL	persil frais haché	¼ tasse

Comment acheter et conserver des moules

Il est assez extraordinaire que des mollusques aussi tendres et délicieux que les moules se vendent si bon marché. Il est préférable d'acheter des moules de culture de grosseur moyenne (environ 18 par 500 g/1 lb) car elles sont plus faciles à nettoyer et plus charnues que les autres. N'acheter que des moules dont la coquille est fermée. Plus elles sont fraîches, meilleures elles sont. Elles se conservent toutefois au réfrigérateur pendant deux ou trois jours dans un bol ou un sac en papier (non en plastique). On peut les servir en entrée ou comme plat principal.

Laver les moules à l'eau froide et les ébarber. Dans une sauteuse épaisse, chauffer l'huile à feu moyen ; ajouter l'oignon, l'ail et cuire 2 ou 3 minutes, ou jusqu'à ce qu'ils soient tendres. Ajouter le thym et l'origan, puis les tomates, en les écrasant avec le dos de la cuillère. Amener à ébullition et laisser bouillir environ 2 minutes pour réduire le liquide. Verser le vin et ramener à ébullition. Ajouter les moules ; couvrir et laisser étuver 5 minutes ou jusqu'à ce que les coquilles s'ouvrent. Enlever les moules qui ne sont pas ouvertes. Saupoudrer de persil.

Servir les moules ouvertes dans des assiettes creuses et les arroser de la sauce tomate. Manger avec une fourchette et une cuiller — la fourchette, pour sortir les moules de la coquille, et la cuiller, pour déguster le délicieux bouillon. Donne 2 portions.

Calories par portion : **223**
Grammes de lipides par portion : **6**
Fibres : **bon**
Vitamines A et C, fer, niacine et phosphore : **excellent**
Calcium et thiamine : **bon**

Cuisson des pâtes

On cuira les pâtes dans une grande casserole d'eau bouillante salée, à raison de 4 L (16 tasses) d'eau pour 500 g (1 lb) de nouilles, et on prendra soin de verser celles-ci dans la casserole par petites quantités, afin de ne pas stopper l'ébullition. (Remuer à la fourchette pour que les pâtes n'attachent pas ensemble.)

Les pâtes fraîches cuisent rapidement, parfois en moins de 2 minutes. Les variétés sèches prennent plus de temps à cuire, généralement de 7 à 12 minutes. Goûter avant la fin du temps de cuisson recommandé, car les nouilles sont plus savoureuses *al dente*, c'est-à-dire quand elles sont tendres, mais encore un peu fermes (et non pâteuses) tout en ayant perdu le goût de la farine. Les égoutter dans une passoire, puis les mélanger immédiatement avec de la sauce, du beurre ou de l'huile, selon la recette, afin qu'elles n'attachent pas. Comme les pâtes refroidissent rapidement, on les servira toujours sur un plat ou des assiettes individuelles préalablement réchauffés. Pour confectionner une salade froide, on rincera les nouilles à l'eau courante pour les empêcher de coller.

Il convient de préparer la sauce avant de cuire les nouilles, afin de pouvoir napper et servir celles-ci dès qu'elles sont prêtes. Les pâtes trop cuites, molles et pâteuses, ne sont pas très appétissantes.

Linguini aux crevettes et aux tomates

Cette recette m'a été inspirée par le traiteur Dinah Koo de Toronto. Les crevettes et les tomates doivent être sautées très rapidement afin d'en préserver toute la saveur et la texture. Si on utilise des pâtes fraîches, qui cuisent en un rien de temps, on fera la sauce en premier.

125 g	linguini ou pâtes de blé entier	¼ lb
15 mL	huile végétale	1 c. à soupe
1	grosse gousse d'ail émincée	1
25 mL	échalotes finement hachées	2 c. à soupe
2	grosses tomates hachées	2
1 mL	basilic sec ou frais haché (au goût)	¼ c. à thé
125 g	crevettes petites ou moyennes (cuites ou crues)	¼ lb
1 ou 2	oignons verts hachés	1 ou 2
	sel et poivre frais moulu	

Cuire les linguini dans une grande casserole d'eau bouillante jusqu'à ce qu'elles soient *al dente* ou selon les instructions de l'emballage ; égoutter.

Pendant ce temps, chauffer l'huile à feu vif dans une sauteuse épaisse ; y faire sauter l'ail et les échalotes 30 secondes en remuant, puis les tomates et le basilic, sans cesser de remuer, pendant environ 1 minute. Ajouter les crevettes et faire revenir en tournant jusqu'à ce qu'elles soient bien chaudes ou, si elles sont crues, jusqu'à ce qu'elles rôtissent. Parsemer d'oignons verts, puis saler et poivrer au goût. Dresser à la cuiller sur les pâtes. Donne 2 portions.

Calories par portion : **395**
Grammes de lipides par portion : **8**
Fibres : **bon**
Fer, thiamine, niacine et vitamine C : **excellent**
Vitamine A et phosphore : **bon**

Pétoncles et crevettes au vin avec julienne de légumes

On réservera cet élégant plat de nouvelle cuisine pour une occasion spéciale. C'est la seule recette de ce livre qui contienne de la crème à fouetter. Même si son usage est facultatif, elle communique au plat un velouté certain et une saveur exquise. Heureusement, le reste des ingrédients renferment très peu de matières grasses.

375 g	grosses crevettes crues	¾ lb
16	moules (facultatif)	16
2	carottes moyennes	2
1	poivron rouge	1
2	poireaux (la partie blanche seulement)	2
1	petite courgette	1
20 mL	beurre	4 c. à thé
3	échalotes émincées	3
2	grosses gousses d'ail émincées	2
125 mL	vin blanc	½ tasse
250 g	pétoncles	½ lb
250 mL	persil frais finement haché	1 tasse
125 mL	crème à fouetter (facultatif)	½ tasse
	sel et poivre frais moulu	
750 mL	riz cuit, chaud	3 tasses

Décortiquer les crevettes et enlever la veine intestinale. Brosser les moules et les débarrasser de leurs barbes. Peler les carottes et épépiner le poivron. Couper les poireaux en deux sur la longueur et les laver sous le robinet d'eau froide. Ôter les extrémités de la courgette, puis détailler tous les légumes en julienne (petits bâtonnets de la grosseur d'une allumette) avant de les blanchir 2 minutes dans de l'eau bouillante. Les égoutter, les plonger dans un bol d'eau glacée, puis les égoutter de nouveau.

Dans un faitout épais ou une cocotte allant au feu, faire fondre le beurre, puis y faire revenir à feu assez doux les échalotes et l'ail de 3 à 5 minutes ou jusqu'à ce qu'ils soient tendres. Y verser le vin et porter à ébullition. Ajouter les crevettes, les moules, les pétoncles et le persil, couvrir puis laisser mijoter 3 minutes ou jusqu'à ce que les crevettes rosissent et que les pétoncles deviennent opaques. Rejeter les moules demeurées fermées. Incorporer la crème, le cas échéant, ainsi que les légumes et réchauffer.

Goûter à la sauce, puis saler et poivrer au goût. Si la sauce est trop claire, l'épaissir en y ajoutant 10 mL (2 c. à thé) de fécule de maïs diluée dans 25 mL (2 c. à soupe) d'eau ; remuer et porter à ébullition.

Servir dans des bols peu profonds ou sur du riz ou des nouilles. Donne 4 portions.

	Avec crème	Sans crème
Calories par portion :	**415**	**515**
Grammes de lipides par portion :	**6,5**	**14,5**
Fibres : **bon**		
Vitamine A, niacine et fer : **excellent**		
Thiamine et calcium : **bon**		

On prendra soin de ne pas trop cuire les pétoncles. Ils cuisent très rapidement et, si on les laisse sur le feu quand ils sont prêts, ils deviendront caoutchouteux et durs en moins d'une minute. Ils sont à point dès que leur chair est opaque.

Même si les pétoncles ont une faible teneur en lipides, ils contiennent beaucoup de cholestérol. On évitera donc d'en manger trop souvent.

Incorporer 125 mL (½ tasse) de crème au jus de cuisson le transforme en une délicieuse sauce veloutée, mais lui ajoute aussi 8 g de lipides par portion !

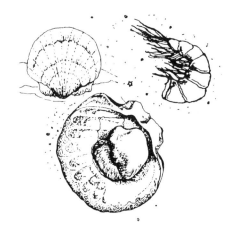

Saumon au four aux fines herbes

J'aime beaucoup offrir du saumon entier cuit au four quand je reçois. Il constitue sans doute le plat principal le plus facile à préparer et il est aussi élégant que délicieux. Si l'on doit servir de quatre à six convives, on dressera des légumes, tels que des haricots ou des pois mange-tout, en couronne autour du poisson. Le plat prendra ainsi une somptueuse allure romaine...

1	saumon entier ou un morceau d'environ 1,2 kg (2½ lb)*	1
125 mL	persil frais haché	½ tasse
25 mL	fines herbes fraîches hachées (aneth, ciboulette, cerfeuil, basilic et sauge, si on l'aime)	2 c. à soupe
	sel et poivre frais moulu	
15 mL	eau	1 c. à soupe
15 mL	jus de citron	1 c. à soupe
Garniture	(facultatif)	
	concombre tranché, persil aneth ou cresson	

* Il faut compter environ 250 g (½ lb) par personne pour un saumon de moins de 2 kg (4 lb) et 166 g (⅓ lb) par convive pour un poisson entier ou un morceau de plus de 2 kg (4 lb). Il existe diverses variétés de saumon du Pacifique ; parmi celles-ci, c'est le saumon rose qui contient le moins de gras et le quinnat qui en renferme le plus. Le sockeye a une chair plus rouge qu'on réserve d'habitude pour les mousses.

On demandera au poissonnier de nettoyer et d'écailler un poisson entier et d'enlever la tête si on ne l'utilise pas. Le poissonnier peut également lever des filets si on le désire et même retirer l'arête en laissant les chairs intactes. Les filets sont levés de chaque côté de l'arête centrale, mais les darnes sont coupées verticalement et contiennent donc une partie des arêtes.

Coucher le saumon sur un papier d'aluminium. Le mesurer dans sa partie la plus épaisse, puis en saupoudrer la cavité de persil et du mélange de fines herbes, de sel et de poivre. Mélanger l'eau et le jus de citron et en asperger la peau du poisson. Envelopper le saumon et sceller le papier.

Cuire le saumon au four sur une plaque à pâtisserie à 230° C (450° F) durant 10 minutes pour chaque 2,5 cm (1 po) d'épaisseur. Cuire encore 10 minutes à cause de la réfraction du papier d'aluminium. (La cuisson devrait prendre en tout de 35 à 40 minutes et se terminer quand la chair est opaque.) Enlever le papier d'aluminium et la peau du poisson. (La plus grande partie devrait adhérer au papier.) Dresser le saumon sur un plat de service chaud et garnir de concombre, de persil, d'aneth ou de cresson, ou disposer des légumes en couronne autour de celui-ci.

Servir chaud avec la Hollandaise au yogourt (p. 168), la Trempette à l'aneth frais (p. 43) ou des quartiers de citron.

Pour servir froid, enlever la peau et le gras du poisson, l'enduire d'huile et le couvrir d'un papier d'aluminium. Mettre au réfrigérateur jusqu'au moment de servir. Donne environ jusqu'à 4 portions.

Calories par portion : **391**
Grammes de lipides par portion : **16**
Vitamine C, niacine et phosphore : **excellent**
Thiamine, calcium, fer et vitamine A : **bon**
Il s'agit là de portions généreuses : 90 g (3 oz) de saumon cuit (à l'étuvée ou au four) contiennent 7 g de lipides.

Menu de réception pour six personnes

Crème de tomates à l'aneth (p. 52)
Saumon au four aux fines herbes (p. 142)
Riz ou petites pommes de terre en robe des champs
Haricots verts à l'ail et aux fines herbes (p. 179)
Glace au citron (p. 216) et Coulis de framboises (p. 214)

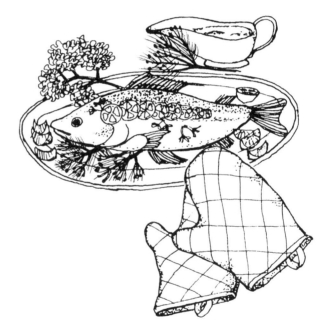

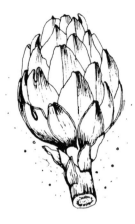

Sole pochée jardinière

On peut utiliser dans cette recette n'importe quel poisson à chair blanche, morue, flétan ou aiglefin, dont on fera lever les filets. Servir sur un lit de riz ou de pâtes.

15 mL	beurre	1 c. à soupe
375 mL	champignons tranchés épais	1½ tasse
1	gousse d'ail émincée	1
3	tomates épépinées et coupées en morceaux	3
2 mL	basilic	½ c. à thé
1	pincée de thym	1
500 g	filets de sole	1 lb
398 mL	coeurs d'artichauts, égouttés et en moitiés (1 boîte)	14 oz
	sel et poivre frais moulu	
	sucre (facultatif)	

Dans une casserole ou une sauteuse épaisse, faire fondre le beurre, puis y faire revenir les champignons et l'ail à feu assez vif en agitant la sauteuse ou en remuant, jusqu'à ce que les champignons soient tendres.

Incorporer les tomates, le basilic et le thym et faire mijoter le tout. Ajouter les filets et les artichauts, couvrir et laisser frémir 3 minutes. Découvrir et cuire 5 autres minutes ou jusqu'à ce que la chair du poisson soit opaque. Saler et poivrer au goût (ajouter une pincée de sucre si les tomates sont très acides). Donne 4 portions.

Calories par portion : **141**
Grammes de lipides par portion : **5**
Vitamine C : **excellent**
Vitamine A : **bon**

Photos :

Pétoncles et crevettes au vin avec julienne de légumes (p. 140 et 141)

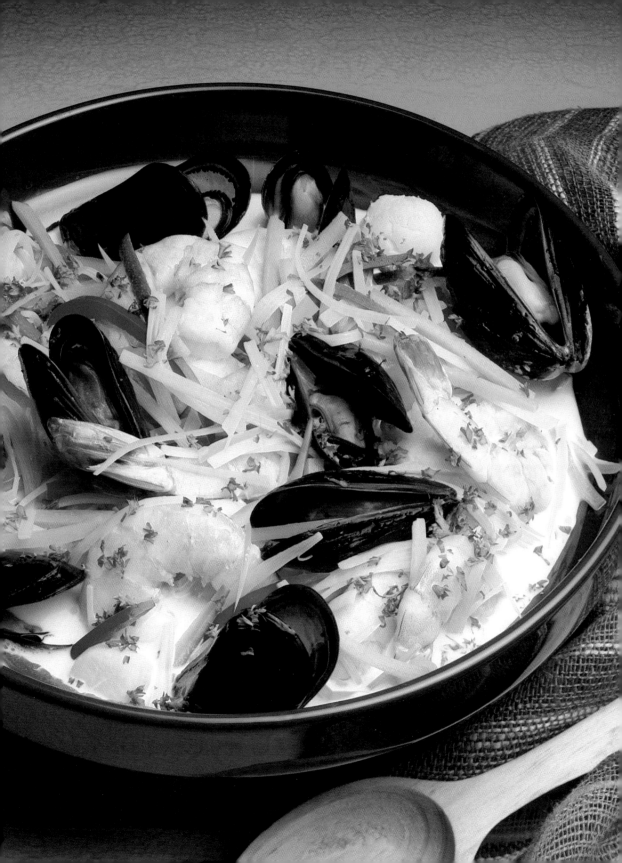

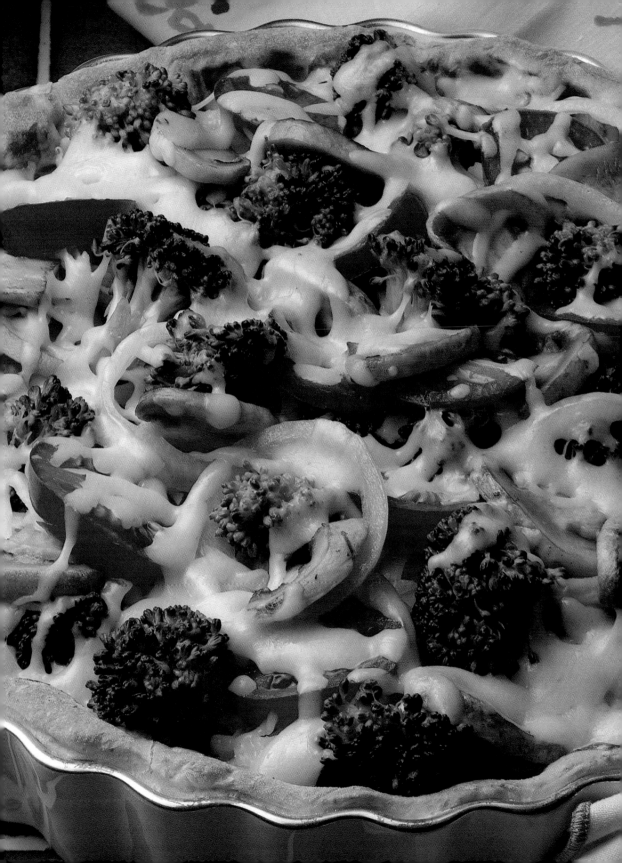

Filets à la provençale au four à micro-ondes

Tout poisson à chair maigre peut être utilisé dans cette recette : vivaneau, bar d'Amérique, perche de mer, sole, morue, flétan, aiglefin ou baudroie. On prendra de préférence du poisson frais, bien qu'on puisse aussi utiliser des filets surgelés.

540 mL	tomates (1 boîte)	19 oz
500 g	filets de poisson	1 lb
	sel et poivre frais moulu	
50 mL	persil frais haché	¼ tasse
50 mL	chapelure fine	¼ tasse
25 mL	oignons verts émincés (y compris les queues)	2 c. à soupe
15 mL	beurre fondu	1 c. à soupe
2	gousses d'ail émincées	2

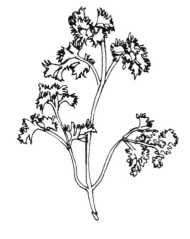

Égoutter et broyer les tomates. En foncer un plat pour four à micro-ondes juste assez grand pour contenir les filets côte à côte. Disposer les filets par-dessus, puis saler et poivrer au goût. Couvrir du reste des tomates.

Mélanger, dans un petit bol, le persil, la chapelure, les oignons, le beurre et l'ail, puis en parsemer le poisson. Couvrir partiellement le poisson, le passer au four à micro-ondes, à la température maximale, de 9 à 12 minutes ou jusqu'à ce que les filets soient opaques. Laisser tiédir 3 minutes avant de servir. Donne 4 portions.

Note : Au four de la cuisinière, cuire à 230° C (450° F) pendant 20 minutes si les filets sont frais, mais le double de ce temps s'ils sont surgelés (ou jusqu'à ce qu'ils deviennent opaques).

Calories par portion : **244**
Grammes de lipides par portion : **9**
Vitamines A et C, niacine et phosphore : **excellent**

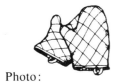

Photo :

Pizza jardinière (p. 155)

Brochettes de saumon et de crevettes

On servira ces brochettes sur un lit de riz. On enfilera les légumes sur les brochettes ou on les disposera artistiquement sur le plat de service. La Trempette à l'aneth frais (p. 43) accompagne bien ce plat.

750 g	saumon dépouillé, taillé en cubes de 2 cm (¾ po)	1½ lb
16	crevettes crues (environ 500 g / 1 lb)	16
8	asperges ou tomates cerises	8
16	gros champignons	16
16	gros raisins verts sans pépins	16
45 mL	huile végétale	3 c. à soupe
15 mL	jus de limette	1 c. à soupe
1	gousse d'ail émincée	1
	sel et poivre frais moulu	

Enlever les extrémités coriaces des asperges et peler les tiges, si on les préfère ainsi. Blanchir à l'eau bouillante 3 minutes, puis égoutter. Couper en tronçons de 4 cm (1½ po). Enfiler le saumon et les crevettes en alternant avec les asperges, les champignons et les raisins sur des brochettes (ou de longs pics de bois).

Mélanger l'huile, le jus de limette, l'ail, le sel et le poivre et en badigeonner les brochettes. Passer au gril de 10 à 15 minutes, jusqu'à ce que le poisson soit opaque. On peut aussi placer les brochettes sur une lèchefrite remplie d'eau bouillante, puis les couvrir de papier d'aluminium ct les étuver de 10 à 15 minutes ou jusqu'à ce que la chair du saumon devienne opaque. Saler et poivrer au goût. Donne 6 portions en plat principal et 8 en entrée.

Calories par portion (plat principal) : **233**
Grammes de lipides par portion (plat principal) : **9,3**
Niacine : **excellent**
Fer, phosphore et calcium : **bon**

Pour d'autres plats de poisson, voir :
Chaudrée à la mode de chez nous (p. 68)
Chaudrée Nouvelle-Écosse (p. 62)
Fettucini aux palourdes (p. 124)

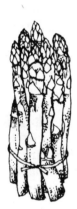

Variétés de poissons

À chair maigre
— vivaneau
— bar d'Amérique
— perche de mer
— sole
— morue de l'Atlantique et du Pacifique
— merlu argenté
— plie
— aiglefin, éperlan, baudroie

À chair mi-maigre
— flétan
— roussette
— thon
— raie

À chair grasse
— hareng
— turbot
— alose
— espadon
— saumon
— maquereau
— barbue

L'achat de poisson frais
Il vaut toujours mieux cuisiner le jour même le poisson acheté frais. On choisira ceux qui ont une odeur franche, pas trop appuyée, qui rappelle davantage l'algue que le poisson. Toute odeur forte indique que le poisson n'est plus très frais.

Rechercher:
● une odeur discrète
● une peau luisante et une chair ferme qui reprend immédiatement sa forme après une pression du doigt
● des écailles bien attachées
● des yeux brillants, clairs et bombés (et non creux)

L'achat de poisson surgelé
Rechercher:
● un poisson recouvert d'une mince pellicule de givre
● une chair luisante et parfaitement surgelée, sans être ni sèche ni brûlée (taches blanches)
● un paquet étroitement enveloppé imperméable à l'air et à l'humidité (sans cristaux à l'intérieur)

Conservation du poisson frais
● Le nettoyer le plus tôt possible.
● L'essuyer avec un linge humide, l'envelopper de papier paraffiné et le placer dans un contenant couvert.
● Le conserver dans la partie la plus froide du réfrigérateur.
● Le cuire dès que possible (le même jour s'il vient du poissonnier et avant quatre jours si on l'a pêché soi-même).

Conservation du poisson surgelé
● Le conserver à $-18°$ C ($0°$ F) ou moins.
● Les poissons à chair grasse (saumon, maquereau et truite) ne se conservent pas plus de deux mois.
● Les poissons à chair maigre (morue, aiglefin, perche de mer et brochet) ne se conservent pas plus de six mois.

La cuisson
● Mesurer le poisson dans sa partie la plus épaisse (farci ou non).
● Calculer 10 minutes de cuisson par 2,5 cm (1 po) d'épaisseur, pour le poisson frais, et le double de ce temps pour le poisson surgelé. Si on l'enveloppe dans du papier d'aluminium, ajouter 5 minutes, si le poisson est frais, et 10 minutes s'il est surgelé. Cette règle vaut pour tous les poissons et tous les procédés de cuisson (au four, cuire à 230° C / 450° F).

Procédé de cuisson
À l'étuvée (sur la cuisinière)
Verser 5 cm (2 po) d'eau dans une étuveuse et porter à ébullition. Assaisonner le poisson et l'envelopper dans une mousseline. Placer sur une grille au-dessus de l'eau bouillante. Couvrir et commencer à calculer le temps de cuisson (voir ci-contre).

À l'étuvée (au four)
Chauffer le four à 230° C (450° F). Coucher le poisson sur un papier d'aluminium légèrement graissé. Saler, poivrer et parsemer de fines herbes au goût (persil, aneth, ciboulette et basilic). Asperger de jus de citron ou de vin blanc. Envelopper serré et cuire dans une lèchefrite. (Pour le temps de cuisson voir ci-contre.)

Pochage
Coucher le poisson sur un papier d'aluminium épais, graissé. Saler, poivrer et parsemer d'oignon et de céleri hachés. Envelopper de deux épaisseurs de papier pour que l'emballage soit étanche. Placer dans de l'eau bouillonnante. Couvrir et ramener à ébullition; réduire le feu et laisser mijoter le temps recommandé (voir ci-contre). (On peut aussi envelopper le poisson d'une mousseline et le pocher dans un court-bouillon ou un fumet de poisson.)

Au four à micro-ondes
Placer le poisson dans un plat approprié. Saler et poivrer au goût. Couvrir d'une pellicule plastique en laissant les coins relevés pour que la vapeur puisse s'échapper. Calculer de 3 à 4 minutes de cuisson par 500 g (1 lb) de poisson, en ajoutant 2 ou 3 minutes de repos. Régler le cadran à la température maximale ou selon les instructions du fabricant.

Le poisson est cuit quand la chair est opaque et qu'elle s'effeuille à la fourchette en gros flocons encore humides.

PLATS SANS VIANDE

Les plats sans viande n'ont rien de nouveau. Ainsi, le macaroni au fromage ou les oeufs brouillés se trouvent sur toutes les tables et la plupart des gens, même s'ils ne sont pas végétariens, peuvent faire leurs délices d'une pizza sans pepperoni.

Pour la santé, comme pour le portefeuille, il est de plus en plus évident que quelques repas sans viande chaque semaine peuvent être des plus salutaires. D'ailleurs de tels repas peuvent comprendre une grande variété d'aliments : légumes et pâtes, oeufs et fromages. Ceux qui ont leur santé à coeur admettent facilement que les plats sans viande contiennent moins de lipides mais plus de fibres et de vitamines que les mets à base de viande. C'est d'ailleurs là tout le secret de ce livre. Pour plus de recettes sans viande, on se reportera aux sections sur les soupes, les salades et les légumes.

Repas léger pour jour d'hiver
Frittata au brocoli (p. 148 et 149)
Salade de concombres à la danoise (p. 80)
Pain irlandais de blé entier (p. 201)
Pommes au four

Frittata au brocoli

Cette omelette italienne est tout indiquée pour le brunch ou le dîner. Au contraire de l'omelette française que l'on cuit rapidement à feu vif pour qu'elle reste baveuse, la frittata est cuite lentement et est ferme au centre.

1	brocoli	1
15 mL	huile végétale	1 c. à soupe
250 mL	rondelles d'oignon	1 tasse
2	gousses d'ail émincées	2
6	oeufs battus légèrement	6
5 mL	sel	1 c. à thé
1	pincée de muscade	1
1	pincée de poivre frais moulu	1
125 mL	mozzarella râpé	½ tasse

Peler les tiges du brocoli et enlever les parties coriaces. Tailler tiges et bouquets en morceaux de 2 cm (¾ po) (environ 1 L / 4 tasses). Le cuire à la vapeur ou dans l'eau bouillante de 3 à 5 minutes ou jusqu'à ce qu'il soit croquant. Égoutter.

Dans une sauteuse de 25 cm (10 po), de préférence revêtue d'un enduit antiadhésif, chauffer l'huile. Ajouter l'oignon et l'ail et cuire à feu modéré jusqu'à ce que l'oignon soit tendre. Ajouter le brocoli en remuant.

Battre ensemble les oeufs, le sel, la muscade et le poivre ; verser sur les légumes et saupoudrer de fromage. Couvrir et cuire à feu assez doux de 5 à 10 minutes ou jusqu'à ce que l'omelette soit prise, mais encore un peu humide en surface. Dorer au gril de 2 à 3 minutes. (Si la poignée de la sauteuse n'est pas ignifuge, on l'enveloppera dans du papier d'aluminium ; comme la porte du four sera ouverte, la poignée ne sera pas exposée directement à la chaleur.) Détacher la frittata de la sauteuse et la découper en pointes. Donne 4 portions.

Le brocoli est une excellente source de vitamines A et C ; il réduirait les risques de cancer du côlon.

Calories par portion : **181**
Grammes de lipides par portion : **10**
Fibres : **excellent**
Vitamines A et C : **excellent**
Riboflavine et niacine : **bon**

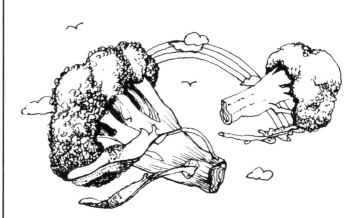

Brunch ou déjeuner

Jus de pamplemousse et
soda (p. 150)

Oeufs florentine (p. 150)

Tomates à la provençale
(p. 171)

Salade verte

Muffins anglais grillés

Gâteau meringué aux
framboises (p. 226 et 227) ou
Carrés croquants aux
poires (p. 229)

**Jus de pamplemousse et
soda**

En mélangeant à part
égale du jus de pamplemousse et
du soda nature, on obtient
une délicieuse boisson sans
alcool qui se boit bien
avant le brunch ou le déjeuner.
Servir sur des glaçons et
décorer de rondelles de limette.

**Oeufs pochés aux
asperges**

En saison, on peut
remplacer les épinards de la
recette ci-contre par des
asperges fraîches, cuites et
égouttées. Dresser les
asperges sur des assiettes
chaudes ou un plat de
service ; arroser de jus de citron,
saler et poivrer. Garnir
chaque portion d'un oeuf poché
et de parmesan râpé ou de
hollandaise au yogourt. Passer
une minute au gril
(facultatif).

Oeufs florentine

*Ce plat délicieux se sert aussi bien au brunch qu'au dîner. Il peut aussi
constituer un bon souper léger. On peut pocher les oeufs à l'avance, les
refroidir dans de l'eau glacée pour arrêter la cuisson et les réserver au
réfrigérateur dans un bol d'eau. Au moment de servir, on les réchauffera
30 secondes dans une casserole d'eau mijotante. On peut aussi préparer les
épinards et la sauce à l'avance et les réchauffer doucement avant le repas.*

175 mL	Hollandaise au yogourt (p. 168)	¾ tasse
2	paquets d'épinards (284 g / 10 oz chacun)	2
5 mL	beurre	1 c. à thé
	sel, poivre frais moulu, muscade fraîche râpée	
25 mL	vinaigre blanc	2 c. à soupe
6	oeufs	6

Préparer la Hollandaise au yogourt selon la recette et
garder au chaud.

Laver les épinards et jeter les tiges. Cuire les feuilles
dans une casserole sans ajouter d'autre eau que celle retenue
dans les feuilles après lavage. Couvrir et laisser sur un
feu assez vif jusqu'à ce qu'elles commencent à fondre. Les
égoutter soigneusement et les hacher grossièrement.
Ajouter le beurre, le sel, le poivre, la muscade et remuer.
Remettre dans la casserole et garder couvert, au chaud.
(Quand on prépare les épinards d'avance, on doit les refroidir
en les passant sous le robinet d'eau froide après les avoir
égouttés une première fois, puis les égoutter de nouveau ; on
les fera par la suite réchauffer à feu doux.)

Remplir d'eau une grande casserole ou un faitout et
amener à ébullition ; ajouter le vinaigre. Briser les oeufs au-
dessus de la casserole et les laisser tomber doucement
dans l'eau. Réduire le feu et laisser mijoter doucement de 3 à
5 minutes, jusqu'à ce que les blancs soient fermes mais
les jaunes encore liquides. Verser de temps à autre de l'eau à la
cuiller sur les jaunes pour les cuire légèrement.

Dresser les épinards à la cuiller sur des assiettes
chaudes ou un plat de service. Retirer les oeufs de la casserole
avec une écumoire. Garnir d'un oeuf chaque portion
d'épinard et le napper d'environ 25 mL (2 c. à soupe) de sauce.
Servir immédiatement. Donne 6 portions.

Calories par portion: **130**
Grammes de lipides par portion: **9**
Fibres: **excellent**
Vitamines A et C: **excellent**
Fer et niacine: **bon**

Omelette jardinière

Tout indiquée quand on est pressé, l'omelette jardinière est un plat délicieux qu'on peut facilement accompagner d'une salade aux épinards et de pain de blé entier grillé.

5 mL	huile végétale	1 c. à thé
1	petit oignon finement haché	1
1	gousse d'ail émincée	1
75 mL	carottes râpées	⅓ tasse
50 mL	poivron vert haché	¼ tasse
	sel et poivre frais moulu	
4	oeufs	4
15 mL	eau	1 c. à soupe
5 mL	beurre	1 c. à thé
125 mL	germes de luzerne	½ tasse

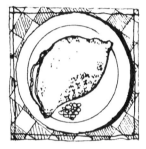

Il est plus facile de confectionner une omelette avec deux oeufs que d'en utiliser quatre ou davantage. Il importe également d'utiliser une sauteuse appropriée. Pour une omelette à deux ou à trois oeufs, on en prendra une de 18 cm (7 po) de diamètre et une de 20 à 23 cm (8 à 9 po) pour une omelette à quatre oeufs.

Comme les jaunes d'oeufs sont riches en cholestérol, il vaut mieux ne pas manger plus de cinq oeufs par semaine.

Chauffer l'huile dans une sauteuse; y faire revenir l'oignon et l'ail à feu moyen, en remuant, jusqu'à ce qu'ils soient tendres. Ajouter les carottes, le poivron et les faire sauter environ 3 minutes ou jusqu'à ce que les carottes commencent à fondre. Saler et poivrer au goût.

Battre les oeufs et l'eau avec une bonne pincée de sel et de poivre jusqu'à l'obtention d'un mélange homogène. À feu très vif, bien chauffer une poêle à omelette ou une sauteuse de 20 à 23 cm (8 à 9 po) revêtue d'un enduit antiadhésif. Ajouter le beurre; quand il grésille, mais avant qu'il ne brunisse, y verser les oeufs battus. En agitant constamment la sauteuse, remuer rapidement l'appareil à la fourchette pour répartir les oeufs également à mesure qu'ils coagulent. Quand ils sont presque pris, ajouter à la cuiller le mélange de légumes et la luzerne.

Incliner la sauteuse et rouler l'omelette ou la plier en deux. Faire glisser sur un plat de service. (Cette étape ne devrait pas prendre plus d'une minute.) Servir. Donne 2 portions.

Calories par portion: **221**
Grammes de lipides par portion: **16**
Vitamine A: **excellent**
Fer, riboflavine, phosphore et niacine: **bon**

Boulghour, tofu et poivrons

Ce mets végétarien constitue un excellent plat de résistance et une bonne source de protéines et de fibres. On utilisera du boulghour de préférence au blé concassé; il cuit plus rapidement et sa saveur de noisette est plus appuyée.

250 mL	boulghour grossier ou moyen ou blé concassé *	1 tasse
25 mL	beurre	2 c. à soupe
3	gousses d'ail émincées	3
10 mL	cumin moulu	2 c. à thé
2	poivrons rouges doux, épépinés et coupés en lanières	2
45 mL	vinaigre	3 c. à soupe
75 mL	eau	⅓ tasse
284 g	épinards (1 paquet) lavés, équeutés et coupés en lanières	10 oz
5 mL	sel	1 c. à thé
	poivre frais moulu	
350 g	totu ferme ou mou coupé en cubes	¾ lb

Rincer le boulghour à l'eau froide. Transvaser dans un bol et couvrir de 5 cm (2 po) d'eau. Laisser tremper 1 heure, puis égoutter soigneusement.

Faire fondre le beurre dans une grande sauteuse, à feu modéré, puis ajouter l'ail et le faire revenir quelques secondes. Ajouter le cumin et les poivrons en remuant, couvrir puis cuire 5 minutes.

Ajouter le boulghour, le vinaigre, l'eau et cuire, sans couvrir, pendant 5 minutes ou jusqu'à ce que le boulghour soit *al dente*, en remuant souvent. (Le blé concassé peut prendre environ 15 minutes de plus à cuire; on ajoutera de l'eau au besoin.) Ajouter les épinards et remuer jusqu'à ce qu'ils soient tendres. Saler et poivrer au goût, couvrir puis laisser mijoter 5 minutes, avec le tofu, pour chauffer celui-ci et bien marier les saveurs. Donne 6 portions, en plat principal.

Calories par portion: **252**
Grammes de lipides par portion: **7**
Fibres: **excellent**
Fer et vitamines A et C: **excellent**
Niacine et phosphore: **bon**

Tofu

Le tofu, ou pâte de soya, contient peu de calories et de lipides, tout en étant nutritif et économique. Il est l'une des meilleures sources de protéines végétales que l'on puisse trouver sur nos marchés et il est également riche en calcium, en phosphore et en fer.

On conserve souvent le tofu immergé dans de l'eau. On l'offre généralement en pain de 500 g (1 lb) dans un emballage en plastique scellé à vide ou non. On vérifiera la date à laquelle le produit sera périmé pour s'assurer qu'il est frais.

Le tofu se conserve au réfrigérateur pendant une semaine, si l'on renouvelle l'eau du paquet tous les jours.

La saveur du tofu est à ce point discrète qu'on peut l'utiliser dans presque tous les plats, aussi bien sucrés que salés. On peut simplement le tailler en cubes pour l'ajouter aux salades et aux potages, mais on peut aussi en confectionner une délicieuse trempette en y incorporant des fines herbes ou des épices, de la moutarde ou de l'ail et un peu de yogourt ou de crème sure après l'avoir réduit en purée.

* Se reporter à la page 79 pour plus de renseignements sur le boulghour.

Fettucini aux tomates fraîches et au basilic

Voici un excellent repas de fin d'été ou de début d'automne, quand les tomates sont à leur meilleur. Pour un régime riche en fibres, on achètera des pâtes de blé entier.

175 g	fettucini ou 500 mL (2 tasses) de nouilles moyennes aux oeufs	6 oz
25 mL	huile d'olive	2 c. à soupe
2	gousses d'ail émincées	2
4	tomates coupées en dés	4
2 mL	basilic sec	½ c. à thé
25 mL	basilic frais haché	2 c. à soupe
1	pincée de sucre	1
50 mL	persil frais haché	¼ tasse
	sel et poivre frais moulu	
25 mL	parmesan râpé	2 c. à soupe

Dans un faitout rempli d'eau bouillante salée, faire cuire les nouilles pour qu'elles soient *al dente*. Pendant ce temps, chauffer l'huile, à feu modéré, dans une sauteuse épaisse ; ajouter l'ail, les tomates, le basilic et le sucre en remuant, puis cuire 5 minutes en tournant de temps en temps. Y verser le persil ; saler et poivrer au goût.

Égoutter les pâtes, puis y incorporer les tomates et le fromage. (Si la sauce est trop épaisse, on lui ajoutera quelques cuillerées du liquide de cuisson des nouilles.) On pourra ajouter du parmesan si désiré. Donne 2 portions en plat principal ou 4 en entrée ou en accompagnement.

Calories par portion (plat principal): **425**
Grammes de lipides par portion (plat principal): **14**
Fibres: **bon**
Vitamines A et C, niacine et phosphore: **excellent**
Calcium, riboflavine, phosphore et fer: **bon**

Léger souper d'été
Fettucini aux tomates fraîches et au basilic (p. 153)
Salade verte, sauce au bleu
p. 100)
Pêches fraîches tranchées

Nouilles jardinière

Voici un succulent plat de pâtes qui saura plaire à toute la famille. La variété de légumes qu'on peut utiliser dans sa composition est presque illimitée. Par exemple, on pourra y ajouter, au goût, des carottes, des pois mange-tout, du céleri, des haricots verts, etc.

1	petit chou-fleur paré et défait en bouquets	1
1	petit brocoli paré et défait en bouquets	1
25 mL	huile d'olive ou végétale	2 c. à soupe
3	gousses d'ail émincées	3
625 mL	champignons en tranches épaisses	2½ tasses
625 mL	pâtes de blé entier, nouilles aux oeufs ou spaghettini (environ 425 g/4 oz)	2½ tasses
250 mL	fromage cottage	1 tasse
125 mL	lait	½ tasse
50 mL	crème sure	¼ tasse
50 mL	parmesan râpé	¼ tasse
	sel et poivre de Cayenne	

Dans un faitout rempli d'eau bouillante salée, cuire le chou-fleur et le brocoli pendant environ 5 minutes, pour qu'ils soient encore un peu croquants. Les retirer à l'écumoire et réserver l'eau pour la cuisson des pâtes.

Chauffer l'huile dans une grande sauteuse ; y faire revenir l'ail 2 minutes à feu moyen, puis les champignons pendant environ 5 minutes. Ajouter le brocoli et le chou-fleur et faire sauter le tout en remuant 2 ou 3 minutes de plus. Réserver.

Mettre les pâtes à cuire de 8 à 10 minutes dans le liquide des légumes, après l'avoir porté à ébullition. (On ajoutera de l'eau au besoin et on prendra soin de faire une cuisson *al dente*.) Égoutter.

Passer le fromage, le lait, la crème sure et le parmesan au robot culinaire. Verser sur les légumes, ajouter les pâtes et mélanger. Saler et poivrer au goût. Servir immédiatement. Donne environ 8 portions.

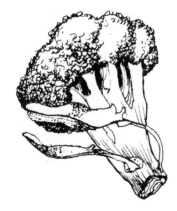

Calories par portion : **301**
Grammes de lipides par portion : **5**
Fibres : **excellent**
Vitamines A et C : **excellent**
Thiamine, niacine, phosphore et fer : **bon**

Pizza jardinière

Cette délicieuse pizza est des plus nourrissantes. Deux pointes accompagnées d'une salade constituent un repas suffisant pour une personne.

	Pâte à pizza de blé entier (p. 198 et 199)	
250 mL	sauce tomate	1 tasse
15 mL	ail frais finement haché	1 c. à soupe
5 mL	origan	1 c. à thé
5 mL	basilic	1 c. à thé
5 mL	huile	1 c. à thé
3	oignons tranchés	3
500 mL	champignons tranchés	2 tasses
	sel et poivre frais moulu	
1,5 L	brocoli en morceaux de 2,5 cm (1 po)	6 tasses
750 mL	mozzarella râpé, pauvre en lipides (500 g/1 lb)	3 tasses

Menu pour fête d'enfants
Pizza jardinière (p. 155)
Crudités et Trempette à l'aneth frais (p. 43)
Carrés aux dattes (p. 203)
Biscuits au gruau et à la noix de coco (p. 205)
Lait au chocolat

* On obtiendra ainsi une croûte épaisse. Pour une croûte fine, on divisera la pâte en trois boules ; on pourra utiliser la troisième immédiatement ou la conserver au congélateur.

Préparer la pâte à pizza. La diviser en deux boules* et rouler chacune aux dimensions d'un moule à quiche ou à gâteau de 20 à 23 cm (8 à 9 po) de diamètre et d'au moins 4 cm (1½ po) de profondeur.

Mélanger, dans un petit bol, la sauce tomate, l'ail, l'origan et le basilic.

Chauffer l'huile dans une sauteuse épaisse, à feu modéré ; en remuant, y faire cuire les oignons, à feu assez doux, de 5 à 10 minutes ou jusqu'à ce qu'ils soient tendres.

Ajouter les champignons et les faire dorer, à feu modéré, en remuant ou en agitant la sauteuse, jusqu'à ce que tout le liquide se soit évaporé. Saler et poivrer au goût. Réserver.

Dans une grande casserole d'eau bouillante, faire cuire le brocoli 2 minutes ou jusqu'à ce qu'il soit d'un beau vert brillant. Égoutter et passer à l'eau froide pour arrêter la cuisson. Égoutter une seconde fois et réserver.

Étaler la sauce tomate sur la pâte, dans les moules. Y dresser le brocoli, puis l'appareil aux champignons. Saupoudrer de fromage râpé. Mettre au four préchauffé à 220° C (425° F) de 30 à 40 minutes, pour que la croûte soit bien dorée et que le mélange qu'elle contient fasse des bulles. Donne 2 pizzas.

Calories par portion (¹/₄ de pizza): **293**
Grammes de lipides par portion (¹/₄ de pizza): **14**
Fibres: **excellent**
Vitamines A et C, riboflavine, niacine, phosphore, thiamine, et calcium:
excellent
Fer: **bon**

Lasagne aux trois fromages

Pour une occasion spéciale, on ajoutera à la sauce tomate des champignons tranchés, ainsi que des poivrons rouges ou verts hachés. Personne ne regrettera la viande.

540 mL	tomates (1 boîte) avec leur jus	19 oz
398 mL	sauce tomate (1 boîte)	14 oz
2	oignons hachés	2
2	gousses d'ail émincées	2
15 mL	persil haché	1 c. à soupe
10 mL	sucre	2 c. à thé
5 mL	feuilles de basilic	1 c. à thé
5 mL	thym	1 c. à thé
10 mL	sel	2 c. à thé
	poivre frais moulu	
250 g	lasagnes	½ lb
150 mL	parmesan râpé	⅔ tasse
500 mL	fromage cottage	2 tasses
1	oeuf légèrement battu	1
5 mL	origan	1 c. à thé
500 mL	mozzarella pauvre en lipides (250 g / ½ lb)	2 tasses

Mélanger, dans une casserole, les tomates, la sauce tomate, les oignons, l'ail, le persil, le sucre, le basilic, le thym et la moitié du sel. Poivrer au goût, puis porter à ébullition.
Réduire le feu et laisser mijoter, sans couvrir, en remuant de temps à autre, pendant 30 minutes ou jusqu'à ce que l'appareil ait la consistance d'une sauce à spaghetti.

Dans une grande casserole d'eau bouillante, faire cuire les lasagnes *al dente*. Égoutter et passer sous le robinet d'eau froide. Égoutter de nouveau soigneusement.

Réserver 45 mL (3 c. à soupe) de parmesan pour la décoration. Mélanger à fond, dans un bol, le reste du parmesan et du sel, le fromage cottage, l'oeuf, l'origan et le poivre.

Prélever 125 mL (½ tasse) de la sauce aux tomates. Dans un plat à four de 3,5 L (14 tasses) / 32 sur 23 cm (13 sur 9 po), verser à la cuiller juste assez de sauce pour couvrir le fond, foncer d'une couche de lasagnes, puis couvrir du tiers du fromage cottage et d'autant de mozzarella. Répéter de manière à obtenir 3 couches de sauce, de pâtes et de fromage.

Terminer avec la sauce, puis le parmesan en réserve. Mettre au four préchauffé à 180° C (350° F) et cuire, sans couvrir, 45 minutes ou jusqu'à ce que le tout soit bien chaud et se couvre de bulles. Laisser refroidir légèrement, hors du four, avant de servir. Donne 8 portions.

Calories par portion : **210**
Grammes de lipides par portion : **6**
Niacine : **excellent**
Vitamines A et C, calcium et phosphore : **bon**

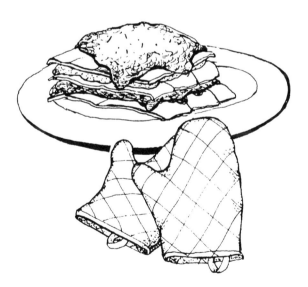

Potée aux légumes d'hiver

Aux légumes employés dans cette recette, on peut en substituer d'autres ou leur en ajouter. Le brocoli, les haricots verts, les asperges — en saison — les pois mange-tout ou tout autre légume à cuisson rapide seront additionnés à la potée avec les courgettes.

25 mL	huile végétale	2 c. à soupe
4	oignons grossièrement hachés	4
4	grosses gousses d'ail émincées	4
3 ou 4	poireaux	3 ou 4
4	pommes de terre	4
4	carottes	4
½	petit rutabaga	½
1	patate douce ou une petite courge calebasse (facultatif)	1
1,2 L	eau (qui aura servi, de préférence, à la cuisson de légumes) ou bouillon de poulet	5 tasses
10 mL	feuilles d'origan émiettées	2 c. à thé
10 mL	feuilles de thym émiettées	2 c. à thé
2	petites courgettes coupées en morceaux, avec leur pelure	2
	sel et poivre frais moulu	
	persil frais haché	
	parmesan râpé	

Chauffer l'huile, à feu modéré, dans une grande casserole épaisse ou un faitout. Y cuire l'oignon et l'ail jusqu'à ce qu'ils soient tendres.

Parer les poireaux en enlevant les feuilles vertes ; les couper en deux sur la longueur et les laver sous le robinet d'eau froide, puis les tailler en morceaux de 2 cm (¾ po). Peler les pommes de terre, les carottes, le rutabaga et la patate douce, puis les couper en cubes de 2,5 cm (1 po).

Mettre les légumes dans la casserole au fur et à mesure qu'ils sont prêts. Ajouter l'eau, l'origan, le thym et porter à ébullition. Couvrir et faire mijoter environ 30 minutes, pour que les légumes soient tendres. Ajouter les courgettes ; saler et poivrer au goût. Laisser mijoter environ 5 minutes de plus ; ajouter de l'eau au besoin.

Verser à la louche dans des bols et parsemer de persil. Servir le parmesan râpé séparément. Donne 6 portions en plat principal.

Calories par portion (sans parmesan): **205**
Grammes de lipides par portion (sans parmesan): **4,8**
Calories (avec 15 mL / 1 c. à soupe) de parmesan: **237**
Grammes de lipides (avec 15 mL / 1 c. à soupe de parmesan): **6,3**
Fibres: **excellent**
Vitamines A et C et niacine: **excellent**
Phosphore: **bon**

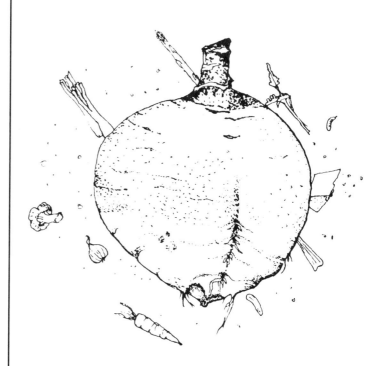

Omelette aux courgettes cuite au four

Semblable à une frittata ou à une quiche aux courgettes et aux épinards qu'on aurait confectionnée sans croûte, ce plat se présente bien, que ce soit le midi ou le soir, accompagné de pain grillé et d'une salade ou de tranches de tomate fraîche.

5 mL	beurre	1 c. à thé
1	oignon haché	1
1	gousse d'ail émincée	1
500 mL	minces rondelles de courgette avec leur pelure	2 tasses
125 mL	fromage râpé à base de lait écrémé	½ tasse
25 mL	persil frais haché	2 c. à soupe
5	oeufs légèrement battus	5
300 g	épinards hachés surgelés, dégelés et égouttés (1 paquet)	10 oz
5 mL	sel	1 c. à thé
	poivre frais moulu	

Faire fondre le beurre à feu moyen dans une sauteuse épaisse ; y cuire l'oignon et l'ail jusqu'à ce qu'ils soient tendres. Ajouter les courgettes et faire cuire en remuant pendant 5 minutes.

Incorporer dans un bol, le fromage, le persil, les oeufs, les épinards, le sel et le poivre. Mélanger avec les légumes et transvaser à la cuiller dans un moule à tarte de 23 cm (9 po), légèrement huilé. Mettre au four préchauffé à 160° C (325° F) et cuire de 35 à 45 minutes jusqu'à ce que l'omelette soit prise, mais encore humide. Servir froid ou chaud. Donne 4 portions en plat principal.

Calories par portion: **154**
Grammes de lipides par portion: **9**
Fibres: **excellent**
Vitamines A et C: **excellent**
Fer et niacine: **bon**

Casserole de haricots et tomates à la toscane

On conservera bien les restes de ce mets, aussi délicieux froid que chaud. C'est un excellent plat principal qui, accompagné d'une salade verte et d'un pain pita au blé entier, constitue un repas bien équilibré, facile à faire et riche en fibres.

15 mL	huile végétale	1 c. à soupe
1	oignon émincé	1
1	gousse d'ail émincée	1
1	grosse tomate épépinée et hachée	1
1	petit poivron vert coupé en dés	1
1 mL	basilic	¼ c. à thé
1	pincée d'origan	1
540 mL	haricots blancs égouttés (1 boîte)	19 oz
	sel et poivre frais moulu	
125 mL	persil frais haché	½ tasse

Chauffer l'huile à feu modéré dans une petite casserole épaisse ou un plat à feu en verre. Y cuire l'oignon jusqu'à ce qu'il soit tendre. Ajouter l'ail, la tomate, le poivron et cuire 1 minute. Incorporer le basilic, l'origan et les haricots, puis saler et poivrer au goût. Mijoter 5 minutes à feu doux pour bien chauffer le mélange et marier les saveurs. Ajouter le persil et remuer. Donne 2 portions en plat principal.

Calories par portion : **243**
Grammes de lipides par portion : **7**
Fibres : **excellent**
Fer, vitamines A et C : **excellent**
Phosphore, thiamine et niacine : **bon**

Consommé aux tomates
Mélanger, dans une grande casserole, 375 mL (1½ tasse) de jus de tomate, 284 mL (10 oz) de consommé ou de bouillon de boeuf, 250 mL (1 tasse) d'eau, 2 mL (½ c. à thé) de basilic et 15 mL (1 c. à soupe) de jus de citron. Porter à ébullition, réduire le feu et laisser mijoter 1 ou 2 minutes. Ôter du feu et incorporer 25 mL (2 c. à soupe) de xérès ou de vin blanc (au goût) et une pincée de poivre frais moulu. Transvaser à la louche dans des chopes et décorer de fines rondelles de citron. Servir aussitôt. Donne 5 portions de 175 mL (¾ tasse) chacune.

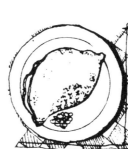
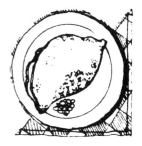

SAUCES

J'ai fait partie pendant deux ans du grand jury d'un concours de haute cuisine qui se déroulait à Montréal. La plupart des autres jurés étaient des maîtres queux reconnus, gagnants de divers prix. C'est parmi eux que j'ai appris qu'on distingue un vrai chef d'un simple cuisinier à la main qu'il ou qu'elle a pour les sauces. Ainsi, lors de ces séances, les jurés pouvaient décider rapidement de la qualité de la cuisson d'une viande, de sa garniture ou de sa présentation, mais ils goûtaient toujours plusieurs fois la sauce d'accompagnement et en discutaient longuement avant de se prononcer. Il fallait qu'elle soit parfaitement veloutée, savoureuse sans être trop appuyée et d'une consistance ni trop épaisse ni trop claire. Les sauces qui nous étaient présentées étaient en fait exquises, confectionnées à partir de bouillons longuement mijotés et additionnées de beurre ou de crème.

Toutefois, les gourmets ou gourmands d'aujourd'hui, plus conscients de leur santé, se sont mis à exiger une table moins riche, ce qui a donné naissance à toute une nouvelle génération de sauces hypocaloriques. La nouvelle cuisine, dite de santé, a inspiré la création de nombreux plats originaux qui font dorénavant partie de la tradition — et du menu — de la plupart des bons restaurants. Dans ces maisons, par exemple, on peut maintenant déguster une poitrine de poulet, tendre et juteuse, dressée sur un lit de purée de poivrons rouges qu'on aura d'abord lentement grillés, ou encore un poisson cuit juste à point accompagné d'une purée de mangues bien mûres, relevée d'un peu de jus de citron ou de limette.

Il est rare que l'on prépare dans sa cuisine ces bouillons ou ces fonds qui sont le secret des sauces classiques. Chacun aime les sauces savoureuses, mais personne ne veut consacrer plus de cinq ou dix minutes à leur confection. Aussi, pour ceux qui recherchent des sauces de préparation rapide, mais faibles en calories, en cholestérol et en lipides, voici quelques recettes qui sauront plaire aux plus capricieux, puisqu'elles sont savoureuses sans être trop riches, surtout si on les compare aux sauces ordinaires.

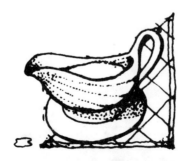

Quelques trucs pour réduire la teneur en lipides des sauces

- Pour dégraisser les fonds de cuisson, on peut les écumer ou y déposer des glaçons. Le gras adhérera à la glace et on n'aura plus qu'à jeter celle-ci. On peut aussi transvaser le fond dans un contenant qu'on mettra ensuite au congélateur. Une fois le gras figé, on pourra l'enlever facilement. Pour faire épaissir un bouillon froid, ajouter, pour 250 mL (1 tasse), 25 mL (2 c. à soupe) de farine. Chauffer en remuant jusqu'à l'obtention d'une consistance lisse.
- Si le jus de cuisson est trop clair, on le fera réduire sur le feu.
- On passera au réfrigérateur ou au congélateur les bouillons de boeuf ou de poulet en boîtes avant de les utiliser. On pourra ainsi les dégraisser facilement.
- Au lieu de crème ou de mayonnaise, utiliser du yogourt ou du fromage réduit en purée pour confectionner les sauces de type trempette.
- Pour remplacer la crème fouettée, servir un coulis de fraises ou de framboises passées au robot culinaire ou au mélangeur. Les coulis relèvent agréablement les fruits, les glaces, les sorbets ou les gâteaux tout en étant pauvres en lipides et en calories.
- Plusieurs desserts sont tellement sucrés qu'il faut les manger avec de la crème fraîche ou fouettée pour en atténuer le goût. On pourra donc se passer de crème si l'on réduit la quantité de sucre de ses recettes de desserts préférés.

Dîner de Noël
Dinde rôtie avec Sauce aux mûres (p. 163)
Choux de Bruxelles glacés aux pacanes (p. 172)
Courge au four avec gingembre (p. 184-185) ou
Navets campagnards (p. 189)
Gâteau de Savoie à l'orange (p. 234) avec Sauce à l'orange et au sherry (p. 221) et des Sorbets aux fruits (p. 213 à 215)

Sauce aux mûres

Cette sauce est délicieuse avec de la dinde, du poulet ou du jambon. Celles que l'on sert habituellement avec ces viandes contiennent beaucoup plus de lipides que cette préparation un peu sucrée mais âpre. On pourra remplacer la gelée de mûres par de la gelée de groseilles.

250 mL	gelée de mûres	1 tasse
75 mL	concentré de jus d'orange surgelé	⅓ tasse
75 mL	brandy ou cognac	⅓ tasse
50 mL	vinaigre de vin rouge ou de balsamine	¼ tasse

Mélanger tous les ingrédients dans une petite casserole. Chauffer à feu doux pour faire fondre la gelée en remuant soigneusement. Donne 500 mL (2 tasses).

Calories par 15 mL (1 c. à soupe) : **30**
Grammes de lipides par 15 mL (1 c. à soupe) : **0**

Sauce moutarde

On servira cette sauce avec le poisson, chaud ou froid, les fruits de mer, la volaille ou dans les salades de légumes ou de pâtes.

75 mL	yogourt nature	⅓ tasse
75 mL	fromage cottage	⅓ tasse
25 mL	aneth frais haché*	2 c. à soupe
7 mL	moutarde de Dijon	1½ c. à thé

*C'est l'aneth frais qui donne à cette sauce toute sa saveur. On peut toutefois le remplacer par 25 mL (2 c. à soupe) de persil frais haché ou 5 mL (1 c. à thé) d'aneth sec. Il est également possible de substituer au yogourt une quantité égale de fromage cottage, et vice versa.

Passer tous les ingrédients au robot culinaire ou au mélangeur jusqu'à l'obtention d'un mélange lisse. Ou passer le fromage cottage au chinois, puis mélanger avec les autres ingrédients. Donne 150 mL (⅔ tasse).

Calories par 15 mL (1 c. à soupe): **11**
Grammes de lipides par 15 mL (1 c. à soupe): **0,1**

Sauce crémeuse aux fines herbes

Les sauces aux fines herbes fraîches ont une saveur inoubliable. La Trempette à l'aneth frais (p. 43) fait aussi une sauce délicieuse, à faible teneur en lipides. À cet aromate, on peut toutefois substituer 15 à 25 mL (1 à 2 c. à soupe) d'estragon ou de basilic frais haché ou toute autre combinaison de ses fines herbes fraîches préférées.

Calories par 15 mL (1 c. à soupe): **12**
Grammes de lipides par 15 mL (1 c. à soupe): **0,3**

Pour réduire sa consommation de lipides

Mets	Accompagnement classique	Grammes de lipides (25 mL/2 c. à soupe)	Accompagnement santé	Grammes de lipides (25 mL/2 c. à soupe)
Asperges, brocoli Poisson et oeufs Benedict	Hollandaise conventionnelle	7,8 et plus	Hollandaise au yogourt (p. 168)	1,8
Porc	Sauce brune maison	5,9	Compote de pommes à la cannelle (p. 241)	0,2
			Poivrons rouges en purée (p. 173)	1,5
Boeuf	Sauce brune maison	5,9	Fond de cuisson dégraissé	0,15
Bifteck	Sauce béarnaise	7,2 et plus	Sauce aux champignons et à l'estragon (p. 167)	1,4
Poulet et dinde	Sauce brune maison	5,9	Fond de cuisson dégraissé	0,15
			Sauce aux mûres (p. 163)	0,5
Saumon poché, froid ou chaud et autres poissons	Sauces à la crème épaisses (sauces blanches)	3,6	Sauce crémeuse aux fines herbes (p. 164)	0,5
	ordinaires	3,1		
	légères	2,6		
	Mayonnaise	24	Sauce moutarde (p. 163)	0,2
Pâtes	Sauces avec beurre et à la crème	10 et plus	Sauce tomate au basilic (p. 166)	0
	Sauce pistou traditionnelle	7	Pistou (p. 60)	3

Sauce tomate au basilic

Cette sauce relève bien le spaghetti, le macaroni ou toute autre pâte, mais on pourra aussi en foncer les pizzas ou en napper les légumes cuits, par exemple les courges et les haricots verts. On utilisera du basilic et de l'origan en feuilles au lieu des préparations moulues et on les broiera en les roulant entre les paumes juste avant de les ajouter à la sauce.

1,6 L	tomates italiennes, avec leur jus (2 boîtes)	56 oz
156 mL	pâte de tomates	5½ oz
2	oignons finement hachés	2
2	gousses d'ail émincées	2
1	grande feuille de laurier	1
25 mL	basilic broyé	2 c. à soupe
10 mL	feuilles d'origan broyées	2 c.à thé
5 mL	sel	1 c. à thé
	poivre frais moulu et sucre	

Réduire les tomates en purée au robot culinaire. Transvaser dans une grande casserole épaisse avec la pâte de tomates, les oignons, l'ail, le laurier, le basilic et l'origan. Faire mijoter, sans couvrir, de 20 à 30 minutes ou jusqu'à ce que la sauce ait un peu épaissi et que les oignons soient tendres. (On couvrira la casserole si la sauce épaissit trop rapidement.) Ajouter le sel, puis poivrer et sucrer au goût. Donne environ 1,5 L (6 tasses).

Calories par 125 mL (½ tasse): **38**
Grammes de lipides par 125 mL (½ tasse): **0,3**
Vitamines A et C: **excellent**

Sauce aux champignons et à l'estragon

Semblable en saveur à une béarnaise, tout en contenant moins de beurre, cette sauce est parfaite pour napper les viandes, comme le bifteck ou les boulettes de boeuf, ainsi que les croquettes aux lentilles.

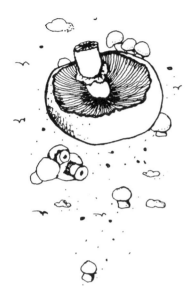

15 mL	beurre	1 c. à soupe
250 mL	champignons frais tranchés (environ 125 g / ¼ lb)	1 tasse
25 mL	oignons verts hachés	2 c. à soupe
20 mL	farine tout usage	4 c. à thé
2 mL	estragon sec	½ c. à thé
500 mL	bouillon de boeuf	2 tasses

Faire fondre le beurre, à feu modéré, dans une petite casserole. Y faire cuire les champignons et les oignons, en remuant de temps à autre, jusqu'à ce qu'ils soient tendres et que presque tout le liquide soit évaporé. Y saupoudrer la farine et l'estragon, puis cuire encore 2 minutes en tournant.

Amener le bouillon à ébullition ; y verser le mélange aux champignons en fouettant constamment. Sans cesser de remuer, faire cuire jusqu'à ce que la sauce épaississe un peu et commence à bouillir. Laisser mijoter, sans couvrir, de 10 à 20 minutes, pour réduire environ à 250 ml (1 tasse). Servir chaud. Donne 250 mL (1 tasse).

Calories par 15 mL (1 c. à soupe) : **10**
Grammes de lipides par 15 mL (1 c. à soupe) : **0,7**

Hollandaise au yogourt

On sert souvent cette sauce avec les légumes et le poisson. Au lieu du beurre de la hollandaise classique, on emploiera du yogourt.

250 mL	yogourt nature	1 tasse
10 mL	jus de citron	2 c. à thé
3	jaunes d'oeufs	3
2 mL	sel	½ c. à thé
2 mL	moutarde de Dijon	½ c. à thé
1	pincée de poivre frais moulu	1
15 mL	aneth ou persil frais haché (facultatif)	1 c. à soupe

* Les jaunes d'oeufs cuits dans une casserole en aluminium se décoloreraient.

Pour d'autres recettes de sauces, voir:
Poivrons rouges en purée (p. 173).
Curry de fruits avec riz (p. 191).
Pistou (p. 60).

On trouvera les sauces pour entremets aux pages 241 à 243.

Dans un bain-marie ou une casserole qui ne soit pas en aluminium*, battre le yogourt, le jus de citron et les jaunes d'oeufs; les chauffer au-dessus de l'eau, en remuant souvent, environ 15 minutes ou jusqu'à épaississement. (La sauce perdra du corps après 10 minutes de cuisson, puis épaissira de nouveau). Retirer du feu avant d'ajouter, en brassant, le sel, la moutarde, le poivre et l'aneth (le cas échéant). Servir chaud. (On peut préparer cette sauce à l'avance; elle se conservera au réfrigérateur environ une semaine. On la réchauffera dans un bain-marie, au-dessus d'une eau chaude non mijotante.) Donne environ 300 mL (1¼ tasse).

Calories par 15 mL (1 c. à soupe): **17**
Grammes de lipides par 15 mL (1 c. à soupe): **0,9**

Sauce tomate à la mexicaine

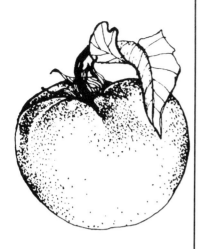

On se sert de cette sauce mexicaine pour napper la laitue ou foncer les tacos, les tostados ou le pain pita. On peut s'en délecter aussi avec du fromage cottage ou en trempette, avec des quartiers d'endives. Elle accompagne également très bien les viandes.

4	grosses tomates pelées, épépinées et coupées en dés	4
1	gros poivron vert épépiné et coupé en dés	1
1	piment chili rouge, frais ou 1 piment *jalapeno* mariné, ou 1 ou 2 piments chilis verts en conserve, épépinés et en dés	1
15 mL	oignon râpé	1 c. à soupe
1	petite gousse d'ail écrasée	1
25 mL	feuilles de coriandre fraîche hachées	2 c. à soupe
5 mL	feuilles d'origan broyées	1 c. à thé
	sel et poivre frais moulu	

Bien mélanger tous les ingrédients dans un bol. Saler et poivrer au goût. Couvrir et réfrigérer jusqu'au moment de servir. Donne 8 portions de 125 mL (½ tasse) chacune.

Calories par portion : **28**
Grammes de lipides par portion : **0,2**
Vitamines A et C : **excellent**

LÉGUMES

J'adore l'évolution des saisons, non pas à cause des variations de température, mais bien pour les nouveaux légumes qu'elle amène. En effet, qu'y a-t-il de meilleur que les premières asperges de juin, que les belles tomates juteuses et pleines de soleil qui nous arrivent en juillet ou, encore, que le bon maïs tendre et sucré du mois d'août? Dans un repas, j'apprécie autant, sinon davantage, les légumes que la viande.

En plus d'être délicieux, les légumes jouent un rôle important dans l'équilibre d'un régime. Plusieurs d'entre eux sont une excellente source de fibres, de vitamines (surtout de vitamines A et C) et de minéraux et ont une faible teneur en lipides et en calories. Ce sont le beurre, la crème ou l'huile dont on nappe les plats qui leur confèrent leur richesse et non les légumes eux-mêmes.

La Société canadienne du cancer recommande de manger chaque jour trois ou quatre portions de légumes. La consommation quotidienne d'au moins trois légumes apporte une dose raisonnable de fibres, de vitamine C et de carotène. (Le carotène se transforme en vitamine A dans l'organisme.) Par ailleurs, si l'on s'abstient de leur ajouter du beurre ou d'autres corps gras, les plats de légumes constituent une excellente façon de conserver sa taille et de réduire son apport quotidien en lipides à moins de 30 p. 100 de sa consommation totale de calories.

Dans la préparation des repas, il convient toujours d'inclure des légumes frais, cuits et crus. (Les légumes crus contiennent davantage de fibres.) On peut aussi combiner agréablement les couleurs, les textures et les saveurs. Par exemple, il vaut mieux éviter de servir ensemble du navet, du chou-fleur et du panais. Ils sont tous trois de texture et de couleur similaires et ont chacun une saveur appuyée. Par contre, un mélange de légumes verts, jaunes et orange est non seulement joli mais aussi très nutritif.

Pour conserver le plus de fibres et de vitamines possible :
- Ne pas peler les légumes à pelure comestible, comme les pommes de terre, les courgettes et le concombre. Leur peau contient des fibres et des éléments nutritifs.
- Ne pas jeter les graines comestibles comme celles des tomates ou des concombres. Elles sont riches en fibres.
- Ne jamais trop cuire les légumes.
- Manger le plus possible de légumes crus.
- Se reporter au tableau G, page 261, pour connaître la teneur en fibres des légumes.

Tomates florentine

Voici un plat qu'on peut faire à l'avance et qui apportera une note de gaieté à un buffet ou un grand dîner.

6	tomates	6
10 mL	beurre	2 c. à thé
1	petit oignon finement haché	1
1	gousse d'ail émincée	1
340 g	épinards hachés surgelés, décongelés et égouttés (1 paquet)	10 oz
75 mL	lait	⅓ tasse
	sel et poivre frais moulu	
Garniture		
25 mL	chapelure finement émiettée	2 c. à soupe
25 mL	persil frais haché	2 c. à soupe
10 mL	parmesan râpé	2 c. à thé

Couper le chapeau des tomates. Retirer la pulpe de la moitié supérieure des fruits et réserver pour une sauce ou un potage.

Faire fondre le beurre dans une sauteuse. Y faire cuire, à feu modéré, l'oignon et l'ail en remuant, jusqu'à ce qu'ils soient tendres. Y mélanger les épinards et le lait ; saler et poivrer au goût. Dresser le mélange à la cuiller dans les tomates et disposer sur un plat de service allant au four ou une plaque à pâtisserie.

Garniture. Mélanger la chapelure, le persil et le fromage et en saupoudrer les tomates. Cuire au four préchauffé à 200°C (400°F) pendant 20 minutes. Donne 6 portions.

Calories par portion : **70**
Grammes de lipides par portion : **2**
Fibres : **excellent**
Vitamines A et C : **excellent**
Acide folique : **bon**

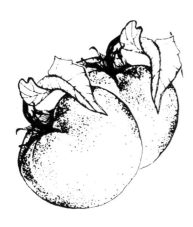

Variante
Tomates à la provençale : couper 6 tomates en deux sur la largeur. Mélanger 125 mL (½ tasse) de chapelure fine, 1 grosse gousse d'ail émincée, 50 mL (¼ tasse) de persil haché et 15 mL (1 c. à soupe) d'huile d'olive. En parsemer les moitiés de tomates et passer au four à 200 °C (400°F) sur une plaque à pâtisserie pendant environ 15 minutes. Donne 6 portions.

Les choux de Bruxelles sont des *Brassica* de la famille des cruciféracées. Les gens qui en consomment souvent sont moins exposés au cancer du côlon.

Menu pour réception du printemps

- Asperges et purée de poivrons rouges (p. 173)
- Gigot d'agneau mariné à la coriandre (p. 130)
- Pilaf de blé concassé au basilic (p. 193)
- Tomates cerises et pois mange-tout à la vapeur ou
- Courgettes sautées au yogourt et aux fines herbes (p. 183) ou
- Légumes sautés à l'ail et au gingembre (p. 186 et 187)
- Sorbet aux fraises fraîches (p. 214)

Choux de Bruxelles glacés aux pacanes

On peut facilement doubler ou tripler cette recette, un accompagnement classique de la dinde. Si on les aime, on substituera des noix de Grenoble aux pacanes, pourvu qu'on puisse s'en procurer des fraîches.

500 mL	petits choux de Bruxelles	2 tasses
15 mL	beurre	1 c. à soupe
10 mL	sucre	2 c. à thé
25 mL	pacanes concassées	2 c. à soupe
	sel et poivre frais moulu	

   Enlever le pied et les feuilles extérieures des choux. Les faire cuire à la vapeur 10 minutes ou jusqu'à ce qu'ils soient tendres. Égoutter soigneusement.

   Faire fondre le beurre dans une sauteuse, à feu moyen, et y dissoudre le sucre en remuant. Ajouter les noix et les choux; remuer pour bien napper et cuire 1 ou 2 minutes. Saler et poivrer au goût. Donne 4 portions.

Calories par portion: **81**
Grammes de lipides par portion: **5**
Fibres: **bon**
Vitamines A et C: **excellent**

Asperges et purée de poivrons rouges

On offrira ce plat coloré en saison, comme premier service.

2	gros poivrons rouges doux	2
10 mL	huile d'olive	2 c. à thé
1 mL	thym sec	¼ c. à thé
	poivre frais moulu	
1 kg	asperges	2 lb

Griller les poivrons sur une plaque à pâtisserie pendant 18 minutes au four préchauffé à 190°C (375°F). Les retourner pour faire griller l'autre côté pendant le même nombre de minutes, ou jusqu'à ce qu'ils soient mous et que la peau commence à se soulever. Les disposer, hors du four, dans un sac de papier épais ou un sac de plastique. Fermer celui-ci et laisser les poivrons continuer de cuire ainsi de 10 à 15 minutes. Avec les doigts et un petit couteau, les peler (une opération qui devrait être facile), les épépiner et les tailler en lanières.

Chauffer l'huile dans une sauteuse, à feu modéré ; y faire sauter les poivrons avec le thym. Saler et poivrer au goût, puis réduire en purée au robot culinaire. (On peut préparer cette purée à l'avance ; elle se conservera, couverte, au réfrigérateur, pendant une semaine ; on n'aura qu'à la réchauffer à feu doux avant de poursuivre la recette.)

Parer et laver les asperges ; les cuire 5 à 8 minutes dans une casserole d'eau bouillante, ou jusqu'à ce qu'elles soient tendres. Égoutter.

Napper des assiettes de service de purée de poivrons chaude. Y dresser les asperges et servir. Donne 6 portions.

Calories par portion : **56**
Grammes de lipides par portion : **2,6**
Fibres : **bon**
Vitamines A et C : **excellent**

Grillés, les poivrons ont une saveur incomparable. La plupart des gens les font griller rapidement au four, sur le barbecue ou à la flamme vive, de sorte qu'ils noircissent ou brûlent. Il vaut beaucoup mieux ne les faire griller que jusqu'à ce que la peau se soulève, car les aliments noircis au charbon ou carbonisés peuvent être cancérigènes.

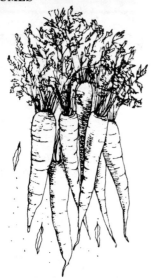

Carottes à l'estragon

L'oignon et l'estragon relèvent agréablement les carottes. On les cuira de préférence au four à micro-ondes ou au four de la cuisinière pour conserver toutes leurs vitamines. On gagnera du temps en tranchant carottes et oignons au robot culinaire.

4	grosses carottes en tranches fines (500 mL/2 tasses)	4
2	petits oignons émincés	2
5 mL	estragon	1 c. à thé
25 mL	eau	2 c. à soupe
	sel et poivre frais moulu	
10 mL	beurre	2 c. à thé

Huiler légèrement une grande feuille de papier d'aluminium ou un plat allant au four à micro-ondes de 1,5 L (6 tasses). Y disposer les carottes, les oignons, et les parsemer d'estragon, de sel et de poivre, puis les asperger d'eau. Couvrir ou bien envelopper. Mettre au four à 180°C (350°F) pendant 30 minutes ou au four à micro-ondes à la température maximale de 10 à 12 minutes, ou jusqu'à ce que les légumes soient tendres. Ajouter le beurre. Donne 4 portions.

Calories par portion: **37**
Grammes de lipides par portion: **2**
Fibres: **bon**
Vitamine A: **excellent**

Carottes citronnées au gingembre

Mélanger soigneusement 15 mL (1 c. à soupe) de beurre à autant de sucre et de jus de citron et y incorporer 5 mL (1 c. à thé) de zeste de citron râpé et autant de gingembre frais râpé. Cuire pour dissoudre le sucre. Verser sur 500 à 750 mL (2 à 3 tasses) de carottes cuites et remuer.

N'ajouter le beurre qu'une fois la cuisson des carottes terminée. On obtiendra ainsi plus de saveur, mais moins de lipides.

Poêlée de brocoli et de poivrons

Ce magnifique plat de légumes rouges, jaunes et verts est aussi savoureux que beau.

1	brocoli (environ 500 g / 1 lb)	1
1	poivron rouge	1
1	poivron jaune	1
15 mL	huile végétale	1 c. à soupe
1	oignon haché	1
5 mL	gingembre frais râpé	1 c. à thé
50 mL	bouillon de poulet	¼ tasse
10 mL	sauce soya	2 c. à thé

Parer le brocoli, le tailler en morceaux d'environ 4 cm (1½ po) de longueur. Le blanchir de 2 à 3 minutes dans un bain d'eau bouillante, jusqu'à ce qu'il soit d'un beau vert et encore croquant ; égoutter, passer sous le robinet d'eau froide et sécher sur du papier absorbant. Épépiner les poivrons et les tailler en lanières (une opération qu'on peut faire à l'avance).

Dans un wok ou une sauteuse épaisse, chauffer l'huile à feu modéré ; y faire sauter l'oignon et le gingembre 1 minute. Ajouter les poivrons et faire sauter de 2 à 3 autres minutes en mouillant de bouillon au besoin pour que le mélange n'attache pas. Ensuite y faire revenir le brocoli pour le réchauffer ; asperger de sauce soya. Servir immédiatement. Donne 8 portions.

Calories par portion : **40**
Grammes de lipides par portion : **2**
Fibres : **bon**
Vitamines A et C : **excellent**

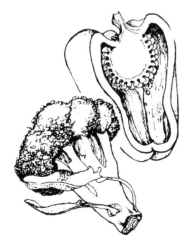

Chou rouge braisé

Coloré et savoureux, le chou rouge braisé accompagne particulièrement bien le porc ou la volaille. On peut le préparer quelques jours à l'avance et le réchauffer au moment de servir. Afin de préserver toute la couleur du chou, on ajoutera à l'eau de cuisson un peu de jus de citron ou de vinaigre.

La consommation de choux et d'autres légumes de même famille réduirait le risque de cancer du côlon.

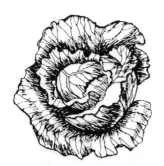

½	chou rouge moyen	½
1	pomme à cuire	1
75 mL	eau	⅓ tasse
50 mL	vinaigre de vin blanc	¼ tasse
	sel et poivre frais moulu	
25 mL	miel ou sucre (approximativement)	2 c. à soupe

Enlever les feuilles extérieures et le coeur du chou, puis l'émincer. Peler, vider et trancher la pomme. Mélanger le chou, la pomme, l'eau et le vinaigre dans une grande sauteuse ou une poêle épaisse et porter à ébullition. Réduire le feu, couvrir et laisser mijoter, mais en remuant occasionnellement, pendant 1 heure pour que le chou soit très tendre.

Saler, poivrer et sucrer au goût. Il s'agit d'un plat aigredoux ; modifier l'assaisonnement au besoin. Donne 4 portions.

Calories par portion : **55**
Grammes de lipides par portion : **0,3**
Fibres : **bon**
Vitamine C : **excellent**

Excellentes sources de fibres

(plus de 4 g de fibres par portion)

125 mL	(½ tasse) de haricots rouges
125 mL	(½ tasse) de petits pois
250 mL	(1 tasse) de haricots blancs
125 mL	(½ tasse) de haricots pinto
150 mL	(⅔ tasse) de brocoli
125 mL	(½ tasse) d'épinards

Bonnes sources de fibres

(2 à 3,9 g de fibres par portion)

2	betteraves
2	choux de Bruxelles
175 mL	(¾ tasse) de chou cru
1	carotte
125 mL	(½ tasse) de panais
125 mL	(½ tasse) de lentilles
125 mL	(½ tasse) de navet
125 mL	(½ tasse) de fèves de Lima

Un ingrédient mystérieux

Plusieurs études tendent à démontrer que les légumes apparentés au chou, ou *Brassica* (de la famille des cruciféracées), pourraient réduire les risques du cancer du côlon. Un constituant de ces légumes aiderait à prévenir l'apparition de la maladie dans l'organisme.

La famille des *Brassica* comprend le chou, le brocoli, le choufleur, le chou de Bruxelles, le rutabaga, le chou frisé, le navet, le chou-rave et le chou vert.

(À l'exception du chou, les mesures correspondent au volume des légumes après cuisson.)

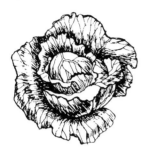

Chou au gratin

Voici une façon originale de servir le chou et ce plat délicieux assure une certaine quantité de protéines dans un repas qui autrement n'en contiendrait pas. Par ailleurs, il convient aussi comme accompagnement avec le boeuf, le porc ou l'agneau, froids ou chauds. On peut le préparer à l'avance et le passer au four juste avant de servir.

1 L	chou grossièrement haché	4 tasses
398 mL	tomates avec leur jus (1 boîte)	14 oz
10 mL	sucre	2 c. à thé
1 mL	paprika	¼ c. à thé
5 mL	sel	1 c. à thé
5 mL	origan	1 c. à thé
	sel et poivre frais moulu	
125 mL	cheddar râpé	½ tasse
250 mL	fine chapelure fraîche	1 tasse

Cuire le chou dans un bain d'eau bouillante salée environ 6 minutes, puis l'égoutter soigneusement. Mélanger les tomates, le sucre, le paprika, le sel et l'origan en brisant les tomates avec le dos de la cuiller. Transvaser le chou dans un plat à four de 1,5 L (6 tasses), préalablement graissé. Saler et poivrer au goût. Y verser les tomates et couvrir de fromage. Garnir de chapelure. Mettre au four à 180° C (350° F) et laisser cuire, sans couvrir, 30 minutes pour que le tout soit bien chaud. Donne 6 portions.

Calories par portion : **133**
Grammes de lipides par portion : **7**
Fibres : **bon**
Vitamine C : **excellent**
Calcium et vitamine A : **bon**

Poêlée aux deux choux

Ce mélange de chou blanc et de chou rouge sauté avec du gingembre et de l'oignon donne un plat savoureux et très coloré qui accompagne parfaitement le porc ou la dinde. On peut se procurer du vinaigre de riz, de saveur douce, aux comptoirs de cuisine chinoise de la plupart des supermarchés.
(On doublera la recette au besoin.)

15 mL	vinaigre de riz	1 c. à soupe
15 mL	eau	1 c. à soupe
5 mL	sauce soya	1 c. à thé
5 mL	fécule de maïs	1 c. à thé
15 mL	huile végétale	1 c. à soupe
5 mL	gingembre frais moulu	1 c. à thé
1	petit oignon haché	1
250 mL	chou rouge émincé	1 tasse
250 mL	chou blanc émincé	1 tasse

Dîner d'automne
Filet de porc au thym et au romarin (p. 127)
Poêlée aux deux choux (p. 178)
Purée de pommes de terre aux oignons (p. 190) ou petits pois
Carrés croquants aux pêches et aux bleuets (p. 228)

Mélanger le vinaigre, l'eau, la sauce soya et la fécule de maïs dans un petit bol et réserver.

Chauffer l'huile, à feu moyen, dans un wok ou une sauteuse épaisse; y faire sauter le gingembre et l'oignon 1 minute. Ajouter le chou et le faire revenir de 3 à 5 minutes ou jusqu'à ce qu'il soit tendre.

Y verser le mélange au vinaigre et continuer la cuisson environ 1 minute, jusqu'à ce que le liquide commence à bouillir. Servir chaud. Donne 3 portions.

Calories par portion : **75**
Grammes de lipides par portion : **5**
Fibres : **bon**
Vitamine C : **excellent**

Haricots verts à l'ail et aux fines herbes

Les fines herbes, l'oignon et l'ail soulignent la saveur des haricots sans leur ajouter de calories.

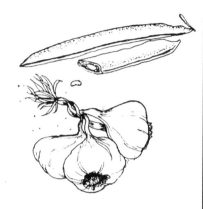

500 g	haricots verts	1 lb
10 mL	beurre ou huile	2 c. à thé
1	petit oignon haché menu	1
1	gousse d'ail émincée	1
15 mL	origan ou thym frais haché	1 c. à soupe
	ou	
2 mL	thym	½ c. à thé
	ou origan sec	
	sel ou poivre frais moulu	

Parer les haricots, amener l'eau à ébullition et les faire cuire de 4 à 5 minutes, pour qu'ils soient tendres mais encore croquants; égoutter.

Faire fondre le beurre dans une sauteuse ou une casserole épaisse; y faire cuire l'oignon et l'ail à feu assez doux, en remuant de temps en temps, jusqu'à ce que l'oignon soit tendre. Ajouter les haricots et le thym tout en brassant; saler et poivrer au goût et réchauffer le tout. Donne 4 portions.

Calories par portion: **42**
Grammes de lipides par portion: **2**
Fibres: **bon**

Poireaux au gratin

Même si on trouve des poireaux sur nos marchés presque toute l'année, ils sont beaucoup moins chers à l'automne, quand ils sont en saison. Ils sont délicieux avec la viande et la volaille ou avec d'autres légumes, dans un repas végétarien.

4	gros poireaux	4
10 mL	beurre	2 c. à thé
	sel et poivre frais moulu	
20 mL	parmesan râpé	4 c. à thé
5 mL	eau	1 c. à thé

Souper d'automne
Poitrines de poulet panées au citron (p. 106)
Poireaux au gratin (p. 180)
Courge au four avec gingembre (p. 184 et 185)
Salade verte
Tarte aux prunes (p. 240)

Enlever les feuilles vertes des poireaux et ne laisser que les feuilles vert tendre ou blanches. Les couper en deux sur la longueur, les laver sous le robinet d'eau froide et les égoutter avant de les disposer, côte à côte, partie coupée sur le dessus, dans un plat pour four à micro-ondes ou sur un papier d'aluminium légèrement huilé. Parsemer de noix de beurre; saler et poivrer au goût. Saupoudrer de fromage, verser 5 mL (1 c. à thé) d'eau sur les côtés du plat, puis couvrir ou envelopper. Passer au four à micro-ondes à température maximale de 5 à 7 minutes ou au four ordinaire à 180°C (350°F) pendant 25 minutes ou jusqu'à ce qu'ils soient tendres. Donne 4 portions.

Calories par portion: **53**
Grammes de lipides par portion: **2,6**
Fibres: **bon**
Vitamine C: **bon**

Poivrons rouges et poireaux braisés

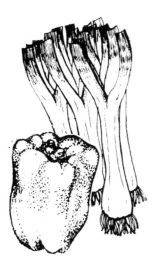

Voici un bon plat d'accompagnement pour l'agneau, le porc et le boeuf; on évitera toutefois d'utiliser plus de poivrons que la recette n'en demande, car ils pourraient masquer la délicate saveur des poireaux.

6	poireaux	6
1	gros poivron rouge doux	1
125 mL	eau ou bouillon de poulet	½ tasse
15 mL	beurre	1 c. à soupe
	sel et poivre frais moulu	

Parer les poireaux pour ne conserver que les parties tendres. Les couper en deux sur la longueur et les laver soigneusement sous le robinet d'eau froide. Les tailler en morceaux de 1 cm (½ po). (On devrait en obtenir environ 1 L / 4 tasses.) Enlever la tige du poivron et l'épépiner; les tailler en lanières de 2,5 cm (1 po) de long.

Mélanger, dans une casserole, le bouillon de poulet et les poireaux, couvrir puis faire mijoter de 5 à 10 minutes, jusqu'à ce que les poireaux soient presque tendres. Ajouter le poivron et continuer la cuisson, sans découvrir, encore 5 ou 10 minutes, pour que le tout soit bien tendre. Si le mélange est trop liquide, découvrir et faire réduire 1 ou 2 minutes. Y mélanger le beurre, puis saler et poivrer au goût. Donne 4 portions.

Calories par portion: **84**
Grammes de lipides par portion: **3**
Fibres: **bon**
Vitamines A et C: **excellent**

Cuisson à l'étuvée et à la vapeur

La cuisson à la vapeur se fait au-dessus d'un liquide et non dans celui-ci. Les aliments passés au four ou au gril enveloppés de papier d'aluminium cuisent à l'étuvée dans leur propre jus. On peut ajouter des fines herbes, du sel, du sucre ou des épices aux aliments ou au liquide de cuisson avant de commencer celle-ci. La cuisson à la vapeur ou à l'étuvée a l'avantage de conserver aux légumes toute leur saveur, leur couleur et leurs vitamines, et au poisson, tous ses sucs. On peut étuver des aliments au four, sur la cuisinière ou au barbecue.

Ustensiles

On peut trouver des étuveuses ou des marmites à vapeur dans le commerce, mais il n'est pas nécessaire d'avoir un équipement spécial pour pratiquer ce type de cuisson.

- Pour les passer au four ou sur le gril, on enveloppera les aliments dans du papier d'aluminium.
- Sur la cuisinière, on utilisera une casserole profonde munie d'un couvercle étanche, dans laquelle on déposera une marguerite (panier fleur), une passoire à socle ou un chinois appuyé sur un trépied. On placera les aliments de bonnes dimensions, comme le poulet ou les poudings, sur des plats résistant à la chaleur qu'on aura inversés ou sur des grilles à pieds. Un wok muni de sa grille et d'un couvercle étanche (ou recouvert d'un papier d'aluminium si le couvercle est lâche) peut aussi faire l'affaire.
- Pour étuver au four, on mettra un trépied ou une grille dans une lèchefrite de manière à maintenir les aliments au-dessus du liquide de cuisson.

Légumes printaniers étuvés

Les légumes à l'étuvée relèvent agréablement le poisson ou la volaille. En hiver, on remplacera les asperges par du panais, des pois mange-tout ou des haricots et on taillera les carottes en morceaux de 1 cm (½ po). Les oignons boules, ou à mariner, se conservent jusqu'à deux mois dans un endroit frais et sec. On les choisira de la grosseur de petits raisins.

250 g	oignons boules frais	½ lb
375 g	carottes hâtives fraîches	¾ lb
250 g	asperges	½ lb
25 mL	eau	2 c. à soupe
15 mL	beurre	1 c. à soupe
1	feuille de laurier	1
2 mL	sel	½ c. à thé
1	pincée de poivre blanc	1

Blanchir les oignons 2 minutes dans une grande casserole d'eau bouillante; égoutter. Parer les carottes et les presser doucement entre les paumes pour les débarrasser de leur peau. Les blanchir 2 minutes dans une autre casserole d'eau bouillante; les égoutter, les passer à l'eau froide, puis les égoutter une seconde fois. Parer les asperges.

Disposer les légumes en un seul rang sur une grande feuille de papier d'aluminium épais; asperger d'eau, parsemer de noix de beurre, couronner du laurier, puis saler et poivrer. Replier le papier de telle façon que le tout soit étanche. Cuire au four à 190° C (375° F), de 20 à 30 minutes ou jusqu'à ce que les légumes soient tendres. Donne 6 portions.

Calories par portion : **65**
Grammes de lipides par portion : **3**
Fibres : **bon**
Vitamine A : **excellent**
Vitamine C : **bon**

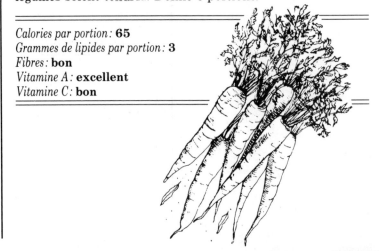

- On peut aussi cuire à l'étuvée dans une friteuse en plaçant le panier au-dessus de l'eau qu'on utilisera au lieu de l'huile.
- Enfin, les cocottes en terre (résistant à la chaleur) font d'excellentes étuveuses.

Souper estival vite préparé
Filets de sole persillés (p. 135)
Courgettes sautées au yogourt et aux fines herbes (p. 183)
Tomates à la provençale (p. 171)
Petites pommes de terre bouillies avec leur pelure
Fraises ou cantaloup frais

Courgettes sautées au yogourt et aux fines herbes

Les courgettes sautées, relevées au yogourt ou à la crème sure comptent parmi les plats faciles à faire que je préfère; comme la crème sure contient plus de lipides que le yogourt, on choisira de préférence celui-ci.

500 g	courgettes (environ 3 petites)	1 lb
10 mL	beurre	2 c. à thé
1	petit oignon, tranché et défait en rondelles	1
90 mL	yogourt nature ou crème sure	6 c. à soupe
25 mL	persil frais haché	2 c. à soupe
2 mL	feuilles d'origan broyées *ou*	½ c. à thé
10 mL	origan frais haché	2 c. à thé
	sel et poivre frais moulu	

Enlever l'extrémité des courgettes, puis les émincer à la main ou au robot culinaire.

Faire fondre le beurre, à feu moyen, dans une sauteuse épaisse; y faire cuire les oignons jusqu'à ce qu'ils soient tendres, en remuant. Ajouter les courgettes, puis les cuire, en tournant souvent, environ 5 minutes ou jusqu'à ce qu'elles soient croquantes.

Retirer du feu et incorporer le yogourt, le persil, l'origan, puis du sel et du poivre au goût. Mélanger à fond pour bien napper et servir immédiatement. Donne 6 portions.

Calories par portion : **34**
Grammes de lipides par portion : **1,4**
Vitamine C : **bon**

Purée de panais

On peut remplacer le panais par du navet, des carottes ou des courges. Le panais est plus tendre et plus doux quand il est petit et frais.

1 kg	panais	2 lb
15 mL	beurre	1 c. à soupe
50 mL	lait	¼ tasse
15 mL	sherry ou xérès (facultatif)	1 c. à soupe
1 mL	muscade fraîchement moulue	¼ c. à thé
	sel et poivre frais moulu	

Les purées de légumes, qui présentent une texture crémeuse, peuvent remplacer avantageusement les plats de légumes nappés de sauce à la crème. La purée de panais se marie bien aux haricots verts, au brocoli ou à tout autre légume vert bouilli ou cuit à l'étuvée. On la sert souvent avec de la viande ou de la volaille. Pour adoucir la saveur des panais ou des navets, on les mélangera avec des pommes de terre avant de les réduire en purée.

Peler les panais et les couper en morceaux, puis les faire cuire dans un bain d'eau bouillante salée jusqu'à ce qu'ils soient tendres. Les égoutter et les réduire en purée au robot culinaire, au moulin à légumes ou au mélangeur, puis y incorporer le beurre; le lait, le sherry, la muscade, du sel et du poivre au goût. Réchauffer dans la casserole, puis dresser à la cuiller sur une assiette de service. Couvrir et garder au chaud. (On peut préparer ce plat à l'avance; on n'aura qu'à le réchauffer à feu doux au moment de servir.) Donne 8 portions.

Calories par portion : **93**
Grammes de lipides par portion : **2**
Fibres : **bon**
Vitamine C : **bon**

Courge au four avec gingembre

Le gingembre relève agréablement la saveur des courges, tout comme le zeste d'orange râpé, qu'on pourra d'ailleurs lui substituer.

1 kg	courges (Hubbard, courge-potiron ou calebasse)	2 lb
25 mL	beurre	2 c. à soupe
25 mL	cassonade	2 c. à soupe
5 mL	gingembre moulu	1 c. à thé
	sel, poivre frais moulu et muscade fraîchement râpée	

Couper la courge en deux et enlever les graines à la cuiller. Couvrir les moitiés de papier d'aluminium et les disposer sur une plaque à pâtisserie. Les mettre au four préchauffé à 200°C (400°F) et les cuire 40 minutes ou jusqu'à ce qu'elles soient tendres. (On peut aussi les cuire dans un plat approprié, partiellement couvert, pendant 7 à 10 minutes à température maximale au four à micro-ondes.)

Égoutter la courge et en retirer la pulpe à la cuiller; la passer au robot culinaire en 2 ou 3 tours de moteur, puis y incorporer le beurre, la cassonade, le gingembre, du sel, du poivre et de la muscade au goût. (On peut préparer ce plat à l'avance; on le réchauffera, couvert, juste avant de servir, au four à micro-ondes ou au four de la cuisinière à 180°C (350°F.) Donne 6 portions.

Calories par portion: **93**
Grammes de lipides par portion: **4**
Vitamine A: **excellent**
Vitamine C: **bon**

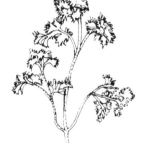

Pilaf à l'orge et au persil

L'oignon rouge confère du croquant et de la saveur à ce plat inhabituel.

175 mL	orge perlé	¾ tasse
175 mL	riz brun	¾ tasse
125 mL	bouillon de poulet chaud	½ tasse
125 mL	oignons rouges ou verts hachés	½ tasse
250 mL	persil frais haché	1 tasse
	sel et poivre frais moulu	

Cuire l'orge dans 750 mL (3 tasses) d'eau bouillante durant 30 minutes ou jusqu'à ce qu'il soit tendre; l'égoutter.

Dans une autre casserole, amener 500 mL (2 tasses) d'eau à ébullition; y verser le riz, couvrir, puis faire mijoter 30 minutes ou jusqu'à ce qu'il soit tendre et que l'eau ait été absorbée.

Dans une cocotte ou un plat à four de 1,5 L (6 tasses), mélanger le riz, l'orge, le bouillon de poulet, l'oignon et le persil, puis saler et poivrer au goût. Mettre au four 20 minutes à 180°C (350°F) pour bien réchauffer. Donne 8 portions.

Calories par portion: **116**
Grammes de lipides par portion: **0,6**
Fibres: **bon**
Vitamines A et C: **bon**

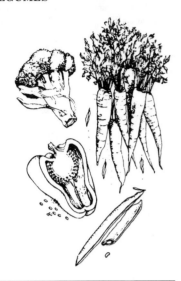

Légumes sautés à l'ail et au gingembre

Ce plat savoureux et très coloré accompagne bien le poulet ou les viandes, comme le boeuf ou l'agneau. Un riz frais complétera le service principal. Pour un repas d'un seul plat, on ajoutera du poulet, de la dinde, des crustacés aux légumes et on dressera l'appareil sur un lit de pâtes.

125 g	haricots verts	¼ lb
1	petite courgette	1
2	carottes	2
½	petit chou-fleur	½
1	brocoli	1
1	poivron rouge ou jaune (ou la moitié de chacun)	1
125 g	pois mange-tout	¼ lb
25 mL	huile végétale	2 c. à soupe
1	oignon rouge finement tranché	1
3	gousses d'ail émincées	3
25 mL	gingembre frais émincé	2 c. à soupe
25 mL	sauce soya	2 c. à soupe
	sel et poivre frais moulu	

À cause de sa forte teneur en sodium, il vaut mieux n'employer la sauce soya qu'avec parcimonie. La sauce soya fermentée sans additif ou les marques spéciales à faible teneur en sodium devraient être choisies de préférence aux sauces dont on a chimiquement « forcé » la fermentation.

Couper les haricots, diagonalement, en morceaux de 4 cm (1½ po). Émincer, toujours en diagonale, la courgette et les carottes. Défaire le chou-fleur et le brocoli en bouquets. Trancher la tige de celui-ci à contre-fil et en diagonale. Épépiner le poivron et le couper en carrés de 2,5 cm (1 po). Enlever les fils des pois mange-tout.

Dans une grande casserole d'eau bouillante, blanchir tour à tour les haricots, les carottes, le chou-fleur et le brocoli pour qu'ils soient tendres, mais encore croquants. Les égoutter au fur et à mesure et les passer sans attendre à l'eau froide pour arrêter la cuisson ; les égoutter soigneusement une seconde fois. (On peut faire ces opérations à l'avance.)

Vingt minutes avant de servir, chauffer, à feu modéré, environ 10 mL (2 c. à thé) d'huile dans une sauteuse épaisse ; y faire sauter l'oignon avec une gousse d'ail 3 ou 4 minutes. Ajouter la courgette, une pincée de gingembre et d'autre ail et faire revenir 3 autres minutes, en ajoutant de l'huile au besoin. Si la sauteuse est pleine, on transvasera les légumes dans un plat approprié qu'on tiendra au chaud au four à 130 °C (250° F). Verser dans la sauteuse autant de légumes blanchis qu'il est possible d'en faire sauter en une seule fois, ajouter de l'ail et du gingembre et cuire en remuant 2 ou 3 minutes. Réserver ces légumes au four et continuer de même avec le reste des ingrédients, en ajoutant de l'huile au besoin. Terminer avec les pois mange-tout et les poivrons qui doivent rester un peu croquants. Mélanger ensuite tout l'appareil avec la sauce soya, du sel et du poivre. Donne 8 portions.

Calories par portion: **67**
Grammes de lipides par portion: **3**
Fibres: **bon**
Vitamines A et C: **excellent**

Patates douces au sherry et à l'orange

On peut préparer les patates douces au sherry un jour à l'avance si on les fait réchauffer juste avant de servir. Elles sont parfaites avec la dinde, l'oie ou le jambon. On peut substituer au sherry ou au xérès du gingembre, du sirop d'érable ou des ananas broyés, pourvu qu'on ajuste les quantités au goût des convives.

4	grosses patates douces	4
15 mL	beurre	1 c. à soupe
	zeste râpé de ½ orange	
50 mL	jus d'orange	¼ tasse
25 mL	sherry (environ)	2 c. à soupe
25 mL	cassonade	2 c. à soupe
1	purée de muscade fraîchement râpée	1
	sel et poivre frais moulu	

Cuire les patates, sans les peler, dans une casserole d'eau bouillante jusqu'à ce qu'elles soient tendres, soit de 30 à 40 minutes. Les égoutter, les laisser tiédir, puis les peler. Les réduire en purée quand elles sont encore chaudes avec tous les autres ingrédients. Les réchauffer dans une casserole, à feu modéré, et servir ou les conserver au réfrigérateur. Une heure avant le repas, les réchauffer, couvertes, au four à 180 ° C (350 ° F) pendant environ 25 minutes. Donne 5 portions.

Calories par portion: **208**
Grammes de lipides par portion: **3**
Fibres: **bon**
Vitamines A et C: **excellent**

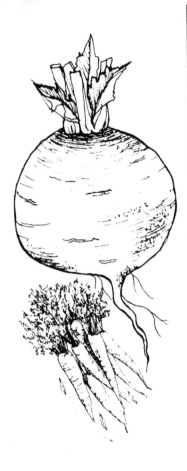

Purée de rutabaga aux carottes et à l'orange

L'ajout de carottes, d'une pincée de cassonade et de quelques noix de beurre à une purée de rutabaga rehausse la couleur et la saveur de celle-ci.

1	petit rutabaga	1
4	carottes	4
25 mL	cassonade	2 c. à soupe
25 mL	concentré de jus d'orange surgelé (non dilué)	2 c. à soupe
15 mL	beurre	1 c. à soupe
1	pincée de muscade	1
	sel et poivre frais moulu	
	persil haché (facultatif)	

Peler le rutabaga et les carottes et les couper en morceaux de 2 cm (¾ po). Les cuire séparément dans des casseroles d'eau mijotante jusqu'à ce qu'ils soient très tendres, puis les égoutter. Les réduire en purée à la main ou au robot culinaire.

Les mélanger ensuite avec la cassonade, le jus d'orange, le beurre et la muscade. Saler et poivrer au goût, puis parsemer de persil, le cas échéant. Servir immédiatement ou couvrir puis réchauffer avant le service. Donne 8 portions.

Calories par portion: **31**
Grammes de lipides par portion: **2**
Vitamine A: **excellent**

Navets campagnards

On peut substituer du rutabaga aux navets, mais il est plus long à cuire que ceux-ci. On gagnera du temps en coupant les légumes au robot culinaire.

4 à 6	navets ou 1 petit rutabaga (environ 1 kg / 2 lb)	4 à 6
250 mL	céleri haché	1 tasse
250 mL	carottes tranchées	1 tasse
1	grosse gousse d'ail émincée	1
1	oignon haché	1
250 mL	bouillon de poulet	1 tasse
50 mL	persil frais haché	¼ tasse
15 mL	beurre	1 c. à soupe
	sel et poivre frais moulu	

Plusieurs études tendent à démontrer que la consommation répétée de légumes de la famille des *Brassica* réduirait les risques de cancer du côlon. Cette famille comprend le rutabaga, le navet, le chou, le brocoli, le chou-fleur et le chou de Bruxelles.

Peler les navets et les couper en dés ou les trancher au robot culinaire. Dans une casserole épaisse, les mélanger avec le céleri, les carottes, l'ail, l'oignon et le bouillon, puis porter à ébullition. Couvrir et laisser mijoter environ 20 minutes, jusqu'à ce que les légumes soient tendres.

Découvrir et faire réduire le liquide jusqu'à ce qu'il soit visqueux. Parsemer de persil et de noix de beurre, puis saler et poivrer au goût. Donne 6 portions.

Calories par portion : **54**
Grammes de lipides par portion : **2,4**
Fibres : **bon**
Vitamines A et C : **excellent**

Purée de pommes de terre aux oignons

Les pommes de terre et les oignons font un délicieux mélange. En fait, les oignons relèvent si bien le goût des pommes de terre qu'on n'a pas besoin de leur ajouter de beurre. Si l'on préfère les pommes de terre au four, on pourra les évider, mélanger la chair avec le reste des ingrédients ci-dessous, puis les remettre dans leur pelure et les passer au four environ 10 minutes à 180 °C (350 °F). Si l'on a prévu une autre garniture pour farcir les pommes de terre, on pourra utiliser la chair dans cette recette-ci.

6	pommes de terre	6
10 mL	beurre	2 c. à thé
2	oignons émincés	2
15 mL	eau	1 c. à soupe
125 mL	lait	½ tasse
	sel et poivre	

Peler les pommes de terre et les tailler en quartiers. Les cuire à l'eau bouillante jusqu'à ce qu'elles soient tendres, environ 20 minutes.

Pendant ce temps, faire fondre le beurre dans une sauteuse épaisse; y verser les oignons et l'eau et cuire, à feu assez doux, de 10 à 15 minutes, en remuant de temps à autre, jusqu'à ce que les oignons soient tendres. Réduire le feu au besoin pour qu'ils ne dorent pas.

Égoutter les pommes de terre et les remettre dans leur casserole à feu doux de 1 à 2 minutes, en agitant celle-ci, pour que l'eau s'évapore. Les réduire en purée avec la moitié du lait ou plus selon la grosseur et la sorte de pommes de terre utilisées. Y mélanger les oignons, puis saler et poivrer au goût. Donne 6 portions.

Calories par portion: **123**
Grammes de lipides par portion: **2**
Fibres: **bon**
Vitamine C: **excellent**
Pommes de terre au four farcies de Purée de pommes de terre aux oignons:
Fibres: **excellent** *(grosses pommes de terre)*

À titre de comparaison

Pour un meilleur apport en fibres, ne pas peler les pommes de terre.

	Grammes de fibres alimentaires
1 grosse pomme de terre cuite au four ou à l'eau avec sa pelure	4
1 grosse pomme de terre cuite à l'eau sans sa pelure	2

Curry de fruits avec riz

De bons fruits juteux et savoureux combinés avec du curry donnent un plat délicieux et d'agréable texture qui se sert aussi bien avec du riz qu'avec de l'agneau ou un jambon au four.

500 mL	boules de cantaloup *ou* melon miel	2 tasses
250 mL	ananas frais en dés	1 tasse
1	banane tranchée	1
250 mL	pêches tranchées, fraises, raisins *ou* mandarines (ou un mélange des quatre)	1 tasse
250 mL	bouillon de poulet	1 tasse
7 mL	fécule de maïs	1½ c. à thé
10 mL	curry en poudre	2 c. à thé
125 mL	chutney finement haché	½ tasse
50 mL	raisins secs	¼ tasse
25 mL	beurre	2 c. à soupe
1,25 L	riz cuit chaud	5 tasses
50 mL	amandes grillées effilées*	¼ tasse

Mélanger tous les fruits dans un bol et réserver.

Dans une casserole, bien mélanger le bouillon, la fécule et le curry ; porter à ébullition, à feu modéré, en remuant constamment. (On peut faire cette étape à l'avance et réchauffer le mélange avant de continuer la recette.)

Juste avant de servir, mélanger le chutney, les fruits et les raisins secs, puis les ajouter à la sauce au curry. Parsemer de beurre et remuer pour faire fondre.

Service : transvaser dans un plat de service et saupoudrer d'amandes. Présentez le riz séparément. Dresser le curry sur un lit de riz pour chaque convive. On peut aussi dresser le riz en couronne sur une assiette de service pas trop profonde et disposer le curry au centre.
Donne 8 portions.

Calories par portion : **268**
Grammes de lipides par portion : **6**
Fibres : **bon**
Fer et vitamine C : **bon**

Dans cette recette l'assaisonnement a été calculé pour ne pas masquer le goût des fruits. Si on aime beaucoup le curry, on pourra en ajouter davantage.

Dîner de Pâques ou du Nouvel An

Jambon braisé au sherry avec curry de fruits (p. 128)
Brocoli à la vapeur
Salade verte et Sauce crémeuse au persil (p. 101)
Poires pochées, sauce au chocolat (p. 212)

* Pour griller les amandes, les disposer sur une plaque à pâtisserie et les passer au gril à 180 °C (350 °F) pendant 5 minutes pour bien les dorer.

Riz brun aux raisins de Corinthe

Ce riz savoureux accompagne bien le poulet, la dinde, le porc, l'agneau et le poisson.

125 mL	raisins de Corinthe	½ tasse
25 mL	sherry ou xérès	2 c. à soupe
5 mL	beurre	1 c. à thé
1	oignon haché	1
500 mL	riz brun	2 tasses
1 L	bouillon de poulet	4 tasses
5 mL	feuilles de basilic sèches	1 c. à thé
	sel et poivre frais moulu	

Faire tremper les raisins dans le sherry et réserver.

Dans une casserole épaisse, faire fondre le beurre, à feu modéré, puis y cuire les oignons, en remuant, jusqu'à ce qu'ils soient tendres. Ajouter le riz et mélanger.

Porter le bouillon à ébullition, le verser sur le riz, ajouter le basilic, puis saler et poivrer au goût. Couvrir et faire mijoter environ 40 minutes ou jusqu'à ce que toute l'eau ait été absorbée. Y incorporer le mélange aux raisins. Donne 8 portions.

Calories par portion: **112**
Grammes de lipides par portion: **2,5**

Photo:

Omelette jardinière
(p. 151)

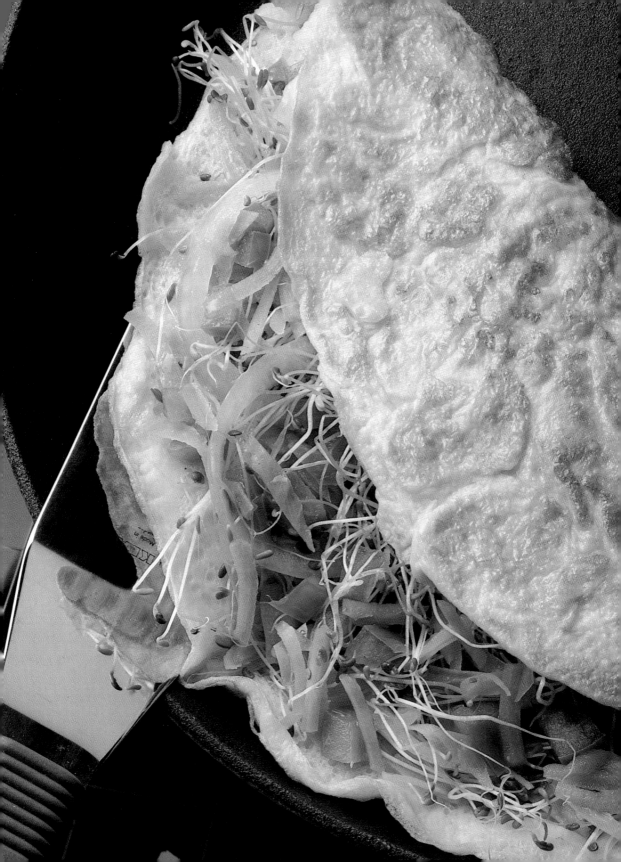

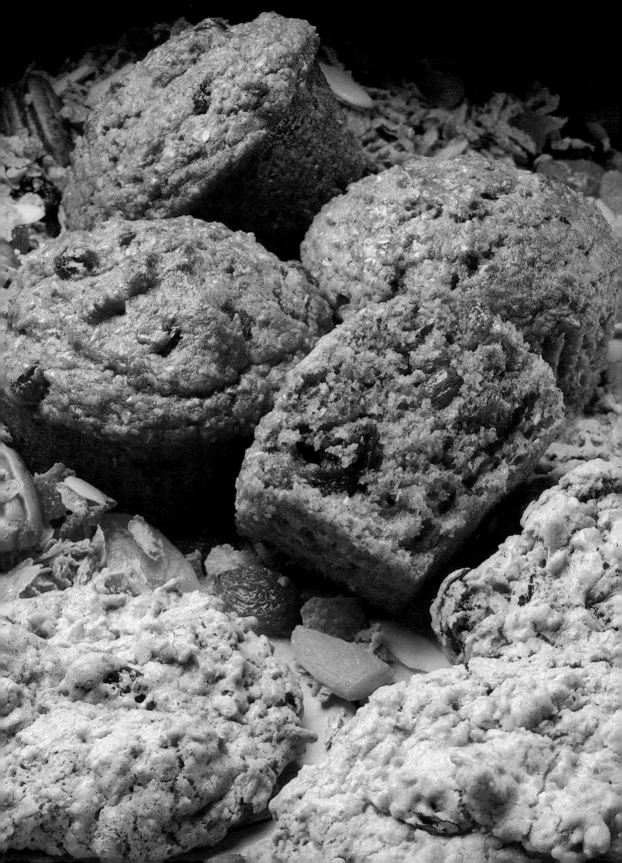

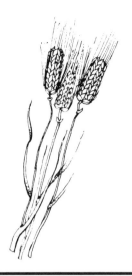

Pilaf de blé concassé au basilic

Voici un plat tout indiqué pour un repas végétarien, mais qu'on peut également savourer avec une viande ou de la volaille.

175 mL	blé concassé ou boulghour	¾ tasse
15 mL	huile	1 c. à soupe
1	gros oignon finement haché	1
2	gousses d'ail émincées	2
250 mL	champignons finement tranchés	1 tasse
1	grosse tomate épépinée et coupée en dés *ou*	1
15 mL	pâte de tomates et autant d'eau	1 c. à soupe
125 mL	basilic frais haché*	½ tasse
50 mL	amandes effilées	¼ tasse
2 mL	sel	½ c. à thé
	poivre frais moulu	

* À défaut de basilic frais, on utilisera 125 mL (½ tasse) de persil frais haché et 15 mL (1 c. à soupe) de basilic sec.

Rincer le blé à l'eau froide courante ; le mettre dans un bol avec assez d'eau pour l'immerger d'au moins 5 cm (2 po), puis le laisser tremper une heure pour qu'il devienne tendre. Égoutter soigneusement.

Chauffer l'huile dans une sauteuse épaisse ; y faire cuire l'oignon à feu modéré, en remuant, jusqu'à ce qu'il soit tendre. Y mélanger l'ail et les champignons et continuer de cuire environ 2 minutes.

Incorporer les tomates, le blé concassé, le basilic, les amandes et le sel, puis poivrer au goût. Continuer de tourner pour réchauffer et bien mélanger. Donne 6 portions de 125 mL (½ tasse).

Calories par portion : **172**
Grammes de lipides par portion (sans amande) : **3**
Grammes de lipides par portion (avec les amandes) : **6**
Fibres : **excellent**
Phosphore, vitamines A et C et niacine : **bon**

Photos :

Muffins à la citrouille (p. 195 et 196)
Biscuits au gruau et à la noix de coco (p. 205)
Petit déjeuner son et fruits (p. 245)

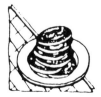

MUFFINS, PAINS ET BISCUITS

Rien n'a meilleur arôme que du pain, des muffins ou des biscuits cuits chez soi. Et rien n'a meilleur goût non plus. Faibles en lipides (si on ne les tartine pas de beurre), mais riches en fibres et en hydrates de carbone, les muffins, les pains et les biscuits, dont les recettes apparaissent dans cette section, font d'excellents goûters tout en contribuant à équilibrer le menu de tous les jours. Ils constituent aussi une façon originale de « se sucrer le bec » sans avoir à consommer tous ces lipides, ces glucides et ces farines raffinées dont regorgent les pâtisseries qu'on trouve dans le commerce.

La modération permet d'acquérir de bonnes habitudes alimentaires et s'applique également aux sucreries. Il faut les apprécier sans en abuser.

Muffins au son, bananes-abricots

Voici une excellente façon de commencer la journée. Accompagnés d'un verre de lait et d'un fruit frais, ces muffins soutiendront les plus exigeants jusqu'au lunch.

* Le son entier se vend dans les supermarchés, au rayon des céréales. Comme il contient des matières grasses, on le conservera au réfrigérateur ou au congélateur afin qu'il ne rancisse pas. Il constitue une excellente source de fibres qu'on utilisera dans la confection des muffins, de biscuits, secs ou non, et de pains.

375 mL	son entier*	1½ tasse
250 mL	farine de blé entier	1 tasse
5 mL	poudre à pâte	1 c. à thé
5 mL	bicarbonate de soude	1 c. à thé
2 mL	sel	½ c. à thé
125 mL	abricots secs hachés	½ tasse
75 mL	huile végétale	⅓ tasse
75 mL	cassonade, bien tassée	⅓ tasse
1	oeuf battu légèrement	1
2	bananes mûres écrasées	2
250 mL	yogourt nature	1 tasse

Mélanger, légèrement, le son, la farine, la poudre à pâte, le bicarbonate, le sel et les abricots.

Dans un grand bol, combiner l'huile avec la cassonade, l'oeuf, les bananes et le yogourt. Ajouter les ingrédients secs et remuer juste assez pour mélanger. Transvaser à la cuiller dans des moules à muffins chemisés de papier ou revêtus d'un enduit antiadhésif. Cuire au four à 200 ° C (400° F) de 25 à 30 minutes ou jusqu'à ce que les muffins soient fermes au toucher. Démouler et mettre à refroidir sur une grille. Donne 12 muffins.

Calories par portion: **173**
Grammes de lipides par portion: **7**
Fibre: **excellent**
Fer, vitamine A et niacine: **bon**

Muffins à la citrouille

Ma fille Susie a commencé à confectionner ces muffins à l'âge de sept ans. Elle en fait chaque fois que nous partons en excursion pour que nous puissions prendre un petit déjeuner rapide ou manger dans la voiture sans faire trop de dégâts. Comme elle les prépare toujours la veille, elle a vite appris à les cacher pour nous empêcher de les manger le soir même...

175 mL	son entier	¾ tasse
175 mL	farine de blé entier	¾ tasse
175 mL	sucre	¾ tasse
7 mL	cannelle	1½ c. à thé
5 mL	poudre à pâte	1 c. à thé
5 mL	bicarbonate de soude	1 c. à thé
2 mL	sel	½ c. à thé
250 mL	raisins secs	1 tasse
250 mL	purée de citrouille fraîche ou en conserve	1 tasse
2	oeufs entiers	2
125 mL	huile végétale	½ tasse
125 mL	yogourt nature ou babeurre	½ tasse

Mélanger dans un bol, le son, la farine, le sucre, la cannelle, la poudre à pâte, le bicarbonate, le sel et les raisins secs, puis y incorporer la citrouille, les oeufs, l'huile et le yogourt.

La farine de blé entier

La farine de blé entier contient 11,4 g de fibres par 250 mL (1 tasse), tandis que la farine tout usage n'en renferme que 4,7 g, à volume égal.

La farine de blé entier contient le son et le germe des grains. Elle renferme donc des fibres et un peu de lipides. La farine tout usage ne contient plus de son ni de germe, mais elle est enrichie d'éléments nutritifs similaires à ceux qu'on trouve habituellement dans ceux-ci. Toutefois, elle ne renferme ni les fibres ni les lipides que présente la farine de blé entier.

À cause de sa teneur en matières grasses, la farine de blé entier ne se conserve pas aussi longtemps que la farine tout usage, qu'on peut garder sans problème durant deux ans. Ainsi, selon la mouture, la farine de blé entier se conservera de 6 semaines à 6 mois, après quoi elle rancira. Il convient donc de ne l'acheter qu'en petites quantités, à moins d'en faire un usage fréquent.

Généralement, dans les recettes, on peut substituer de la farine de blé entier à la moitié du volume de farine tout usage recommandé. Par exemple, si une recette demande 250 mL (1 tasse) de farine tout usage, on pourra utiliser 125 mL / ½ tasse de farine de blé entier et autant de farine tout usage.

La farine de blé entier donne des aliments assez lourds, une caractéristique désirable dans certains cas, pour les biscuits à la farine d'avoine par exemple, mais mal venue dans d'autres,

Transvaser le mélange à la cuiller dans des moules à muffins chemisés de papier ou revêtus d'un enduit antiadhésif. Cuire 25 minutes au four à 200° C (400° F), jusqu'à ce que les muffins résistent à la pression du doigt. Donne 12 muffins.

Calories par muffin : **185**
Grammes de lipides par muffin : **8**
Fibres : **bon**
Vitamine A : **bon**

Muffins au son

Si l'on prépare le mélange de cette recette à l'avance et qu'on le conserve au réfrigérateur, on pourra faire cuire les muffins juste avant le petit déjeuner de façon à les servir chauds. On peut remplacer le lait entier de cette recette par du lait écrémé en poudre et reconstitué. Ces muffins au son contiennent plus de fibres et moins de sucre que toute autre préparation.

250 mL	huile végétale	1 tasse
250 mL	sucre	1 tasse
6	oeufs	6
75 mL	mélasse	⅓ tasse
750 mL	lait	3 tasses
1,25 mL	son entier	5 tasses
750 mL	farine de blé entier	3 tasses
10 mL	poudre à pâte	2 c. à thé
10 mL	bicarbonate de soude	2 c. à thé
5 mL	sel	1 c. à thé
250 mL	raisins secs ou dattes	1 tasse

Bien battre, dans un grand bol, l'huile, le sucre et les oeufs, puis y mélanger le reste des ingrédients. Couvrir et mettre au réfrigérateur toute la nuit ou plus longtemps, mais pas plus de 6 semaines.

Transvaser le mélange à la cuiller dans des moules à muffins chemisés de papier ou revêtus d'un enduit

comme dans la confection de gâteaux. C'est en faisant des expériences avec ses recettes préférées qu'on établira exactement la quantité de farine de blé entier qu'on peut substituer à l'autre.

antiadhésif. Cuire de 15 à 20 minutes au four à 220 ° C (425° F), jusqu'à ce que les muffins soient fermes au toucher. Donne 24 gros muffins ou 48 moyens.

	Gros	Moyens
Calories par muffin :	**231**	**116**
Grammes de lipides par muffin :	**11**	**5,5**
Fibres :	**excellent**	**bon**
Phosphore, niacine et fer :	**bon**	**bon**

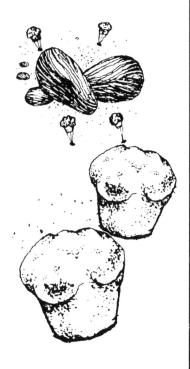

Muffins au gruau et aux raisins secs

On servira ces muffins particulièrement moelleux au petit déjeuner avec des fruits et du yogourt ou du lait. Ils sont aussi tout indiqués pour les repas à emporter.

250 mL	flocons d'avoine	1 tasse
250 mL	babeurre (ou 1 tasse de lait mélangé avec 10 mL / 2 c. à thé de vinaigre)	1 tasse
250 mL	farine tout usage (ou moitié-moitié farine tout usage, farine de blé entier)	1 tasse
15 mL	son entier	1 c. à soupe
5 mL	cannelle	1 c. à thé
5 mL	poudre à pâte	1 c. à thé
2 mL	bicarbonate de soude	½ c. à thé
2 mL	sel	½ c. à thé
125 mL	raisins ou abricots secs hachés	½ tasse
125 mL	huile végétale	½ tasse
125 mL	cassonade bien tassée	½ tasse
1	oeuf légèrement battu	1

Mélanger l'avoine et le babeurre et réserver 10 minutes.

Mélanger la farine, le son, la cannelle, la poudre à pâte, le bicarbonate, le sel et les raisins. Incorporer au mélange de babeurre, l'huile, la cassonade et l'oeuf; ajouter les ingrédients secs et mélanger, sans plus.

Transvaser à la cuiller dans des moules à muffins chemisés de papier ou revêtus d'un enduit antiadhésif. Cuire de 20 à 25 minutes au four à 180° C (375° F), jusqu'à ce que les muffins résistent à la pression du doigt. Donne 12 muffins.

Calories par muffin : **160**
Grammes de lipides par muffin : **9**

Pâte à pizza de blé entier

On utilisera cette pâte pour confectionner les croûtes de ses pizzas préférées. La farine de blé entier leur apportera des fibres, de la couleur et une saveur originale.

5 mL	sucre	1 c. à thé
250 mL	eau chaude	1 tasse
15 mL	levure sèche (1 sachet)	1 c. à soupe
375 mL	farine tout usage	1½ tasse
375 mL	farine de blé entier	1½ tasse
5 mL	sel	1 c. à thé
25 mL	huile végétale	2 c. à soupe

Dans un grand bol, dissoudre le sucre dans l'eau chaude; y saupoudrer la levure et laisser reposer 10 minutes ou jusqu'à ce qu'il se forme une mousse en surface. Pendant ce temps, mélanger les farines et le sel.

Verser l'huile dans le bol de levure et remuer; y incorporer d'abord la moitié du mélange de farines, ensuite le reste, en remuant jusqu'à ce que la pâte soit assez épaisse pour former une boule pas trop collante. (On pourra avoir besoin d'un peu plus ou d'un peu moins de farine que la quantité recommandée.)

Pétrir la pâte sur une surface légèrement farinée environ 5 minutes, pour qu'elle soit lisse et élastique, en ajoutant de la farine au besoin afin qu'elle n'attache pas.

On utilisera cette pâte pour confectionner la Pizza jardinière (p. 139).

Variante au robot culinaire
Mélanger le sucre et l'eau chaude dans une tasse à mesurer; saupoudrer de levure et réserver jusqu'à ce qu'il se forme des bulles. Passer au robot culinaire la farine de blé entier, le sel et 250 mL (1 tasse) de farine tout usage. Verser l'huile dans la levure et transvaser dans la jarre du robot tandis que le moteur tourne. Continuer de battre 30 secondes. Verser sur une planche farinée et se servir du reste de la farine pour empêcher la pâte d'attacher pendant le pétrissage. Abaisser de la même manière que dans la recette ci-contre.

Pizza garnie
Foncer la pâte de sauce tomate et parsemer de basilic et d'origan. Garnir de ses ingrédients préférés.
On pourra essayer les mélanges suivants:
• poivrons verts, jaunes, rouges ou pourpres hachés
• bouquets de brocoli blanchis

- champignons tranchés
- tomates cerise détaillées régulièrement
- moitiés de coeurs d'artichauts
- mozzarella à base de lait partiellement écrémé, râpé

On cuira la pizza dans la partie inférieure du four à 230° C (450° F) de 16 à 18 minutes ou jusqu'à ce que la croûte soit dorée et que le fromage fasse des bulles.

Séparer la pâte en deux; la couvrir de papier paraffiné et la laisser lever 10 minutes.

Avec un rouleau à pâtisserie, abaisser la pâte sur une surface farinée à 5 mm (¼ po) d'épaisseur et à 30 cm (12 po) de diamètre.

Disposer les pâtes sur 2 plaques à pizza ou à pâtisserie légèrement huilées. Avec les doigts, leur donner soigneusement une forme circulaire.

Laisser lever environ 15 minutes avant de garnir. Pour une croûte plus épaisse, laisser lever 30 minutes et ne garnir qu'à la dernière minute. Donne 2 pizzas de 30 cm (12 po).

Meringues aux amandes

Il est difficile d'avoir des biscuits qui soient bons tout en étant pauvres en lipides. Nos meringues ont l'avantage d'offrir ces deux qualités.

50 mL	amandes effilées	¼ tasse
3	blancs d'oeufs	3
125 mL	sucre	½ tasse
15 mL	fécule de maïs	1 c. à soupe
2 mL	extrait d'amande	½ c. à thé

Faire griller les amandes au four sur une plaque à pâtisserie à 160° C (325° F) pendant 3 minutes pour qu'elles soient bien dorées. Faire refroidir et réduire la température du four à 110° C (225° F).

Monter les blancs en neige légère dans un grand bol. Incorporer graduellement le sucre, la fécule et l'extrait d'amande en continuant de battre jusqu'à la formation de pics fermes. Ajouter les amandes en repliant l'appareil sur lui-même.

Chemiser la plaque à pâtisserie de papier d'aluminium, côté luisant en dessous. Y disposer le mélange par petites cuillerées. Cuire au four à 110° C (225° F) pendant 1½ heure ou jusqu'à ce que les meringues n'attachent plus au papier. Refroidir et conserver dans des contenants hermétiques. Donne 30 meringues.

*Calories par meringue: **22***
*Grammes de lipides par meringue: **0,5***
Un dessert à faible teneur en calories!

Pain à la mélasse à l'ancienne

Moelleux et très savoureux, ce pain se conserve facilement. On le servira pour le brunch ou le dîner avec une salade ou un potage.

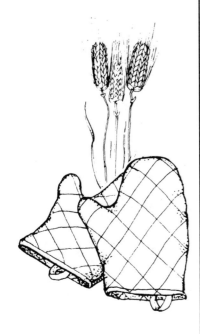

250 mL	farine tout usage	1 tasse
250 mL	farine de blé entier	1 tasse
2 mL	sel	½ c. à thé
2 mL	bicarbonate de soude	½ c. à thé
10 mL	poudre à pâte	2 c. à thé
150 mL	poudre de lait écrémé	⅔ tasse
75 mL	germe de blé	⅓ tasse
50 mL	cassonade bien tassée	¼ tasse
50 mL	noix hachées	¼ tasse
125 mL	raisins secs	½ tasse
75 mL	abricots secs émincés	⅓ tasse
3	oeufs	3
175 mL	jus d'orange	¾ tasse
125 mL	huile végétale	½ tasse
125 mL	mélasse	½ tasse
2	bananes	2

Mélanger, dans un grand bol, les farines, le sel, le bicarbonate, la poudre à pâte, la poudre de lait, le germe de blé, la cassonade, les noix, les raisins et les abricots. Au robot culinaire, muni de ses lames de métal, au mélangeur ou au batteur électrique, battre les oeufs jusqu'à ce qu'ils soient mousseux, sans plus, puis y incorporer le jus d'orange, l'huile, la mélasse et les bananes.

Verser sur les ingrédients secs et remuer pour humecter également. Verser dans deux moules graissés de 1,5 L (6 tasses) / 20 sur 10 cm (8 sur 4 po) chacun. Cuire au four à 160° C (325° F) pendant 1 heure, pour que le pain soit ferme au toucher. Mettre à tiédir sur une grille, puis démouler. Servir froid. Donne 2 pains de 18 tranches chacun.

Calories par tranche: **101**
Grammes de lipides par tranche: **3,7**
Deux tranches constituent une bonne source de fibres.

Pain irlandais de blé entier

Facile et rapide à préparer, cette pâte à pain peut se faire quelques minutes à peine avant d'être passée au four; elle donne un pain qu'on peut servir à tous les repas.

750 mL	farine de blé entier	3 tasses
250 mL	farine tout usage	1 tasse
25 mL	sucre	2 c. à soupe
10 mL	poudre à pâte	2 c. à thé
7 mL	bicarbonate de soude	1½ c. à thé
5 mL	sel	1 c. à thé
25 mL	beurre	2 c. à soupe
425 mL	babeurre (ou 425 mL / 1¾ tasse de lait additionné de 25 mL / 2 c. à soupe de vinaigre)	1¾ tasse

Mélanger les farines, le sucre, la poudre à pâte, le bicarbonate, le sel, puis y incorporer le beurre avec une broche à pâtisserie ou deux couteaux, de façon à obtenir de grosses miettes. Ajouter le babeurre et mélanger jusqu'à l'obtention d'une pâte molle. Renverser sur une surface de travail légèrement farinée et pétrir environ 10 fois pour la lisser.

Disposer la pâte sur une plaque graissée; abaisser à la main en cercles d'environ 6 cm (2½ po) d'épaisseur. Y inciser une croix d'environ 5 mm (¼ po) de profondeur. Cuire au four 1 heure à 180° C (350° F), ou jusqu'à ce qu'un cure-dent inséré au centre en ressorte propre. Donne un pain d'environ 16 tranches.

Calories par tranche: **143**
Grammes de lipides par tranche: **1,7**
Fibres: **bon**

Variante
Pain irlandais de blé entier aux raisins:
ajouter 250 mL (1 tasse) de raisins secs au mélange de farine.

Dîner d'après-théâtre
Chaudré Nouvelle-Écosse (p. 62)
Salade de Trévise et d'arugula au vinaigre balsamique (p. 81)
Pain irlandais de blé entier (p. 201)
Sorbet au citron (p. 217 et 218)
Biscuits au gruau et à la noix de coco (p. 205)

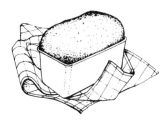

Galettes de blé entier aux raisins secs

On servira ces galettes au brunch du dimanche ou pour un dîner léger avec un potage ou une salade.

45 mL	sucre	3 c. à soupe
250 mL	farine tout usage	1 tasse
250 mL	farine de blé entier	1 tasse
15 mL	poudre à pâte	1 c. à soupe
7 mL	cannelle	1½ c. à thé
2 mL	muscade	½ c. à thé
2 mL	sel	½ c. à thé
75 mL	beurre *ou* margarine	⅓ tasse
2	oeufs battus légèrement	2
75 mL	lait	⅓ tasse
125 mL	raisins secs	½ tasse

Réserver 5 mL (1 c. à thé) du sucre. Mélanger, dans un bol, le reste du sucre, les farines, la poudre à pâte, la cannelle, la muscade et le sel. Y incorporer le beurre avec une broche à pâtisserie ou deux couteaux de façon à obtenir une texture grossière.

Réserver 15 mL (1 c. à soupe) des oeufs battus, puis incorporer le reste dans le premier mélange avec le lait et les raisins. Renverser sur une surface farinée et pétrir environ 5 fois. Abaisser à la main en un cercle d'environ 2 cm (¾ po) d'épais. Découper en 8 pointes et placer celles-ci, légèrement distancées, sur une plaque à pâtisserie graissée.

Enduire les galettes de l'oeuf réservé et saupoudrer du reste du sucre. Cuire au four à 220° C (425° F) de 18 à 20 minutes ou jusqu'à ce que les galettes soient bien dorées. Servir immédiatement. Donne 8 portions.

Calories par galette: **220**
Grammes de lipides par galette: **8**
Fibres: **bon**

Carrés aux dattes

Ces carrés aux dattes sont particulièrement savoureux, surtout si on utilise des dattes fraîches dans leur confection.

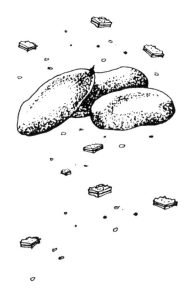

Garniture

500 mL	dattes dénoyautées et hachées (350 g / ⅔ lb)	2 tasses
250 mL	café froid	1 tasse
25 mL	cassonade	2 c. à soupe
	jus et zeste râpé de ½ orange	
15 mL	jus de citron	1 c. à soupe

Croûte

300 mL	farine tout usage	1¼ tasse
5 mL	poudre à pâte	1 c. à thé
2 mL	bicarbonate de soude	½ c. à thé
2 mL	sel	½ c. à thé
175 mL	beurre	¾ tasse
300 mL	flocons d'avoine	1¼ tasse
175 mL	cassonade légèrement tassée	¾ tasse

Garniture. Mélanger, dans une petite casserole, les dattes, le café, la cassonade et le zeste d'orange ; porter à ébullition, réduire le feu et laisser mijoter, sans couvrir, environ 10 minutes ou jusqu'à ce que les dattes puissent être réduites en purée et aient la consistance d'une confiture (liquide, mais facile à tartiner). Ajouter, hors du feu, les jus de citron et d'orange, remuer et laisser refroidir.

Croûte. Tamiser ensemble la farine, la poudre à pâte, le bicarbonate et le sel. Y incorporer le beurre à la broche à pâtisserie ou avec deux couteaux de façon à obtenir des boulettes de la grosseur de petits pois. Ajouter l'avoine et la cassonade. Foncer en pressant bien un moule à four carré de 2 L (8 tasses) / 22 cm (9 po) en utilisant la moitié du mélange. Garnir du mélange aux dattes et recouvrir du reste de l'appareil à l'avoine, en le pressant légèrement. Cuire au four à 160 ° C (325° F) pendant 25 minutes ou jusqu'à l'obtention d'une belle croûte dorée. Donne environ 25 carrés.

Calories par carré : **140**
Grammes de lipides par carré : **5,6**
Trois carrés constituent une excellente source de fibres.

Pavés aux amandes et aux abricots

L'abricot rehausse la saveur de ces pavés hypocaloriques.

175 mL	abricots secs	¾ tasse
125 mL	beurre	½ tasse
300 mL	farine de blé entier	1¼ tasse
175 mL	amandes hachées	¾ tasse
175 mL	sucre	¾ tasse
50 mL	son entier ou germe de blé	¼ tasse
2 mL	cannelle	½ c. à thé
2	oeufs	2
2 mL	extrait d'amande	½ c. à thé
2 mL	poudre à pâte	½ c. à thé
2 mL	sel	½ c. à thé

Couvrir les abricots d'eau dans une petite casserole, porter à ébullition, couvrir, puis réduire le feu et laisser mijoter 20 minutes. Égoutter, laisser refroidir, puis couper les abricots finement. Réserver.

Dans un bol, incorporer le beurre à la broche à pâtisserie à 250 mL (1 tasse) de farine. Y ajouter, en tournant, 50 mL (¼ tasse) d'amandes, autant de sucre, puis le son et la cannelle. En presser la moitié dans un moule à four carré de 2 L (8 tasses) / 20 cm (8 po), préalablement graissé.

Dans un autre bol, battre le reste du sucre avec les oeufs et l'extrait d'amande, puis la poudre à pâte, le sel, les abricots et le reste de la farine et des amandes. Verser dans le moule et saupoudrer du reste du mélange au son. Cuire au four à 180° C (350° F) pendant 40 minutes. Laisser refroidir et tailler en carrés. Donne environ 18 pavés.

Calories par pavé: **77**
Grammes de lipides par pavé: **4**
Deux pavés constituent une bonne source de fibres.

Biscuits au gruau et à la noix de coco

Ces biscuits ont la faveur de toute la famille, particulièrement de mon fils Jeff. Il faut toutefois s'en méfier, car si la noix de coco est une bonne source de fibres, elle contient aussi beaucoup de lipides.

<table>
<tr><td>175 mL</td><td>beurre ou margarine</td><td>¾ tasse</td></tr>
<tr><td>175 mL</td><td>sucre</td><td>¾ tasse</td></tr>
<tr><td>1</td><td>oeuf</td><td>1</td></tr>
<tr><td>125 mL</td><td>cassonade, légèrement tassée</td><td>½ tasse</td></tr>
<tr><td>250 mL</td><td>farine de blé entier</td><td>1 tasse</td></tr>
<tr><td>250 mL</td><td>flocons d'avoine</td><td>1 tasse</td></tr>
<tr><td>175 mL</td><td>noix de coco</td><td>¾ tasse</td></tr>
<tr><td>50 mL</td><td>germe de blé</td><td>¼ tasse</td></tr>
<tr><td>5 mL</td><td>poudre à pâte</td><td>1 c. à thé</td></tr>
<tr><td>5 mL</td><td>bicarbonate de soude</td><td>1 c. à thé</td></tr>
<tr><td>375 mL</td><td>raisins secs</td><td>1½ tasse</td></tr>
</table>

Défaire le beurre en crème avec la cassonade, le sucre et l'oeuf. Y incorporer le reste des ingrédients, sauf les raisins, et bien mélanger. Ajouter les raisins, puis disposer par cuillerées sur une plaque à pâtisserie légèrement graissée. Abaisser un peu avec le dos d'une fourchette farinée. Passer au four à 180°C (350°F) de 12 à 15 minutes ou jusqu'à ce que les biscuits soient dorés. Donne environ 36 biscuits.

Calories par biscuit: **118**
Grammes de lipides par biscuit: **5,6**
Trois biscuits constituent une excellente source de fibres.

Variante

Biscuits au gruau et aux raisins: omettre la noix de coco.
Calories par biscuit: **96**
Grammes de lipides par biscuit: **4**

Biscuits au germe de blé

Ces biscuits aux céréales entières sont pauvres en lipides et en calories et tout indiqués pour les repas à emporter, le goûter ou comme dessert.

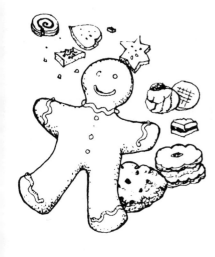

300 mL	farine de blé entier	1¼ tasse
250 mL	germe de blé	1 tasse
5 mL	cannelle	1 c. à thé
1 mL	clou de girofle moulu	¼ c. à thé
1 mL	sel	¼ c. à thé
125 mL	beurre ou margarine	½ tasse
125 mL	cassonade bien tassée	½ tasse
1	oeuf	1
5 mL	vanille	1 c. à thé
25 mL	sucre	2 c. à soupe

Mélanger à fond dans un bol les 5 premiers ingrédients. Défaire le beurre en crème dans un autre bol avec la cassonade ; y incorporer l'oeuf et la vanille. Verser le mélange d'ingrédients secs dans le bol de beurre et remuer soigneusement.

Diviser la pâte en deux. Abaisser chaque moitié sur une planche légèrement farinée à 2,5 mm (⅛ po) d'épaisseur. Détailler avec un emporte-pièce rond de 6 cm (2 ½ po). Disposer sur des plaques à pâtisserie non graissées. Saupoudrer de sucre, puis faire dorer au four de 8 à 10 minutes, à 180°C (350°F). Laisser raffermir hors du four, puis retirer des plaques. Donne 36 biscuits.

Calories par biscuit : **57**
Grammes de lipides par biscuit : **3**

Carrés meringués aux dattes

Cette recette que je tiens de ma mère donne des carrés particulièrement déli-cieux avec une Glace au pamplemousse (p. 187) ou tout autre sorbet aux fruits.

425 mL	dattes hachées	1 ¾ tasse
175 mL	eau	¾ tasse
75 mL	graisse végétale	⅓ tasse
75 mL	sucre	⅓ tasse
2	oeufs (blancs et jaunes séparés)	2
5 mL	vanille	1 c. à thé
175 mL	farine tout usage	¾ tasse
175 mL	farine de blé entier	¾ tasse
5 mL	poudre à pâte	1 c. à thé
125 mL	cassonade bien tassée	½ tasse
50 mL	amandes émincées	¼ tasse

Dans une casserole, faire mijoter les dattes et l'eau environ 4 minutes pour obtenir un mélange épais mais lisse.

Dans un grand bol, battre en crème la graisse végétale et y incorporer le sucre en mélangeant bien. Ajouter les jaunes d'oeufs et la vanille et bien travailler les ingrédients. Incorporer la farine additionnée de poudre à pâte et bien mélanger. Déposer le mélange dans un moule à gâteau légèrement beurré de 2 L (8 tasses) / 23 cm (9 po), puis y étaler le mélange de dattes. Monter les blancs d'oeufs en neige assez ferme. Continuer à fouetter en ajoutant graduellement la cassonade pour obtenir des pics fermes. Verser délicatement sur la couche de dattes. Garnir de noix (au choix). Cuire au four à 180°C (350°F) de 35 à 40 minutes ou jusqu'à ce que le dessus soit bien doré. Donne environ 25 carrés.

Calories par carré: **125**
Grammes de lipides par carré: **3,8**
Fibres: **bon**

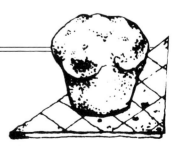

DESSERTS

Les desserts posent un problème très délicat lorsqu'on veut réduire la quantité de lipides dans son alimentation. La plupart des biscuits sont excessivement riches, et les mousses, les desserts au chocolat et les pâtisseries à la crème regorgent de matières grasses. Il ne faut pas désespérer pour autant. Cela ne veut pas dire qu'on doive se priver à jamais de ces douceurs. Il faut simplement bien surveiller leur teneur en lipides et prendre l'habitude de les consommer avec modération. On pourra par exemple les réserver pour des occasions spéciales et n'en déguster que de petites proportions après avoir choisi un plat principal plutôt faible en calories.

Les desserts proposés ici sont délicieux, sans toutefois contenir beaucoup de lipides. Il ne faut pas oublier que les fruits frais, comme les fraises, les pêches bien juteuses et les cerises, comptent parmi les délices de l'été. Qu'y a-t-il de plus savoureux et de plus rafraîchissant pour terminer un bon repas qu'un sorbet maison aux fruits!

La plupart des recettes de desserts de ce livre sont à base de fruits. Ces desserts sont donc faibles en lipides, mais combien riches en saveur! Et ils sont pleins de vitamines, de minéraux et de fibres! De véritables délices pour les yeux et le palais!

Mûres, sauce à l'orange

À Vancouver, où j'ai grandi, les mûres poussent en abondance et ce n'est qu'après mon arrivée à Toronto que j'ai découvert combien elles étaient prisées. Je me souviens avec délice de nos expéditions familiales dans l'île Lulu (maintenant Delta). En quelques heures seulement, nous remplissions d'énormes paniers de grosses mûres juteuses — que nous dévorions nature —, puis en tartes et en gelée.

625 mL	mûres fraîches	2½ tasses
250 mL	Sauce à l'orange (p. 242 et 243)	1 tasse

Laver les fruits et les équeuter. Verser la sauce dans des bols à dessert individuels et garnir d'une couche de mûres. On peut aussi servir les fruits dans des grands verres sur pied et les napper de sauce. Donne 4 portions.

Calories par portion: **97**
Grammes de lipides par portion: **0,7**
Fibres: **excellent**
Vitamine C: **excellent**

Fraises nappées de sauce à la rhubarbe et aux framboises

Des fraises, des cerises, des mûres ou d'autres fruits en saison nappés d'une sauce bien parfumée constituent un merveilleux dessert faible en lipides.

1 L	fraises	4 tasses
375 mL	Sauce à la rhubarbe et aux framboises (p. 242)	1½ tasse

Bien laver et équeuter les fraises. Les servir dans des verres sur pied, nappées de Sauce à la rhubarbe et aux framboises. Donne 6 portions.

Calories par portion: **97**
Grammes de lipides par portion: **0,7**
Fibres: **excellent**
Vitamine C: **excellent**

À titre de comparaison
les fraises servies avec 50 mL (¼ tasse) de crème fouettée au lieu de sauce à la rhubarbe et aux framboises:
Calories par portion: **146**
Grammes de lipides par portion: **10**
Fibres: **bon**
Vitamine C: **excellent**

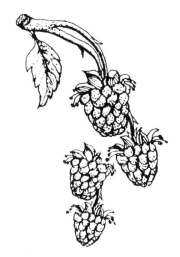

Pêches sauce yogourt et framboises

Pour confectionner cette sauce, on peut utiliser des fraises ou des framboises fraîches ou surgelées. Elle est délicieuse avec tous les fruits.

4	pêches fraîches bien mûres	4
Sauce yogourt et framboises		
250 mL	framboises surgelées non sucrées	1 tasse
125 mL	yogourt nature	½ tasse
15 mL	sucre ou miel	1 c. à soupe
Garniture		
	framboises fraîches ou feuilles de menthe	

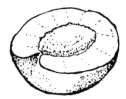

Les pêches sont une bonne source de fibres, tandis que les framboises en sont une excellente.

Peler les pêches (les blanchir dans de l'eau bouillante pour que la pelure s'enlève plus facilement) et les trancher.

Sauce yogourt et framboises. Au mélangeur ou au robot culinaire, battre les framboises, le yogourt et le sucre pour obtenir une consistance lisse. Réfrigérer jusqu'au service.

Placer les pêches dans de petits bols à dessert et y verser la sauce. On peut aussi napper une assiette de sauce et y dresser les pêches. Garnir de framboises fraîches ou d'une feuille de menthe. Donne 4 portions.

Calories par portion : **141**
Grammes de lipides par portion : **0,3**
Fibres : **excellent**
Vitamines A et C : **excellent**

GARNITURES POUR DESSERTS

Tarte aux pommes et fromage Cheddar, tarte aux bleuets et glace à la vanille, tarte à la citrouille et crème fouettée — ces garnitures classiques ajoutent une quantité désastreuse de calories et de lipides.

Les glaces varient énormément quant à leur teneur en matières grasses. Il faut toujours bien lire les étiquettes et choisir les produits qui en contiennent le moins.

À titre de comparaison

Teneur en lipides des garnitures pour desserts

	Grammes de lipides par 50 mL (¼ tasse)
crème fouettée (non fouettée)	24
crème fouettée	12
Dream Whip	7
crème sure (12% de m.g.)	4
crème fouettée (sous pression)	3

	Grammes de lipides par 125 mL (½ tasse)
crème glacée à la vanille (16% de m.g.)	12
crème glacée à la vanille (10% de m.g.)	8
yogourt (partiellement écrémé)	3

28 g / 1 oz de fromage Cheddar contient 8 g de lipides

Teneur en lipides de nos sauces à dessert	Grammes de lipides par 50 mL (¼ tasse)
Crème anglaise (p. 232 et 233)	2
Sauce à l'orange (p. 242 et 243)	0,1
Coulis de fraises ou de framboises (p. 214)	0,1
Sauce à la rhubarbe et aux framboises (p. 242)	—
Sauce minute au chocolat (p. 243)	0,1
Sauce à l'orange et au sherry (p. 221)	—

Poires pochées, sauce au chocolat

Beaucoup d'autres fruits, comme les pêches, les prunes, les abricots et les pommes, peuvent être servis pochés. Ils sont délicieux accompagnés d'une sauce minute au chocolat ou de l'une des sauces pour entremets présentées dans cette section, le Coulis de framboises par exemple (p. 214).

Les fruits pochés se servent dans leur sirop. Enlever les fruits refroidis du jus de cuisson et passer celui-ci au tamis. Le porter à ébullition et le faire réduire à 250 mL (1 tasse) ; refroidir et en napper les fruits pochés.

750 mL	eau	3 tasses
125 mL	sucre	½ tasse
	zeste et jus d'un citron	
1	gousse de vanille et/ou bâtonnet de cannelle	1
4	poires	4
50 mL	Sauce minute au chocolat (p. 243)	¼ tasse

Dans une grande casserole, amener l'eau à ébullition avec le sucre, le zeste et le jus de citron, la vanille et/ou le bâtonnet de cannelle en remuant pour faire dissoudre le sucre.

Peler les poires. Les couper en deux et enlever le coeur. Ajouter les poires au liquide en ébullition. (Les poires doivent être recouvertes de liquide ; si elles ne le sont pas, on doublera la quantité de l'appareil de pochage ou on en pochera moins à la fois.) Réduire la chaleur et laisser mijoter doucement de 15 à 20 minutes, ou jusqu'à ce que les poires soient tendres. (Le temps de cuisson varie selon le type de poires et leur degré de maturité, mais il faut aussi savoir qu'elles continueront à cuire pendant qu'elles refroidiront.) Retirer du feu et laisser refroidir dans le liquide de pochage.

Bien égoutter les poires et les assécher sur des serviettes de papier. Disposer les moitiés de poire sur des assiettes individuelles et napper de sauce au chocolat. Servir à la température ambiante. Donne 4 portions généreuses ou 8 petites.

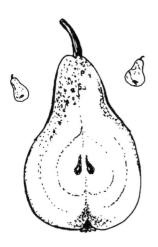

Calories par portion: **168**
Grammes de lipides par portion: **0,8**
Fibres: **bon**
Vitamine C: **bon**

Sorbet aux framboises
au coulis de fraises

On ne passera pas l'appareil aux framboises au tamis, car les grains consti-
tuent une excellente source de fibres. Un coulis est une purée de fruits ou de
légumes qu'on utilise comme sauce.

550 g	framboises sucrées, surgelées et décongelées (2 paquets)	18 oz
250 mL	eau	1 tasse
15 mL	jus de citron	1 c. à soupe
250 mL	Coulis de fraises (p. 214)	1 tasse

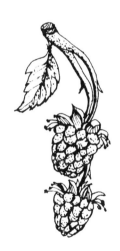

Broyer les framboises au robot culinaire. Ajouter l'eau et le jus de citron.

Confection du sorbet :

Méthode 1 : Avec une sorbetière : suivre les instructions du fabricant.

Méthode 2 : Au robot culinaire : faire congeler l'appareil dans un moule en métal ou un bol jusqu'à ce qu'il soit dur. Broyer au robot culinaire pour obtenir la consistance d'un sorbet et remettre au congélateur.

Méthode 3 : À la main : faire congeler l'appareil dans un moule en métal ou un bol jusqu'à ce qu'il soit presque ferme. Battre à la main ou au mélangeur jusqu'à l'obtention de la consistance voulue, puis remettre au congélateur.

Service : Le sorbet ne doit pas être trop dur. On le mettra au réfrigérateur 15 minutes avant de servir ou on le passera au robot culinaire.

Servir le sorbet dans des assiettes individuelles ou des verres sur pied et le napper de coulis. On peut aussi napper une assiette de coulis, puis y dresser une ou deux boules de sorbet. (On fera un dessert encore plus appétissant en utilisant des sorbets de parfums différents garnis de framboises fraîches ou d'autres fruits.) Donne 8 portions.

	Sans coulis	Nappé de 50 mL (¼ tasse) de coulis
Calories par portion :	**56**	**116**
Grammes de lipides par portion :	**0,1**	**0,2**
Fibres :	**excellent**	**excellent**
Vitamine C :	**bon**	**bon**

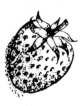

Sorbet aux fraises fraîches

Il est très facile de confectionner un délicieux sorbet avec des fraises fraîches bien mûres. On le servira avec d'autres glaces ou sorbets aux fruits et des fruits frais ou avec la Sauce parfumée à l'orange (p. 242 et 243).

250 mL	eau	1 tasse
250 mL	sucre	1 tasse
1 L	fraises mûres, lavées et équeutées	4 tasses
	jus de 2 oranges	
	jus de 1 citron	
	fraises fraîches pour garnir	

Amener l'eau et le sucre à ébullition et remuer pour faire dissoudre le sucre ; faire bouillir pendant 2 minutes et laisser refroidir. Broyer les fraises au robot culinaire ou au mélangeur. Y ajouter le sirop et les jus d'orange et de citron et bien mélanger.

Mettre au congélateur et servir de la même manière que le Sorbet aux framboises (p. 213). Garnir chaque portion de fraises fraîches. Donne 8 portions.

Calories par portion : **142**
Grammes de lipides par portion : **0,4**
Vitamine C : **excellent**

Coulis de fraises ou de framboises

Dans un robot culinaire ou un mélangeur, broyer un paquet (255 g/9 oz) de fraises ou de framboises surgelées. Si on utilise des fruits non sucrés, on ajoutera un soupçon de sucre glace. Donne environ 250 mL (1 tasse).

Calories par 50 mL (¼ tasse) : **60**
Grammes de lipides par 50 mL (¼ tasse) : **0,1**
Fibres : **excellent** *(dans le cas d'un coulis de framboises)*

Sorbet aux pommes et coulis de framboises

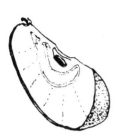

Ce dessert léger, qui se sert toute l'année, est savoureux tel quel ou avec le Gâteau de blé entier à la compote de pommes (p. 236), les Muffins à la citrouille (p. 195 et 196) ou le Coulis de framboises (p. 214).

250 mL	pommes pelées vidées et émincées	1 tasse
25 mL	jus de citron	2 c. à soupe
25 mL	calvados ou cidre (facultatif)	2 c. à soupe
2 mL	cannelle	½ c. à thé
625 mL	eau	2½ tasses
250 mL	sucre	1 tasse
625 mL	jus de pomme	2½ tasses
250 mL	Coulis de framboises (p. 214)	1 tasse

Mettre les pommes émincées, le jus de citron, le calvados (s'il y a lieu) et la cannelle dans une poêle ; cuire à feu modéré, en remuant, jusqu'à ce que les pommes soient tendres ou environ 3 minutes. Amener l'eau et le sucre à ébullition dans une casserole et cuire jusqu'à ce que le sucre soit fondu. Retirer du feu ; incorporer l'appareil aux pommes et le jus de pomme.

Mettre au congélateur et servir de la même manière que le Sorbet aux framboises (p. 213). Garnir de fruits frais, comme du raisin, des kiwis ou des fraises tranchées, et d'une feuille de menthe ou d'un peu de coulis de framboises. Donne 8 portions.

Calories par portion : **158**
Grammes de lipides par portion : **0,2**
Fibres : **bon**
Vitamine C : **excellent**

Glace au citron

On ne devine pas facilement que ce dessert crémeux est à base de yogourt. Il est encore meilleur garni de fruits frais, tels que des fraises, des bleuets, des pêches, des bananes, des papayes ou des kiwis.

750 mL	yogourt nature	3 tasses
10 mL	vanille	2 c. à thé
20 mL	zeste de citron râpé	4 c. à thé
50 mL	jus de citron	¼ tasse
125 mL	sucre	½ tasse

Mélanger tous les ingrédients et bien les travailler. Mettre au congélateur et servir de la même manière que le Sorbet aux framboises (p. 213). Donne 8 portions.

Calories par portion : **106**
Grammes de lipides par portion : **0,2**
Calcium et phosphore : **bon**

Pour confectionner un dessert plus impressionnant, on peut étaler de la glace au citron entre deux étages de Gâteau de Savoie à l'orange (p. 234) ou de Gâteau meringué aux framboises (p. 226 et 227) et congeler le tout.

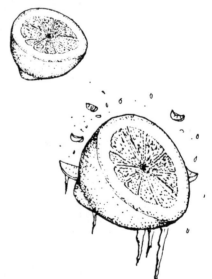

Photo :

Charlotte citronnée aux framboises (p. 222)

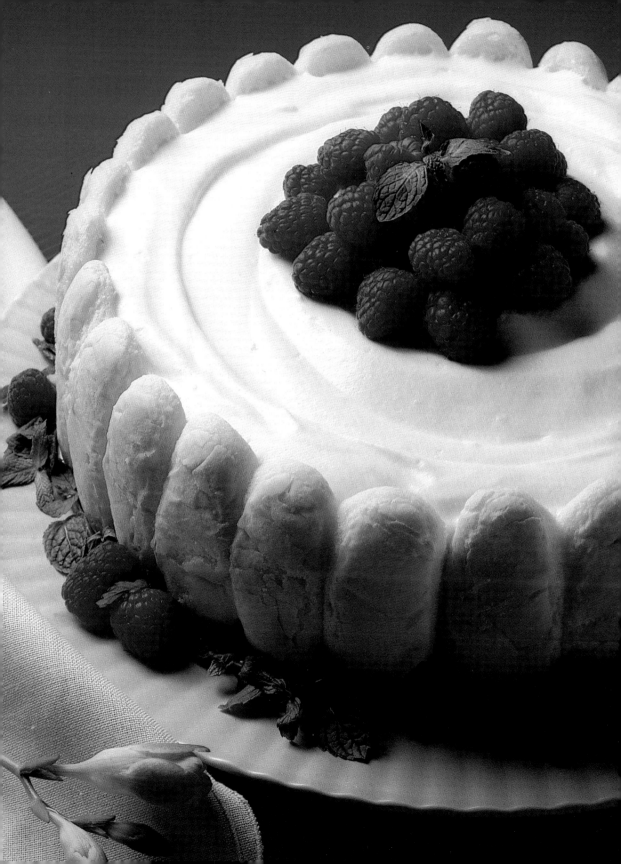

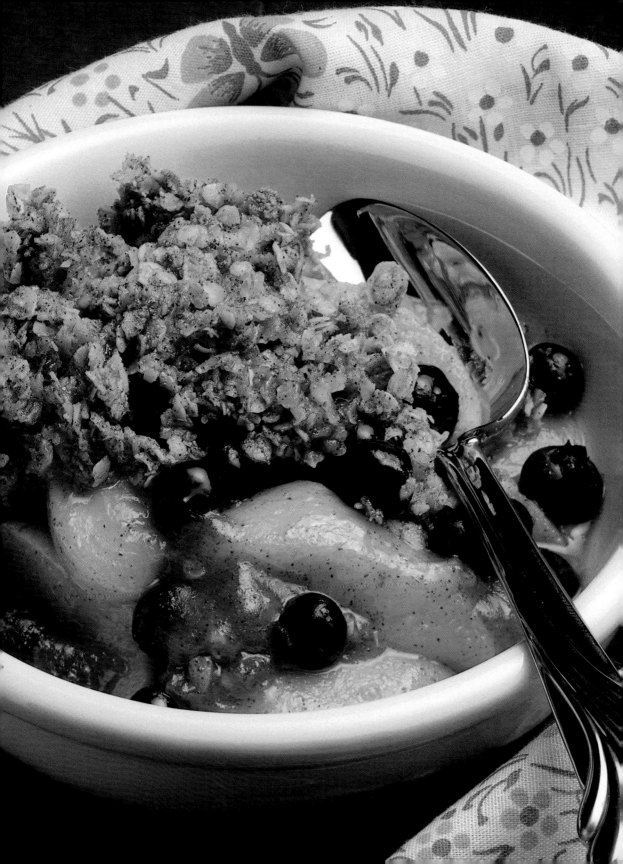

Glace au pamplemousse

Du jus de pamplemousse fraîchement pressé et transformé en glace constitue un dessert léger et rafraîchissant tout au long de l'année. On disposera les boules de glace sur des assiettes individuelles et on servira avec des quartiers de pamplemousse ou d'autres fruits frais ou avec des biscuits ou des carrés.

500 mL	sucre	2 tasses
500 mL	eau	2 tasses
6	pamplemousses	6
50 mL	jus de citron	¼ tasse

Amener l'eau et le sucre à ébullition dans une casserole et remuer pour faire dissoudre le sucre. Laisser bouillir pendant 5 minutes. Retirer du feu. Râper le zeste d'un pamplemousse (en prenant soin de ne râper que la couche jaune : la couche blanche est trop amère). Incorporer le zeste au sirop et laisser refroidir.

Extraire le jus de 6 pamplemousses pour obtenir 1 L (4 tasses). Incorporer le jus de pamplemousse et le jus de citron au sirop refroidi.

Mettre au congélateur et servir de la même manière que le Sorbet aux framboises (p. 213). Donne 12 portions.

Calories par portion : **171**
Grammes de lipides par portion : **quelques traces**
Vitamine C : **excellent**

Sorbet au citron

Voici un dessert léger et rafraîchissant! Et tandis qu'une portion de crème glacée contient 8 g de matières grasses, la même quantité de sorbet au citron n'en renferme que 0,04 g.

	zeste et jus de 3 citrons	
500 mL	eau	2 tasses
250 mL	sucre	1 tasse
1	blanc d'oeuf	1

Photo :

Carrés croquants aux pêches et aux bleuets (p. 228)

Dans une casserole, amener à ébullition le zeste et le jus de citron, l'eau et le sucre. Réduire le feu et laisser mijoter pendant 5 minutes; laisser refroidir. Verser dans un moule de métal ou un bol et mettre au congélateur jusqu'à ce que l'appareil soit dur, soit au moins 4 heures. Concasser l'appareil congelé en gros morceaux et passer ceux-ci au robot culinaire pour obtenir une consistance lisse. Ajouter le blanc d'oeuf et continuer à broyer pendant quelques secondes de plus. Déposer dans un récipient pour congélateur, couvrir et remettre au congélateur 1 ou 2 heures pour raffermir le mélange. Transférer le sorbet au réfrigérateur 15 minutes avant de le servir, pour qu'il ne soit pas trop dur. (Pour faire cette recette sans robot culinaire, on omettra le blanc d'oeuf et on fera congeler selon les instructions de la recette de Sorbet aux framboises (p. 213).

Calories par portion : **152**
Grammes de lipides par portion : **quelques traces**
Vitamine C : **excellent**

Yogourt glacé aux fruits

Voici le mets sucré par excellence pour les amateurs de desserts qui surveillent leur ligne. C'est aussi une petite douceur que les enfants adorent.

625 mL	yogourt nature faible en lipides	2½ tasses
2	petites bananes	2
150 mL	jus d'orange concentré surgelé (non dilué)	⅔ tasse

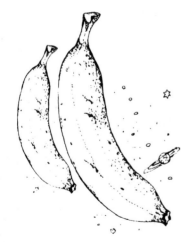

Dans un robot culinaire ou un mélangeur, broyer le yogourt, les bananes et le jus d'orange concentré jusqu'à l'obtention d'une consistance lisse. On peut aussi écraser les bananes, incorporer les autres ingrédients et battre le tout au mélangeur jusqu'à consistance lisse. Mettre au congélateur et servir de la même manière que le Sorbet aux framboises (p. 213). Pour les enfants, on peut faire congeler le yogourt dans des moules à sucettes glacées. Donne 8 portions.

Calories par portion : **100**
Grammes de lipides par portion : **0,2**
Vitamine C : **excellent**
Calcium : **bon**

Gâteau aux pruneaux

Ce gâteau facile à faire est idéal pour les repas à emporter ou lorsqu'il faut nourrir toute une ribambelle d'enfants. On le saupoudrera de sucre glace ou on le masquera de Glaçage au citron (p. 236).

375 mL	pruneaux	1½ tasse
375 mL	eau	1½ tasse
175 mL	cassonade bien tassée	¾ tasse
75 mL	sucre	⅓ tasse
250 mL	yogourt nature	1 tasse
2	oeufs	2
375 mL	farine tout usage	1½ tasse
250 mL	farine de blé entier	1 tasse
10 mL	poudre à pâte	2 c. à thé
2 mL	bicarbonate de soude	½ c. à thé
5 mL	cannelle	1 c. à thé
2 mL	sel	½ c. à thé

Dans une casserole, amener les pruneaux et l'eau à ébullition ; laisser mijoter pendant 1 minute. Couvrir et laisser reposer jusqu'à ce que le mélange ait refroidi. Égoutter. Dénoyauter les pruneaux et les couper en morceaux (on devrait obtenir environ 375 mL / 1½ tasse de pruneaux).

Dans un bol, travailler le yogourt et le sucre pour obtenir un mélange bien lisse. Incorporer les oeufs et battre le tout. Ajouter la farine, la poudre à pâte, le bicarbonate de soude, la cannelle et le sel ; bien mélanger tous les ingrédients. Incorporer les pruneaux.

Verser dans un moule à gâteau de 3 L (12 tasses / 30 sur 45 cm (12 sur 18 po), légèrement beurré et fariné. Cuire au four à 190° C (375° F) pendant 30 minutes ou jusqu'à ce qu'un cure-dent inséré au centre du gâteau en ressorte sec.

Une fois le gâteau refroidi, on pourra le masquer de Glaçage au citron (p. 236). Donne 18 portions.

	Gâteau glacé	Sans glaçage
Calories par portion :	**182**	**140**
Grammes de lipides par portion :	**1,25**	**1,22**
Fibres : **bon**		

Melon garni de bleuets

Voici un autre dessert rafraîchissant, très facile à réaliser. On peut même le servir en entrée ou au petit déjeuner. Bien entendu, les bleuets peuvent être remplacés par des morceaux de pêches, du raisin, des tranches de kiwi ou tout autre fruit de saison. Pour le servir en entrée, on omettra le miel. On disposera les quartiers de melon sur des assiettes à salade individuelles, on les aspergera de jus de citron et de quelques gouttes d'une liqueur ou de jus de lime, puis on décorera de bleuets.

½	cantaloup	½
½	melon miel	½
500 mL	melon d'eau en cubes	2 tasses
250 mL	bleuets	1 tasse
25 mL	miel	2 c. à soupe
25 mL	jus de citron	2 c. à soupe
25 mL	liqueur de melon ou d'orange ou sherry (facultatif)	2 c. à soupe
	feuilles de menthe fraîche	

Couper le cantaloup et le melon miel en cubes ou en faire de petites boules. Dans un bol de service en verre, mélanger les morceaux de cantaloup, de melon miel et de melon d'eau et les bleuets.

Dans un petit bol, mélanger le miel et le jus de citron. Incorporer la liqueur (s'il y a lieu). Verser sur les fruits et remuer. Couvrir et réfrigérer jusqu'au moment de servir.

Servir à la température ambiante dans des verres sur pied et garnir de feuilles de menthe. Donne 6 portions.

Calories par portion: **122**
Grammes de lipides par portion: **0,9**
Fibres: **excellent**
Vitamines A et C: **excellent**

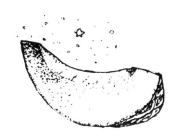

Cantaloup, poire et raisins nappés de sauce à l'orange et au sherry

Cette sauce facile à préparer se garde bien au réfrigérateur pendant au moins une semaine. Pour confectionner cette recette, on utilisera les fruits de la saison. Les poires japonaises, qui ressemblent plus à des pommes qu'à des poires, se trouvent dans les marchés d'alimentation tout au long de l'hiver; elles sont très croquantes et juteuses, et ajoutent une note d'exotisme à ce dessert original. Entre autres variations, on peut le garnir de yogourt et de cassonade ou d'une petite boule de sorbet.

1	cantaloup	1
1	poire (japonaise ou autre), mangue ou papaye	1
250 mL	raisins rouges, verts ou bleus	1 tasse
Sauce au sherry et à l'orange		
125 mL	sucre	½ tasse
15 mL	fécule de maïs	1 c. à soupe
15 mL	zeste d'orange râpé	1 c. à soupe
125 mL	jus d'orange	½ tasse
125 mL	sherry sec ou semi-doux	½ tasse
15 mL	jus de citron	1 c. à soupe

Couper le cantaloup en deux et le débarrasser de ses graines. Couper la chair en cubes ou en faire de petites boules. Couper la poire non pelée en petits cubes (si l'on utilise une mangue ou une papaye, peler le fruit avant de le couper en cubes). Couper les raisins en deux, s'ils sont gros, et enlever les graines. Mettre les fruits dans des verres sur pied.

Sauce à l'orange et au sherry. Dans une petite casserole, mélanger le sucre et la fécule de maïs ; incorporer le zeste et le jus d'orange, le sherry et le jus de citron. Cuire, à feu modéré, en remuant jusqu'à ce que le liquide épaississe, bouillonne et devienne clair. Continuer à cuire pendant 2 ou 3 minutes en remuant constamment. Retirer du feu et laisser refroidir. Au moment de servir, verser la sauce sur les fruits. Donne 6 portions.

Calories par portion : **166**
Grammes de lipides par portion : **0,4**
Vitamines A et C : **excellent**

Charlotte citronnée aux fraises

On peut garnir ce dessert léger et frais de tout fruit dont on raffole: tranches de kiwi, framboises, bleuets, etc.

7	oeufs (blancs et jaunes séparés)	7
375 mL	sucre	1½ tasse
175 mL	jus de citron	¾ tasse
1	sachet de gélatine non parfumée	1
125 mL	eau	½ tasse
28	langues-de-chat *	28
500 mL	fraises, bleuets, framboises ou pêches tranchées	2 tasses

* Les langues-de-chat se vendent dans les pâtisseries, la plupart des supermarchés et les épiceries fines.

Dans un bol, battre les jaunes d'oeufs et 175 mL (¾ tasse) de sucre. Incorporer le jus de citron et bien travailler. Transvider dans un bain-marie qui ne soit pas en aluminium. Lorsque l'eau frémit, mettre le mélange à cuire et remuer jusqu'à ce qu'il soit devenu assez épais pour adhérer au dos d'une cuiller, ou de 8 à 10 minutes.

Verser la gélatine dans l'eau et laisser reposer pendant 5 minutes. Incorporer aux jaunes d'oeufs chauds; faire refroidir en remuant de temps en temps.

Battre les blancs d'oeufs en neige légère; ajouter graduellement le reste du sucre et continuer à battre pour monter les blancs en pics fermes. Verser un tiers des blancs dans le mélange de jaunes d'oeufs pour l'alléger; puis incorporer le reste des blancs.

Rompre les langues-de-chat en deux. Couvrir le fond et les côtés d'un moule démontable de 25 cm (10 po) de langues-de-chat, en prenant soin de placer les bouts non coupés vers le haut. Couvrir de crème et réfrigérer jusqu'à consistance ferme, environ 3 heures ou toute la nuit. (Ce gâteau se conservera au congélateur pendant au moins 3 semaines; il suffira de le sortir du congélateur 1 heure avant le repas.)

Au moment de servir, placer le moule sur une assiette de service et enlever les côtés. Garnir de fruits. Donne 10 portions.

Calories par portion: **326**
Grammes de lipides par portion: **6,6**
Fibres: **bon** (excellent lorsqu'il contient des mûres ou des framboises)

Délice au citron

Ce dessert léger et frais ressemble à une mousse, mais il ne contient pas de crème. Il est très facile à confectionner, mais il doit être servi le jour même. Sa consistance s'altère lorsqu'on le laisse reposer plus de 24 heures.

2	citrons	2
½	orange	½
45 mL	fécule de maïs	3 c. à soupe
125 mL	sucre	½ tasse
375 mL	eau chaude	1½ tasse
2	oeufs (blancs et jaunes séparés)	2

Variante
Sauce au citron : utiliser comme sauce pour entremets pour napper des fraises ou des pêches.

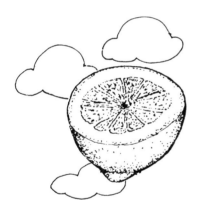

Râper le zeste d'un citron et de la moitié d'une orange. Extraire le jus de l'orange et des citrons (on devrait obtenir environ 125 mL / ½ tasse de jus).

Dans une casserole qui ne soit pas en aluminium, mélanger la fécule de maïs et la moitié du sucre. Ajouter l'eau et amener à ébullition en remuant constamment. Réduire la chaleur et laisser bouillir doucement pendant 3 minutes. Battre les jaunes d'oeufs légèrement ; y ajouter un peu du mélange chaud, puis les incorporer doucement dans celui-ci. Cuire à feu modéré pendant 2 minutes en remuant constamment. Retirer du feu et incorporer le jus et le zeste des fruits. Transvaser dans un bol et réfrigérer pour refroidir légèrement.

Battre les blancs d'oeufs en neige légère ; continuer à battre en incorporant graduellement le reste du sucre. Fouetter jusqu'à ce que les blancs forment des pics fermes. Les incorporer à l'appareil au citron. Verser dans des verres sur pied ou dans un bol de service. Réfrigérer jusqu'au moment de servir. Donne 6 portions.

Calories par portion : **125**
Grammes de lipides par portion : **2**
Vitamine C : **excellent**

Tartelette citronnée aux bleuets

La meringue, la garniture au citron au centre et les bleuets glacés font de cette tartelette un dessert épatant, beaucoup moins riche qu'une tarte à croûte traditionnelle.

Meringue

2	blancs d'oeufs	2
1	pincée de crème de tartre	1
125 mL	sucre	½ tasse
1 mL	fécule de maïs	¼ c. à thé
2 mL	vanille	½ c. à thé

Garniture au citron

125 mL	sucre	½ tasse
75 mL	fécule de maïs	⅓ tasse
375 mL	eau chaude	1½ tasse
2	jaunes d'oeufs	2
	zeste râpé et jus d'un gros citron	
	zeste râpé de la moitié d'une orange	

Bleuets glacés

50 mL	sucre	¼ tasse
10 mL	fécule de maïs	2 c. à thé
75 mL	eau	⅓ tasse
5 mL	jus de citron frais	1 c. à thé
500 mL	bleuets frais	2 tasses

Meringue. Chemiser un moule à tarte de 20 ou 23 cm (8 ou 9 po) de papier d'aluminium ; le beurrer et le fariner légèrement.

Dans un bol, battre les blancs d'oeufs additionnés de crème de tartre et les monter en pics légers. Y incorporer le sucre, 15 mL (1 c. à soupe) à la fois, en continuant à fouetter pour les monter en pics très fermes. Ajouter la fécule de maïs et la vanille. Verser l'appareil dans le moule ; le papier d'aluminium devrait dépasser d'environ 1 cm (½ po) le bord du moule. Cuire au four à 150°C (300°F) pendant 90 minutes ou jusqu'à ce que la meringue soit ferme et sèche ; laisser refroidir sur une grille. Lorsque la meringue est encore tiède, la retirer de l'assiette à tarte et enlever le papier d'aluminium. Remettre ensuite la meringue dans le moule.

Garniture au citron. Râper le zeste du citron et de la moitié d'une orange. Extraire le jus du citron (on devrait en obtenir environ 75 mL / ⅓ tasse). Dans une casserole épaisse qui ne soit pas en aluminium, mélanger le sucre et la fécule de maïs. Ajouter l'eau et amener à ébullition à feu moyen, en remuant constamment. Réduire la chaleur et laisser bouillir doucement pendant 3 minutes en remuant toujours.

Dans un petit bol, battre les jaunes d'oeufs légèrement. Y incorporer une petite quantité de l'appareil chaud, puis verser très lentement dans la casserole, en remuant constamment. Cuire à feu modéré pendant 2 minutes en remuant. Retirer du feu. Ajouter le jus de citron et le zeste des fruits. Laisser refroidir un peu. Verser l'appareil dans le moule foncé de meringue.

Bleuets glacés. Dans une casserole épaisse, mélanger le sucre et la fécule de maïs. Ajouter l'eau et le jus de citron. Cuire à feu modéré en remuant jusqu'à ce que le liquide épaississe, bouillonne et devienne clair. Retirer du feu ; ajouter les bleuets en prenant soin de bien les enrober de sirop, puis les disposer sur la garniture au citron. Réfrigérer au moins 30 minutes avant de servir. Donne 8 portions.

Calories par portion : **190**
Grammes de lipides par portion : **1,5**
Fibres : **excellent**
Vitamine C : **bon**

Gâteau meringué aux framboises

Comme la plupart des supermarchés vendent des framboises surgelées indivi-duellement, on peut confectionner ce gâteau en toutes saisons. Et la recette est beaucoup moins compliquée qu'elle ne le semble. On peut faire la meringue bien à l'avance et faire la crème anglaise quelques heures ou même une jour-née avant de s'en servir. Ni la meringue ni la crème anglaise ne demande beaucoup de temps. On pourra remplacer les framboises par des fraises ou d'autres fruits de saison.

Menu estival à préparer à l'avance

Crème de yogourt au melon frappé (p. 51)
Poulet froid
Salade de spirales aux poivrons et à l'aneth (p. 95 et 96)
Tomates tranchées au basilic
Petits pains de blé entier
Gâteau meringué aux framboises (p. 226 et 227)

Meringue

6	blancs d'oeufs	6
375 mL	sucre	1½ tasse
5 mL	fécule de maïs	1 c. à thé
5 mL	vanille	1 c. à thé

Crème anglaise

50 mL	sucre	¼ tasse
25 mL	fécule de maïs	2 c. à soupe
1	pincée de sel	1
500 mL	lait	2 tasses
4	jaunes d'oeufs	4
10 mL	vanille	2 c. à thé
1	pincée de muscade fraîchement râpée	1
25 mL	liqueur d'orange ou d'amande (facultatif)	2 c. à soupe

Garniture aux fruits

500 mL	bleuets	2 tasses
	ou	
750 mL	de pêches, de bananes, de kiwis, de mangues ou d'autres fruits coupés en morceaux	3 tasses
500 mL	framboises ou fraises	2 tasses

Meringue. Chemiser 2 plaques à biscuits de papier d'aluminium ; le graisser légèrement.

Dans un grand bol, monter les blancs d'oeufs en neige légère. Y mélanger le sucre et la fécule de maïs, puis continuer à battre en ajoutant graduellement le sucre et la fécule de maïs et monter en pics fermes. Incorporer la vanille.

Étaler la meringue sur les plaques à biscuits chemisées de papier d'aluminium de manière à former 2 cercles d'environ 28 cm (11 po) de diamètre. Cuire au four à 140°C (275°F) pendant 2 heures ou jusqu'à ce que les meringues soient bien fermes. Les retirer du four. Lorsqu'elles sont encore tièdes, enlever le papier d'aluminium. (Si le papier d'aluminium est difficile à enlever, les meringues ne sont peut-être pas assez cuites ou le papier d'aluminium n'était pas suffisamment graissé.)

Crème anglaise. Dans une casserole qui ne soit pas en aluminium ou dans un bain-marie, mélanger le sucre, la fécule de maïs et le sel. Ajouter le lait. Cuire à feu modéré ou au bain-marie en remuant jusqu'à ce que le mélange épaississe et commence à bouillonner ; continuer la cuisson pendant 5 minutes en remuant constamment.

Battre les jaunes d'oeufs, puis y incorporer graduellement une petite quantité de l'appareil chaud ; les verser dans le premier mélange, puis cuire à feu doux pendant environ 2 minutes ou jusqu'à ce que le tout épaississe.

Retirer du feu ; ajouter la vanille, la muscade et la liqueur (s'il y a lieu). Laisser refroidir.

Quelques heures avant de servir, placer une meringue sur un plat de service et la garnir de crème anglaise, puis de bleuets. Déposer la deuxième meringue sur la couche de bleuets et couronner de framboises. Pour servir, couper en pointes. Donne 10 portions.

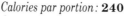

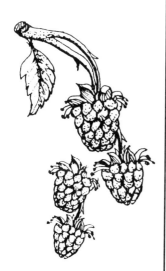

Calories par portion : **240**
Grammes de lipides par portion : **3,7**
Fibres : **excellent**
Vitamine C : **bon**

Carrés croquants aux pêches et aux bleuets

Il est difficile de trouver un meilleur dessert automnal que celui-ci. Et si on le fait au four à micro-ondes, il sera prêt en dix minutes.

1,5 L	pêches fraîches pelées et tranchées	6 tasses
500 mL	bleuets	2 tasses
75 mL	cassonade	⅓ tasse
25 mL	farine tout usage	2 c. à soupe
10 mL	cannelle	2 c. à thé
Garniture		
250 mL	flocons d'avoine à cuisson rapide	1 tasse
5 mL	cannelle	1 c. à thé
50 mL	cassonade bien tassée	¼ tasse
45 mL	beurre ramolli	3 c. à soupe

Dans un moule de 2 L (8 tasses), mélanger les pêches et les bleuets. Dans un petit bol, mélanger la cassonade, la farine et la cannelle; incorporer les deux appareils dans le moule et mélanger.

Garniture. Mélanger les flocons d'avoine, la cannelle et la cassonade. Ajouter le beurre et bien travailler tous les ingrédients; puis étaler sur les fruits. Cuire au four à 180°C (350°F) pendant 25 minutes ou au four à micro-ondes à la température maximale pendant 10 minutes ou jusqu'à ce que le gâteau bouillonne et que les fruits soient à peine tendres. Servir tiède ou froid. Donne 8 portions.

Calories par portion: **255**
Grammes de lipides par portion: **5**
Fibres: **excellent**
Vitamine A: **excellent**
Vitamine C: **bon**

Carrés croquants aux poires

Ces délicieux carrés parfumés au citron et au gingembre font un excellent dessert d'automne ou d'hiver. La quantité de jus obtenue dépend de la variété et de la grosseur des poires utilisées.

8	poires évidées et tranchées	8
25 mL	jus de citron	2 c. à soupe
5 mL	zeste de citron râpé	1 c. à thé
15 mL	gingembre frais râpé	1 c. à soupe
	ou	
5 mL	gingembre moulu	1 c. à thé
125 mL	sucre	½ tasse
50 mL	farine tout usage	¼ tasse
Garniture		
125 mL	cassonade bien tassée	½ tasse
75 mL	farine de blé entier	⅓ tasse
150 mL	flocons d'avoine	⅔ tasse
50 mL	poudre de lait écrémé	¼ tasse
5 mL	cannelle	1 c. à thé
45 mL	beurre	3 c. à soupe

Ajouter de la poudre de lait écrémé à la garniture est une excellente façon d'enrichir les carrés de calcium et de protéines.

Dans un bol, mêler les poires, le jus et le zeste de citron et le gingembre. Mélanger le sucre et la farine ; saupoudrer sur les poires et remuer. Verser l'appareil dans une timbale à soufflé ou un moule à gâteau légèrement beurré de 2 L (8 tasses).

Garniture. Mélanger la cassonade, la farine, les flocons d'avoine, le lait en poudre et la cannelle. Y incorporer le beurre avec une broche à pâtisserie jusqu'à l'obtention d'une texture fine. Étendre cet appareil sur les poires.

Cuire au four à 190° C (375° F) de 30 à 45 minutes ou jusqu'à ce que les poires soient tendres et que le mélange bouillonne. Servir chaud ou tiède. Donne 8 portions.

Calories par portion : **271**
Grammes de lipides par portion : **5**
Fibres : **bon**
Vitamine C : **excellent**

Clafoutis aux abricots

Le clafoutis est un dessert bien français à base de crème anglaise et de fruits. Facile à confectionner, on peut le faire avec n'importe quel autre fruit en saison : cerises, prunes, pêches, etc.

1 L	abricots frais	4 tasses
15 mL	beurre	1 c. à soupe
90 mL	sucre	6 c. à soupe
3	oeufs	3
325 mL	lait	1⅓ tasse
150 mL	farine tout usage	⅔ tasse
5 mL	zeste de citron râpé	1 c. à thé
2 mL	cannelle	½ c. à thé
10 mL	vanille	2 c. à thé
1	pincée de sel	1
	sucre glace	

Couper les abricots en deux et les dénoyauter. Beurrer un moule à tarte en verre ou un moule à quiche de 28 cm (11 po). En saupoudrer le fond de 15 mL (1 c. à soupe) de sucre. Y disposer les abricots, la partie coupée vers le bas, et saupoudrer de 25 mL (2 c. à soupe) de sucre.

Passer au mélangeur ou au robot culinaire le reste du sucre, les oeufs, le lait, la farine, le zeste de citron, la cannelle, la vanille et le sel jusqu'à consistance lisse. (On peut aussi battre le reste du sucre et les oeufs et ajouter ensuite les autres ingrédients qu'on mélangera jusqu'à consistance lisse.) Étaler l'appareil également sur les fruits.

Cuire au four à 190° C (375° F) de 50 à 60 minutes, jusqu'à ce que le dessus soit bien doré et la garniture ferme. Servir chaud ou froid. Donne entre 6 et 8 portions.

	6 portions	8 portions
Calories par portion :	**213**	**162**
Grammes de lipides par portion :	**5,8**	**4,4**
Fibres : **bon**	**2,7 g**	**2,1 g**
Vitamine A :	**excellent**	**excellent**
Vitamine C :	**bon**	**bon**
Niacine :	**bon**	

Carrés aux pêches à l'ancienne

On peut profiter de l'été, lorsque les pêches sont juteuses et abondantes, pour confectionner ce savoureux dessert à l'ancienne.

125 mL	cassonade bien tassée	½ tasse
2 mL	cannelle	½ c. à thé
5 mL	zeste d'orange ou de citron râpé	1 c. à thé
15 mL	jus de citron	1 c. à soupe
1 L	pêches pelées et tranchées	4 tasses
175 mL	farine tout usage	¾ tasse
125 mL	farine de blé entier	½ tasse
15 mL	poudre à pâte	1 c. à soupe
50 mL	beurre ou margarine	¼ tasse
50 mL	sucre	¼ tasse
1	oeuf légèrement battu	1
125 mL	lait	½ tasse
2 mL	vanille	½ c. à thé

Beurrer légèrement un moule de 2 L (8 tasses). Dans un grand bol, mélanger la cassonade, la cannelle, le zeste et le jus de citron ; bien travailler les ingrédients. Ajouter les pêches, mélanger, puis transvaser dans le moule.

Mélanger la farine et la poudre à pâte. Dans un autre bol, travailler le beurre et le sucre pour que le mélange ait une consistance légère ; incorporer l'oeuf. Ajouter les ingrédients secs et le lait en alternant, puis la vanille et mélanger, sans plus. Étaler l'appareil à la cuiller sur les pêches.

Cuire au four à 190° C (375° F) de 25 à 35 minutes ou jusqu'à ce que les pêches soient tendres et le dessus bien doré. Servir tiède. Donne 8 portions.

Calories par portion : **212**
Grammes de lipides par portion : **5,6**
Fibres : **bon**
Vitamine A : **excellent**
Niacine et vitamine C : **bon**

Pouding à la rhubarbe, crème anglaise

Le goût légèrement acidulé de la rhubarbe se marie très bien à la crème anglaise. Il ne faut pas oublier toutefois que la rhubarbe peut être plus ou moins amère selon qu'elle a été surgelée, cultivée en serre ou dans un potager. Ajouter du sucre au besoin.

1 kg	rhubarbe fraîche ou surgelée	2 lb
300 mL	sucre (environ)	1¼ tasse
5 mL	zeste d'orange	1 c. à thé
500 mL	eau	2 tasses
25 mL	fécule de maïs	2 c. à soupe
50 mL	eau froide	¼ tasse
7 mL	vanille	1½ c. à thé
Crème anglaise		
25 mL	sucre	2 c. à soupe
10 mL	fécule de maïs	2 c. à thé
1	pincée de sel	1
250 mL	lait	1 tasse
1	jaune d'oeuf	1
5 mL	vanille	1 c. à thé
	muscade fraîche, moulue	

Couper la rhubarbe en morceaux de 2 cm (¾ po). Dans une casserole, la mélanger avec le sucre, le zeste d'orange et l'eau. Amener à ébullition ; réduire le feu et faire mijoter, sans couvrir, jusqu'à ce que la rhubarbe soit tendre (environ 10 minutes pour de la rhubarbe fraîche et 3 minutes pour de la rhubarbe surgelée). Goûter et ajouter du sucre au besoin.

Mélanger la fécule de maïs à 50 mL (¼ tasse) d'eau froide et incorporer à la rhubarbe. Cuire à feu modéré en remuant jusqu'à ce que le mélange épaississe et ne soit plus brouillé. Laisser bouillir doucement pendant environ 3 minutes. Retirer du feu et incorporer la vanille. Transvaser dans un bol de service. Laisser refroidir, couvrir et mettre au réfrigérateur.

Crème anglaise. Dans une casserole épaisse qui ne soit pas en aluminium ou dans un bain-marie, mélanger le sucre, la fécule de maïs et le sel. Ajouter le lait. Cuire sur feu modéré, en remuant ; faire mijoter pendant 5 minutes pour que le mélange épaississe légèrement. Battre le jaune d'oeuf, puis y incorporer au fouet environ 125 mL (½ tasse) du mélange chaud. Transvaser le tout, en fouettant, dans l'appareil au lait. Cuire à feu doux, en remuant, environ 2 minutes ou jusqu'à ce que le mélange ait épaissi. Retirer du feu. Incorporer la vanille et la muscade, au goût. Couvrir et réfrigérer. Donne environ 250 mL (1 tasse).

Pour servir, napper de crème anglaise les portions individuelles de rhubarbe. Donne 8 portions.

Calories par portion (avec 25 mL / 2 c. à soupe de crème anglaise) : **183**
Grammes de lipides par portion (avec 25 mL / 2 c. à soupe de crème anglaise) : **1,4**
Fibres : **bon**
Vitamine C : **bon**

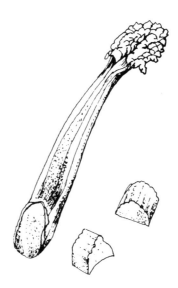

Gâteau de Savoie à l'orange

Ce délicieux gâteau se sert nature, garni de fruits, nappé de sauces onctueuses ou accompagné de sorbets. Pour bien le réussir, il faut utiliser de gros oeufs portés à la température ambiante.

Les gâteaux mousseline sont très faibles en lipides car leur confection ne demande que des blancs d'oeufs. Toutefois, cela veut dire que beaucoup de jaunes d'oeufs demeureront inutilisés. C'est pourquoi il est parfois plus commode d'utiliser un mélange à gâteau du commerce.

On découpera le gâteau de Savoie en pointes qu'on nappera de Sauce à l'orange et au sherry (p. 221) avant de les décorer de quartiers d'orange fraîche.

175 mL	sucre	¾ tasse
4	oeufs (blancs et jaunes séparés)	4
15 mL	zeste d'orange	1 c. à soupe
125 mL	jus d'orange frais	½ tasse
250 mL	farine tout usage	1 tasse
5 mL	poudre à pâte	1 c. à thé
1	pincée de sel	1
10 mL	sucre glace	2 c. à thé

Dans un bol, mélanger le sucre, les jaunes d'oeufs, le zeste et le jus d'orange jusqu'à ce que le mélange prenne une couleur très claire. Ajouter la farine et la poudre à pâte ; puis bien travailler le tout.

Dans un autre bol, monter les blancs d'oeufs, avec une pincée de sel, en pics fermes. Verser une petite quantité de blancs d'oeufs dans les jaunes avant d'incorporer ceux-ci aux blancs.

Verser le tout dans un moule à gâteau de Savoie non beurré de 1,5 L (6 tasses) / 25 cm (10 po) et à fond amovible. Cuire au four à 160° C (325° F) de 50 à 55 minutes ou jusqu'à ce que le gâteau soit bien doré et reprenne sa forme après une légère pression du doigt. Renverser et laisser refroidir avant de démouler.

Saupoudrer de sucre glace tamisé, couvrir de Glaçage à l'orange (p. 236) ou servir accompagné de sorbet ou de Coulis de framboises (p. 214). Donne 12 portions.

Calories par portion : **96**
Grammes de lipides par portion : **1,9**

Gâteau café cannelle

Ce gâteau moelleux, qu'on peut accompagner de fruits ou de sorbet, est toujours très apprécié au goûter ou comme dessert.

250 mL	yogourt nature	1 tasse
5 mL	bicarbonate de soude	1 c. à thé
50 mL	beurre ou margarine	¼ tasse
250 mL	cassonade légèrement tassée	1 tasse
1	oeuf	1
5 mL	vanille	1 c. à thé
375 mL	farine tout usage	1½ tasse
10 mL	poudre à pâte	2 c. à thé
Garniture		
125 mL	cassonade légèrement tassée	½ tasse
15 mL	cannelle	1 c. à soupe

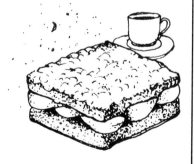

Graisser et fariner un moule carré de 2 L (8 tasses) / 23 cm (9 po). Dans un petit bol, mélanger le yogourt et le bicarbonate de soude ; bien travailler et laisser reposer. (Le mélange de yogourt augmentera de volume.)

Dans un grand bol, mélanger le beurre et la cassonade. Ajouter l'oeuf et la vanille ; puis battre vigoureusement environ 2 minutes. Tamiser la farine et la poudre à pâte ; puis incorporer au mélange précédent en alternant avec le yogourt.

Garniture. Mélanger la cassonade et la cannelle. Verser la moitié de l'appareil dans le moule préparé. Ajouter la moitié de la garniture. Étendre le reste de l'appareil et le recouvrir du reste du mélange de cassonade et de cannelle. Cuire au four à 180° C (350° F) pendant 45 minutes ou jusqu'à ce qu'un cure-dent inséré au centre en ressorte sec. Laisser tiédir dans le moule de 10 à 15 minutes et renverser ensuite sur une grille. Donne 12 portions.

Calories par portion : **172**
Grammes de lipides par portion : **3,8**

Gâteau de blé entier à la compote de pommes

Ce savoureux gâteau moelleux se fait de préférence dans un moule à gâteau de Savoie. Il est très facile à confectionner et se conserve bien.

425 mL	sucre	1¾ tasse
50 mL	beurre à la température ambiante	¼ tasse
1	oeuf	1
125 mL	yogourt nature	½ tasse
500 mL	compote de pommes	2 tasses
5 mL	zeste d'orange râpé	1 c. à thé
5 mL	vanille	1 c. à thé
375 mL	farine tout usage	1½ tasse
300 mL	farine de blé entier	1¼ tasse
45 mL	son entier	3 c. à soupe
10 mL	cannelle	2 c. à thé
10 mL	bicarbonate de soude	2 c. à thé
250 mL	raisins secs	1 tasse

On servira ce gâteau avec des fruits frais, des poires pochées ou un sorbet.

Glaçage au citron :
on peut remplacer le beurre par du yogourt pour confectionner un délicieux glaçage crémeux faible en lipides. Dans un bol, mélanger 375 mL (1½ tasse) de sucre glace (tamisé), 25 mL (2 c. à soupe) de yogourt nature, 5 mL (1 c. à thé) de jus de citron et 5 mL (1 c. à thé) de zeste de citron ; battre jusqu'à consistance lisse.

Glaçage à l'orange :
procéder comme ci-dessus en substituant, dans les mêmes proportions, du zeste et du jus d'orange au zeste et au jus de citron.

Beurrer et fariner un moule à gâteau de Savoie de 25 cm (10 po). Dans un bol, travailler le sucre et le beurre. Ajouter l'oeuf et battre jusqu'à ce que le mélange prenne une couleur claire, puis incorporer le yogourt. Ajouter la compote de pommes, le zeste d'orange et la vanille en mélangeant bien.

Dans un autre bol, combiner les farines avec le son, la cannelle, le bicarbonate de soude et les raisins secs, puis incorporer au mélange de compote.

Verser l'appareil dans le moule et cuire au four à 160° C (325° F) de 70 à 80 minutes ou jusqu'à ce qu'un cure-dent piqué au centre en ressorte sec. Retirer du four. Laisser tiédir sur une grille environ 20 minutes. Démouler et remettre à refroidir sur la grille. Donne 16 portions.

Calories par portion : **224**
Grammes de lipides par portion : **3,8**
Fibres : **bon**

Tarte à la rhubarbe

Cette délicieuse tarte est idéale pour souligner l'arrivée du printemps. Sa garniture granuleuse remplace avantageusement une croûte plus riche. Si l'on utilise de la rhubarbe surgelée, on la fera bien décongeler pour qu'elle ne contienne pas trop de liquide.

Croûte

175 mL	farine tout usage	¾ tasse
125 mL	farine de blé entier	½ tasse
2 mL	sel	½ c. à thé
45 mL	beurre ou margarine	3 c. à soupe
45 mL	eau glacée	3 c. à soupe

Appareil à la rhubarbe

250 mL	sucre	1 tasse
50 mL	farine tout usage	¼ tasse
5 mL	zeste d'orange ou de citron râpé	1 c. à thé
1	oeuf bien battu	1
1,25 L	rhubarbe fraîche ou surgelée (décongelée), coupée en morceaux de 1 cm (½ po)	5 tasses

Garniture

75 mL	cassonade bien tassée	⅓ tasse
45 mL	flocons d'avoine à cuisson rapide	3 c. à soupe
45 mL	lait en poudre (facultatif)	3 c. à soupe
45 mL	farine de blé entier	3 c. à soupe
5 mL	cannelle	1 c. à thé
25 mL	beurre	2 c. à soupe

Variante

Carrés croquants à la rhubarbe : suivre la recette ci-contre, mais omettre la croûte ; réduire la quantité de farine dans l'appareil à la rhubarbe à 25 mL (2 c. à soupe) et omettre l'oeuf. Mélanger les ingrédients de cet appareil et le transvider à la cuiller dans un moule légèrement graissé de 1,5 L (6 tasses). Préparer la garniture comme ci-contre. Cuire au four à 190° C (375° F) de 40 à 50 minutes ou jusqu'à ce que la rhubarbe bouillonne et que la garniture soit bien dorée. Donne 6 portions.

Calories par portion : **234**
Grammes de lipides par portion : **3,6**
Fibres : **bon**
Vitamine C : **bon**

Croûte. Dans un bol, mélanger les farines et le sel. Ajouter le beurre et travailler avec une broche à pâtisserie ou 2 couteaux pour obtenir un mélange granuleux. Asperger d'eau et travailler à la fourchette. Presser le mélange au fond et sur les côtés d'un moule à tarte de 23 cm (9 po).

Appareil à la rhubarbe. Mélanger le sucre, la farine et le zeste d'orange râpé, puis mêler l'oeuf et la rhubarbe dans un autre bol ; y incorporer le premier mélange et bien brasser.

Garniture. Dans un bol, mélanger la cassonade, les flocons d'avoine, le lait en poudre (s'il y a lieu), la farine et la cannelle. Ajouter le beurre et travailler pour obtenir un mélange granuleux. Verser l'appareil à la rhubarbe dans le moule à tarte foncé. Étaler la garniture par-dessus. Cuire au four à 200° C (400° F) de 50 à 60 minutes ou jusqu'à ce que le dessus soit bien doré et la rhubarbe tendre.

Pour empêcher le dessus de trop brunir, couvrir d'un papier d'aluminium après 30 minutes de cuisson. Donne 8 portions.

Calories par portion: **285**
Grammes de lipides par portion: **8**
Fibres: **bon**
Calcium: **bon**

Doit-on utiliser du beurre ou de la margarine ?

La consommation totale de lipides serait étroitement liée au risque de cancer ; les résultats des diverses études n'ont cependant pas identifié un type particulier de lipides, saturés ou non, qui serait plus propice qu'un autre au développement de la maladie. Toutefois, comme les graisses saturées et le cholestérol sont associés aux maladies coronariennes, il est plus prudent de faire un usage modéré du beurre, de la graisse végétale et du saindoux, car ce sont des lipides saturés à teneur élevée en cholestérol.

Les graisses saturées sont surtout d'origine animale, tandis que les graisses non saturées sont d'origine végétale. Mais les choses ne sont pas si simples ; ainsi certaines huiles végétales doivent être hydrogénées pour devenir solides, et les huiles végétales hautement hydrogénées ont tendance à faire augmenter le taux de cholestérol dans le sang. Il est donc préférable de rechercher les huiles et les margarines de maïs, de tournesol, de soya ou de carthame faiblement hydrogénée. Pour les margarines, on choisira celles qui contiennent le taux le plus élevé de graisses polyinsaturées.

Dans la cuisine, il est recommandé d'utiliser une grande variété de lipides, mais d'en réduire les quantités au minimum. On peut essayer, par exemple, de diminuer de 15 mL (1 c. à soupe) à la fois la quantité de matières grasses que l'on met dans ses plats préférés, afin de déterminer le minimum à utiliser pour obtenir un résultat savoureux. Il est toujours étonnant de constater le nombre de plats dont on peut réduire la teneur en lipides sans rien perdre de leur saveur. En coupant le beurre de 15 mL (1 c. à soupe), on élimine 11 g de matières grasses ; en supprimant 15 mL (1 c. à soupe) d'huile, on en retranche 14 g.

J'aime beaucoup le beurre, mais j'en utilise seulement lorsque je peux vraiment le goûter, sur des légumes étuvés ou bouillis, par exemple, ou en tartine, si je n'ajoute pas de confiture (avec celle-ci, il est superflu de mettre du beurre ou de la margarine). Bien entendu, tout cela est une question de goût et chacun peut choisir quand « beurrer », pourvu que ce soit avec modération. Dans la pâtisserie ou pour la cuisson, je substitue de la margarine au beurre lorsque les autres ingrédients en camouflent le goût ; dans les biscuits au gingembre, j'utilise de la margarine ; dans les sablés, du beurre ; dans les muffins, j'emploie de l'huile car on peut l'incorporer plus rapidement. Pour les sautés, on utilisera de l'huile ou moitié beurre, moitié huile. L'important est de ne pas utiliser automatiquement du beurre ou de la margarine — ils sont souvent superflus. Le beurre n'est pas nécessaire dans un sandwich au beurre d'arachide et son goût se perd sous une couche de moutarde ou d'autres condiments.

Tarte aux prunes

On confectionnera ce savoureux dessert aux fruits en été ou en automne, lorsque les prunes sont abondantes. La croûte au yogourt est facile à faire et elle contient beaucoup moins de calories et de lipides qu'une croûte classique.

Croûte

45 mL	margarine ou beurre	3 c. à soupe
250 mL	farine tout usage	1 tasse
90 mL	yogourt nature	6 c. à soupe

Garniture

250 mL	sucre	1 tasse
50 mL	tapioca instantané	¼ tasse
5 mL	cannelle	1 c. à thé
	zeste râpé et jus de 1 citron	
1,5 L	prunes fraîches, dénoyautées et coupées en morceaux	6 tasses

Pour réduire la teneur en calories et en lipides, faire des tartes à une seule abaisse dans des moules plus profonds au lieu de tartes classiques à deux abaisses. On peut aussi faire la croûte du dessus en treillis au lieu d'utiliser une abaisse ordinaire.

Croûte. Dans un bol, travailler le beurre et la farine avec une broche à pâtisserie ou 2 couteaux pour obtenir un mélange granuleux. Ajouter le yogourt et bien mélanger. Former une boule avec la pâte et l'envelopper dans un cellophane. Réfrigérer au moins 1 heure. Sur une planche légèrement farinée, faire une abaisse circulaire un peu plus grande que le moule à tarte.

Garniture. Dans un grand bol, bien mélanger le sucre, le tapioca, la cannelle et le zeste. Ajouter le jus de citron et les prunes et bien remuer. Verser l'appareil dans une timbale à soufflé ou un moule profond légèrement graissé de 1,5 L (6 tasses). Recouvrir de la pâte en prenant soin de bien la faire adhérer aux côtés du moule. Piquer la pâte pour laisser échapper la vapeur. Placer sur une plaque à pâtisserie et cuire au four à 200° C (400° F) de 50 à 60 minutes ou jusqu'à ce que la pâte soit dorée et que la garniture bouillonne légèrement. Si la croûte brunit trop rapidement, la couvrir d'un papier d'aluminium. Donne 6 portions.

Calories par portion: **288**
Grammes de lipides par portion: **6**
Fibres: **bon**
Vitamine C: **excellent**
Vitamine A: **bon**

Compote de pommes à la cannelle

La compote de pommes est tellement facile à faire qu'il n'est même pas nécessaire de suivre une recette. N'utiliser celle-ci que comme guide. La quantité de sucre et le temps de cuisson varient selon la variété des pommes utilisées et leur degré de maturité. Pour gagner du temps, on omettra de peler les pommes et de les débarrasser de leur trognon; on passera plutôt la compote cuite à la moulinette ou au tamis. Si on désire conserver la pelure pour obtenir une compote plus fibreuse et moins lisse, on débarrassera les pommes de leur trognon et on les coupera en morceaux; on les cuira ensuite jusqu'à ce qu'elles soient tendres, en ajoutant du sucre au goût. On peut aussi parfumer la compote de zeste de citron ou d'orange râpé ou y ajouter des raisins secs.

6	pommes (environ 1,5 kg / 3 lb)	6
50 mL	eau	¼ tasse
15 mL	jus de citron	1 c. à soupe
45 mL	sucre	3 c. à soupe
5 mL	cannelle	1 c. à thé

Couper les pommes en quartiers. Dans une casserole, les mélanger avec l'eau et le jus de citron. Amener à ébullition; réduire le feu et laisser mijoter lentement, sans couvrir, jusqu'à ce que les pommes soient tendres, environ 20 minutes; remuer souvent.

Passer les pommes à la moulinette ou au tamis au-dessus d'un bol (la pelure et les pépins resteront dans la moulinette). Ajouter le sucre et la cannelle; remuer pour faire fondre le sucre. Goûter et rajouter du sucre au besoin. (Si la compote est trop claire, la cuire à feu moyen en remuant jusqu'à ce qu'elle épaississe.) Servir telle quelle ou avec le Gâteau de blé entier à la compote de pommes (p. 236). Donne 6 portions.

Calories par portion: **101**
Grammes de lipides par portion: **0,5**
Vitamine C: **bon**

On peut servir cette sauce au petit déjeuner, ou comme dessert, ou encore avec de la viande (notamment du porc) au lieu de sauce brune ou autres sauces grasses.
Dans la compote de pommes, on ajoute toujours le sucre après la cuisson. Lorsqu'on l'incorpore au début, les pommes mettent plus de temps à cuire.

Variante
Compote aux poires et au gingembre: remplacer les pommes par des poires et la cannelle par du gingembre; augmenter la quantité d'eau à 250 mL (1 tasse); ajouter du sucre au goût. (Fibres: bon.) Servir avec le Pain à la mélasse à l'ancienne (p. 200)

Variante
Garniture parfumée à
l'orange : réduire le sucre de la
Sauce parfumée à l'orange
(p. 242 et 243) à 25 mL (2 c. à
soupe). Servir avec des
salades de fruits.

Variante
Glace au citron nappée de
sauce à la rhubarbe et aux
framboises : dresser à la
cuiller de la Glace au citron
(p. 216) dans des verres à
parfait en alternant avec de la
Sauce à la rhubarbe et aux
framboises (p. 242) ou verser
simplement la sauce sur la
glace au citron. Prévoir environ
50 mL (¼ tasse) par
personne.

* Si l'on mesure les
framboises lorsqu'elles sont
encore congelées, il faut en
utiliser 500 mL (2 tasses) ; si
elles sont décongelées, on
en prendra 250 mL (1 tasse).

Sauce à la rhubarbe et aux framboises

Cette délicieuse sauce aigre-douce se marie admirablement avec de la crème glacée, du yogourt frais ou glacé, des pêches en tranches ou tout autre fruit frais.

625 mL	rhubarbe coupée en morceaux de 1 cm (½ po) (fraîche ou surgelée)	2½ tasses
175 mL	eau	¾ tasse
125 mL	sucre	½ tasse
	zeste râpé et jus d'un citron	
1 mL	cannelle	¼ c. à thé
500 mL	framboises fraîches *ou*	2 tasses
250 mL	framboises non sucrées, décongelées *	1 tasse

Dans une casserole, mélanger la rhubarbe, l'eau, le sucre et le zeste de citron ; amener à ébullition à feu moyen. Réduire la chaleur et laisser mijoter de 10 à 15 minutes jusqu'à ce que la rhubarbe soit tendre. Retirer du feu ; incorporer le jus de citron, la cannelle et les framboises. Laisser refroidir. Servir tiède ou rafraîchie sur de la crème glacée à la vanille. Donne environ 750 mL (3 tasses).

Calories par 125 mL (½ tasse) de sauce : **110**
Grammes de lipides par 125 mL (½ tasse) de sauce : **0,3**
Fibres : **excellent**
Vitamine C : **bon**

Sauce parfumée à l'orange

Délicieuse sur le Sorbet au citron (p. 217 et 218) ou avec du gâteau, cette sauce onctueuse peut aussi égayer un dessert composé de fruits frais. Pour créer un effet « nouvelle cuisine », napper des assiettes à dessert individuelles de sauce et y disposer joliment trois fruits frais au choix : fraises, kiwis, pêches tranchées, raisins ou mûres.

50 mL	sucre	¼ tasse
15 mL	jus concentré d'orange surgelé	1 c. à soupe
	zeste râpé d'une orange	
175 mL	yogourt nature	¾ tasse

Dans un petit bol, mélanger le sucre, le jus et le zeste d'orange, puis incorporer le yogourt et bien remuer. Donne 250 mL (1 tasse).

Calories par 15 mL (1 c. à soupe): **21**
Grammes de lipides par 15 mL (1 c. à soupe): **quelques traces**

La poudre de cacao est faite de chocolat dont on a retiré le beurre ; elle a ainsi une teneur en lipides beaucoup plus faible que le chocolat entier. On choisira donc des recettes au chocolat à la poudre de cacao de préférence à celles qui demandent du chocolat si les autres lipides, tels le beurre ou l'huile, sont présents en quantités comparables.

Lait au chocolat
Mélanger 25 mL (2 c. à soupe) de Sauce minute au chocolat dans 175 mL (¾ tasse) de lait. Servir chaud ou froid.

Sauce minute au chocolat

On peut servir cette sauce sur de la glace, des bananes, des poires ou du gâteau au chocolat. Pour un dessert plus original, on l'offrira en fondue avec des fruits frais.

250 mL	cacao	1 tasse
175 mL	sucre	¾ tasse
175 mL	eau	¾ tasse
125 mL	sirop de maïs	½ tasse
5 mL	vanille	1 c. à thé

Dans une casserole, mélanger le cacao et le sucre. Incorporer au fouet l'eau et le sirop de maïs. Amener à grande ébullition à feu moyen ; laisser bouillir pendant 2 minutes, en remuant constamment. Retirer du feu et ajouter la vanille. Laisser refroidir (la sauce épaissira en refroidissant). Couvrir et garder au réfrigérateur. Donne 500 mL (2 tasses).

Calories par 15 mL (1 c. à soupe): **38**
Grammes de lipides par 15 mL (1 c. à soupe): **0,3**

PETITS DÉJEUNERS

La grande question : manger ou ne pas manger

Les experts de l'alimentation ont toujours insisté sur l'importance de bien commencer la journée en prenant un petit déjeuner substantiel. Puis, dans les années 70, on nous a mis en garde contre les méfaits des petits déjeuners aux oeufs et à la saucisse, trop riches en cholestérol et en lipides. Aujourd'hui, certains chercheurs doutent des mérites du petit déjeuner et prétendent que les adultes qui ne mangent pas le matin n'ont pas à s'inquiéter. Voici toutefois quelques bonnes raisons de bien manger.

Des recherches ont démontré que les enfants qui ne mangent pas le matin font souvent preuve de moins d'habilité mentale et éprouvent plus de difficulté à se concentrer que les autres. Il est donc important de leur faire prendre l'habitude de déjeuner et, pour cela, le meilleur moyen est de leur donner le bon exemple. Les gens au régime ont aussi tendance à sauter le petit déjeuner. Pourtant, des études ont montré qu'il est plus facile de perdre du poids lorsqu'on consomme une bonne part de ses calories quotidiennes le matin. En effet, ces calories se brûlent plus facilement et il devient moins tentant de grignoter entre les repas. La Société canadienne du cancer recommande, entre autres, de surveiller son poids pour réduire les risques de cancer. Elle insiste également sur une alimentation riche en fibres.

Le petit déjeuner est l'occasion idéale pour faire le plein de fibres, de vitamines et de minéraux sous forme de céréales et de fruits ; lorsqu'on ne prend pas de petit déjeuner, il devient beaucoup plus difficile de satisfaire ces exigences nutritives. Les gens qui ne déjeunent pas peuvent parfois se rattraper à la pause café, à condition de choisir les bons aliments : un fruit frais, un muffin au son, un bagel de blé entier, du yogourt, du fromage cottage ou un fromage à la crème, faible en lipides. Il faut éviter les calories vides et les aliments riches en lipides, tels les pâtisseries danoises, les beignes et le beurre. Il est préférable de tartiner un bagel de fromage ou de beurre d'arachide, car en plus des matières grasses, ils contiennent aussi des protéines. L'organisme humain a besoin de fibres de céréales, de fruits et de légumes. C'est pourquoi il est fortement recommandé de consommer des céréales et des fruits au repas du matin.

Conseils: réduction de
la teneur en lipides des petits
déjeuners

- Ne beurrer le pain grillé
  que très légèrement.
- Omettre le beurre quand
  on mange de la
  confiture.
- Manger les oeufs cuits
  dans leur coquille ou
  pochés plutôt que frits.
- Éviter le bacon, les
  pâtisseries danoises et
  les croissants.
- Varier ses menus de
  petits déjeuners: les
  restes de salades, de riz, de
  pâtes ou de plats aux
  légumes, les soupes et les
  sandwiches sont tout
  aussi délicieux le matin que le
  midi ou le soir.

Brunch d'automne
Tranches de melon miel,
de cantaloup et de melon d'eau
accompagnées de
Trempette pour fruits au miel et
à la lime (p. 47)
Oeufs florentine (p. 150)
avec Hollandaise au yogourt
(p. 168)
Tomates à la provençale
(p. 171)
Pain à la mélasse à
l'ancienne (p. 200)
Galettes de blé entier aux
raisins secs (p. 202)
Petits fruits frais et pêches
tranchées nappés de Coulis de
framboises
(p. 214)

Petit déjeuner son et fruits

*Ce mélange permet de composer un petit déjeuner santé en un rien de temps.
Il ne reste plus qu'à y ajouter des tranches de pommes ou de pêches, des
quartiers de pamplemousse, des fraises ou des bananes, nappés de yogourt ou
arrosés de lait.*

500 mL	flocons de son	2 tasses
250 mL	All-bran	1 tasse
125 mL	noix (amandes, noix de Grenoble ou pacanes)	½ tasse
125 mL	abricots secs en morceaux	½ tasse
125 mL	pruneaux en morceaux	½ tasse
125 mL	raisins secs	½ tasse

Combiner tous les ingrédients; bien mélanger. Garder
dans un contenant fermé hermétiquement. Servir avec des
fruits frais et du lait ou du yogourt. Donne 10 portions
de 125 mL (½ tasse).

Calories par 125 mL (½ tasse) avec 125 mL (½ tasse) de lait 2%: **219**
*Grammes de lipides par 125 mL (½ tasse) avec 125 mL
(½ tasse) de lait 2%:* **7**
Fibres: **excellent**
Vitamine A et phosphore: **excellent**
Calcium, riboflavine, thiamine, niacine et fer: **bon**

Petit déjeuner au mélangeur

Un excellent petit déjeuner pour les jours où l'on est pressé; il se prépare en un clin d'oeil et regorge d'éléments nutritifs.

1	banane, pêche ou nectarine pelée et coupée en tranches	1
125 mL	lait ou yogourt nature	½ tasse
5 mL	miel, sucre ou sirop d'érable	1 c. à thé
15 mL	son entier	1 c. à soupe
1	oeuf (facultatif)	1

Passer au mélangeur ou au robot culinaire la banane, le lait, le miel, le son et l'oeuf (s'il y a lieu) pour obtenir un mélange homogène. Verser dans un grand verre. Donne 1 portion.

	Avec un oeuf	Sans oeuf
Calories par portion:	**296**	**217**
Grammes de lipides par portion:	**9**	**3**
Fibres:	**excellent**	**excellent**
Fer, phosphore et niacine:	**excellent**	**excellent**
Calcium, vitamines A et C et riboflavine:	**bon**	**bon**
Thiamine:	**bon**	

Granola

Cette délicieuse céréale est facile à préparer et la recette proposée ici ne comprend pas d'huile. On la servira avec du yogourt et des fruits frais.

1 L	flocons d'avoine à cuisson rapide	4 tasses
375 mL	farine de blé entier	1½ tasse
250 mL	son entier	1 tasse
50 mL	germe de blé grillé	¼ tasse
50 mL	noix de Grenoble ou amandes émincées	¼ tasse
50 mL	graines de sésame	¼ tasse
50 mL	graines de tournesol	¼ tasse
2 mL	sel	½ c. à thé
250 mL	eau chaude	1 tasse
125 mL	miel	½ tasse
5 mL	vanille	1 c. à thé
250 mL	raisins secs	1 tasse

Dans un grand bol, mélanger l'avoine, la farine, le son, le germe de blé, les noix, les graines de sésame et de tournesol et le sel. Dans un petit bol, mélanger l'eau, le miel et la vanille ; incorporer aux ingrédients secs et bien mélanger. Étendre sur 2 lèchefrites légèrement huilées et presser pour former de petites boulettes. Cuire au four à 160° C (325° F) pendant 30 minutes ou jusqu'à ce que le mélange soit doré. Remuer de temps en temps pour dorer le tout également. Ajouter les raisins secs et laisser au four encore 5 minutes. Mettre à refroidir, puis conserver dans des contenants hermétiques. Donne 2 L (8 tasses) de granola.

Calories par 125 mL (¹/₂ tasse): **250**
Grammes de lipides par 125 mL (¹/₂ tasse): **5,3**
Fibres: **excellent**
Niacine et thiamine: **bon**
Calcium: **excellent** lorsqu'on consomme cet aliment avec 125 mL (½ tasse) de lait

Pour d'autres menus de petits déjeuners ou de brunch, voir :
Oeufs florentine (p. 150)
Omelette jardinière (p. 151)
Omelette aux courgettes cuite au four (p. 160)
Frittata au brocoli (p. 148 et 149) Pains et muffins (p. 194 à 203)
Gâteau café cannelle (p. 235)
Gâteau de blé entier à la compote de pommes (p. 236)

Crêpes de blé entier garnies de bleuets et de yogourt

On peut servir ces crêpes avec d'autres petits fruits, selon la saison. Elles sont tout aussi délicieuses avec des pêches, des fraises ou des framboises.

175 mL	farine de blé entier	¾ tasse
125 mL	farine tout usage	½ tasse
15 mL	poudre à pâte	1 c. à soupe
25 mL	sucre	2 c. à soupe
2 mL	sel	½ c. à thé
1	oeuf battu	1
300 mL	lait écrémé	1¼ tasse
25 mL	huile végétale	2 c. à soupe
Garniture		
125 mL	yogourt	½ tasse
25 mL	sirop d'érable	2 c. à soupe
500 mL	bleuets	2 tasses

Dans un grand bol, mélanger les farines, la poudre à pâte, le sucre et le sel. Ajouter l'oeuf, le lait et l'huile, puis mélanger jusqu'à ce que les ingrédients secs soient bien humectés. (Il peut rester quelques grumeaux.)

Chauffer à feu moyen une crêpière enduite d'un antiadhésif. (Une goutte d'eau « dansera » dans la poêle lorsque celle-ci sera assez chaude.) Verser la pâte par grosses cuillerées dans la crêpière et cuire jusqu'à ce que le dessus se couvre de bulles et que la face inférieure soit bien dorée ; retourner et faire dorer l'autre côté.

Garniture. Bien mélanger le yogourt et le sirop d'érable, puis en mettre une cuillerée sur chaque crêpe et garnir de bleuets. Donne environ 12 crêpes de 10 cm (4 po) (2 crêpes par portion).

Calories par portion : **300**
Grammes de lipides par portion : **7,5**
Fibres : **excellent**
Calcium : **excellent**
Riboflavine, niacine et fer : **bon**

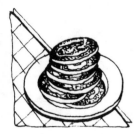

Menu de brunch printanier
Jus de pamplemousse et soda (p. 150)
Omelette jardinière (p. 151) ou Omelette aux courgettes cuite au four (p. 160) ou Frittata au brocoli (p. 148 et 149)
Salade de Trévise et d'arugula au vinaigre balsamique (p. 81) ou Salade verte
Gâteau café cannelle (p. 235)
Muffins au son, bananes-abricots (p. 194 et 195)

Menu de brunch estival
Oeufs brouillés au basilic
Melon garni de bleuets (p. 220)
Gâteau café cannelle (p. 235)
Muffins au son, bananes-abricots (p. 194 et 195)

Muesli suisse aux fruits

Ce petit déjeuner suisse est un repas complet en soi. Les grains de blé mou ajoutent du corps et de la texture. On gardera les ingrédients secs à portée de la main et on y ajoutera le blé, les fruits frais et le yogourt juste avant de servir.

125 mL	grains de blé mou *	½ tasse
125 mL	flocons d'avoine	½ tasse
125 mL	raisins secs, abricots ou pruneaux émincés	½ tasse
50 mL	noix hachées (pacanes, amandes, noix de Grenoble)	¼ tasse
	fruits frais (pêches et poires tranchées, fraises, bananes, pommes ou raisins rouges ou verts sans pépins)	
250 mL	yogourt nature	1 tasse
	miel ou sirop d'érable (facultatif)	

Menu de brunch hivernal
Demi-pamplemousses
Frittata au brocoli
(p. 148 et 149)
Muffins à la citrouille
(p. 195 et 196)
Sorbet aux pommes
(p. 215) et Coulis de framboises
(p. 214)

* En vente dans les magasins d'aliments naturels.

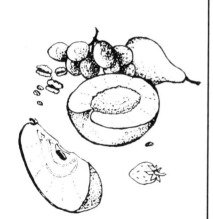

Mettre les grains de blé dans un bol ; ajouter suffisamment d'eau pour couvrir au moins de 5 cm (2 po). Laisser tremper une nuit et égoutter.

Dans un bol ou un pot, mélanger les flocons d'avoine, les raisins secs et les noix.

Servir les grains de blé, puis le mélange d'ingrédients secs dans des bols individuels. Garnir de fruits frais et de yogourt sucré avec du miel ou du sirop d'érable, au goût. Donne 4 portions.

Calories par portion : **282** (variera légèrement selon les fruits utilisés)
Grammes de lipides par portion : **6**
Fibres : **excellent**
Calcium : **excellent**
Niacine, riboflavine, thiamine et fer : **bon**

Menus pour le petit déjeuner

Fruits frais
Céréales de grains entiers
Pain de blé entier grillé
Yogourt ou tranche fine de
fromage
Lait

Tranches de cantaloup
Flocons de son
Pain de blé entier grillé
Yogourt

Quartiers d'orange fraîche
Muffin anglais de blé entier
Oeuf poché
Lait
Café

Fruits frais (melon, pomme ou
petits fruits) avec yogourt et
germe de blé, saupoudrés de
sucre à la cannelle
Lait

Pain pita de blé entier fourré de
fromage cottage et de raisins
secs
Jus d'orange
Lait

Gruau chaud au lait
Demi-pamplemousse
Pain de blé entier grillé
Lait

Pain de blé entier tartiné de
fromage cottage à faible teneur
en lipides, saupoudré de
muscade et garni de bleuets ou
d'autres petits fruits
Lait

Muesli suisse aux fruits (p. 249)
Yogourt et pêches ou papaye en
tranches.

Petits déjeuners minute

Jus d'orange
Granola (p. 247) (à base de son),
additionné de yogourt et de
fraises
Lait

Melon miel et bleuets
Muffin anglais de blé entier et
fromage mozzarella fondu
Lait

Jus d'orange ou de pomme
Petit déjeuner son et fruits
(p. 245)
Lait

Muffin au son (p. 196)
Jus de tomate
Petit déjeuner au mélangeur
(p. 246)
Lait

Petits déjeuners pour le week-end

Crêpes de blé entier garnies de
bleuets et de yogourt (p. 248)
Tranches de mangue et
quartiers de pamplemousse

Fruit frais ou compote de figues
Oeuf poché sur pain de blé entier
grillé
Muffins anglais
Tomates à la provençale (p. 171)
Café

Melon garni de bleuets (p. 220)
Galettes de blé entier aux raisins
secs (p. 202) grillées et tartinées
de fromage à la crème.

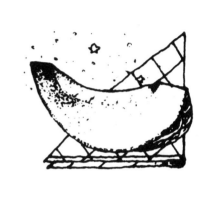

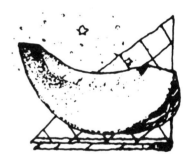

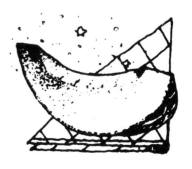

APPENDICE

Pour déterminer la quantité de lipides que l'on devrait consommer quotidiennement ou le nombre qu'il faudrait supprimer, on suivra les étapes suivantes :

1. Calculer d'abord ses besoins énergétiques quotidiens. Se reporter au tableau A (Rations énergétiques quotidiennes recommandées, p. 253) pour déterminer le nombre de calories qu'il faut consommer pour répondre à ses besoins (en kilocalories par jour). N.B. : Il s'agit de moyennes.

> Dans le régime alimentaire du Canadien moyen, 40% de l'apport calorique est constitué de lipides. Or, la Société canadienne du cancer, dans ses principes diététiques, recommande de limiter cette proportion à 30%.

2. Se reporter au tableau B (Consommation quotidienne totale de lipides, p. 254) ; trouver le nombre de calories qui se rapproche de sa consommation quotidienne, puis lire — à la ligne 30% — le nombre correspondant de grammes de lipides. Il s'agit là de la quantité de matières grasses que l'on peut prendre chaque jour pour maintenir son apport calorique en lipides à 30%. La différence en grammes entre un apport calorique à 40% de lipides et celui qui en renferme 30% constitue la quantité de graisses qu'on doit éliminer de son régime quotidien.

   Par exemple, si un homme consomme 3 000 calories par jour, dont 40% sous forme de lipides, et qu'il veuille réduire à 30% son apport calorique quotidien en lipides, il devra réduire sa consommation de matières grasses de 100 g, c'est-à-dire en éliminer 33 g de son régime (133 - 100).

   Dans le cas d'une femme qui consommerait 2 200 calories par jour, dont 40% en lipides, elle devrait, pour réduire cette proportion à 30%, limiter sa consommation de matières grasses à 73 g, soit en éliminer 25 g de son régime (98 - 73).

3. On peut aussi calculer la quantité de matières grasses que l'on peut consommer quotidiennement pour maintenir son apport calorique en lipides à 30% à l'aide de la formule suivante :

$$\frac{\text{Besoins énergétiques quotidiens (calories)}}{9} \times 0,30 = \text{Consommation quotidienne totale de lipides}$$

Tableau A
Rations énergétiques quotidiennes recommandées

Tailles et poids moyens et apports caloriques recommandés

Catégorie	Âge (années)	Poids (kg)	(lb)	Taille (cm)	(po)	Besoins énergétiques (kcal) (avec écart)
Nourrissons	0,0-0,5	6	13	60	24	kg x 115 (95-145)
	0,5-1,0	9	20	71	28	kg x 105 (80-135)
Enfants	1-3	13	29	90	35	1300 (900-1800)
	4-6	20	44	112	44	1700 (1300-2300)
	7-10	28	62	132	52	2400 (1650-3300)
Hommes	11-14	45	99	157	62	2700 (2000-3700)
	15-18	66	145	176	69	2800 (2100-3900)
	19-22	70	154	177	70	2900 (2500-3300)
	23-50	70	154	178	70	2700 (2300-3100)
	51-75	70	154	178	70	2400 (2000-2800)
	76 +	70	154	178	70	2050 (1650-2450)
Femmes	11-14	46	101	157	62	2200 (1500-3000)
	15-18	55	120	163	64	2100 (1200-3000)
	19-22	55	120	163	64	2100 (1700-2500)
	23-50	55	120	163	64	2000 (1600-2400)
	51-75	55	120	163	64	1800 (1400-2200)
	76 +	55	120	163	64	1600 (1200-2000)
Grossesse						+ 300
Lactation						+ 500

On évaluera la teneur en lipides de son régime alimentaire de façon réaliste. Ainsi, si l'on ne fait pas d'embonpoint, que l'on mange rarement de viande ou de desserts riches, que l'on utilise peu de beurre, de margarine, d'huile ou de mayonnaise, et, enfin, que l'on évite la friture, la proportion de lipides que l'on consomme quotidiennement correspond sans doute déjà à 30% ou moins de son apport calorique et il ne sera pas nécessaire de la réduire.

Les besoins énergétiques estimés pour les jeunes adultes ont été établis en fonction d'hommes et de femmes qui font un travail relativement sédentaire. Les besoins établis pour les deux groupes plus âgés constituent une moyenne et supposent une diminution de 2% du métabolisme basal (au repos) tous les dix ans, ainsi qu'une réduction des dépenses énergétiques correspondant à 200 kcal / jour chez les hommes et les femmes de 51 à 75 ans, à 500 kcal / jour chez les hommes de plus de 75 ans et à 400 kcal / jour chez les femmes de 75 ans et plus (se reporter au texte). Les dépenses énergétiques quotidiennes moyennes d'un sujet sont indiquées entre parenthèse (avec écart). Elles ont été évaluées selon une variation des besoins énergétiques estimée à 400 kcal / jour, quel que soit l'âge de la personne (se reporter au texte et à Garrow, 1978). On voit ainsi que les rations énergétiques appropriées peuvent varier grandement dans le même groupe d'âge.

Source : *Recommended Dietary Allowances,* Revised 1979. Food and Nutrition Board, National Academy of Sciences, National Research Council, Washington D.C. (T. l. : *Rations énergétiques quotidiennes recommandées ;* réédition, 1979. Division de l'alimentation et de la nutrition, Académie nationale des sciences, Conseil national de la recherche, Washington D.C.)

Tableau B
Consommation quotidienne totale de lipides
en fonction du pourcentage de calories

Apport calorique	% de calories venant des lipides	Grammes de lipides par jour
	20	27
1200	30	40
	40	53
	20	40
1800	30	60
	40	80
	20	49
2200	30	73
	40	98
	20	56
2500	30	83
	40	111
	20	67
3000	30	100
	40	133
	20	71
3200	30	107
	40	142

Tableau C
Teneur en lipides et en calories de la viande,
du poisson et de la volaille

Type et / ou coupe	Portion 112 g (4 oz) Grammes de lipides	Calories	Portion 224 g (8 oz) Grammes de lipides	Calories
Rôti de côtes croisées, maigre seulement, braisé	12	252	24	504
Rôti de côtes croisées, maigre + gras, braisé	33	418	67	835
Côte de boeuf, maigre seulement, rôtie	11	241	23	482
Côte de boeuf, maigre + gras, rôtie	41	467	81	934
Rôti de croupe, maigre seulement, rôti	8	213	16	426
Rôti de croupe, maigre + gras, rôti	26	355	52	710

Type et / ou coupe	Portion 112 g (4 oz)		Portion 224 g (8 oz)	
	Grammes de lipides	Calories	Grammes de lipides	Calories
Pointe de poitrine, maigre seulement, mijotée	9	223	17	446
Pointe de poitrine, maigre + gras, mijotée	42	484	83	968
Bifteck de flanc, braisé	7	214	15	429
Côte d'aloyau, maigre seulement, grillée	11	243	21	486
Côte d'aloyau, maigre + gras, grillée	37	446	74	891
Aloyau, maigre seulement, grillé	8	221	16	441
Aloyau, maigre + gras, grillé	45	499	89	999
Bifteck d'aloyau, maigre seulement, grillé	8	223	16	446
Bifteck d'aloyau, maigre + gras, grillé	44	495	89	990
Bifteck de ronde, maigre seulement, grillé	7	212	14	423
Bifteck de ronde, maigre + gras, grillé	17	292	35	585
Bifteck de surlonge, maigre seulement, grillé	6	205	12	410
Bifteck de surlonge, maigre + gras, grillé	31	395	62	791
Boeuf haché, maigre, cuit	13	245	25	491
Boeuf haché, mi-maigre, cuit	23	320	45	641
Veau, escalope ou côtelette (désossée)	14	262	28	524

Porc

Jambon, rôti, maigre seulement	10	176	20	419
Jambon, rôti, maigre + gras	19	272	38	544
Côtelette, maigre seulement, grillée	17	289	34	578
Côtelette, maigre + gras, grillée	25	354	50	708
Rôti de longe maigre seulement	16	269	32	538
Rôti de longe, avec le gras	27	357	54	715
Côtes levées	34	445	68	889
Bacon de dos	21	309	42	618

| Type et / ou coupe | Portion 112 g (4 oz) | | Portion 224 g (8 oz) | |
	Grammes de lipides	Calories	Grammes de lipides	Calories
Porc (suite)				
Bacon de flanc,	67	686	134	1372
Bacon de dos, 4 tranches (84 g), 16 g de lipides, 232 calories				
Bacon de flanc, 4 tranches (30 g), 18 g de lipides, 184 calories (frit, croustillant)				
Agneau				
Épaule, maigre seulement	11	230	22	459
Épaule, avec le gras	30	379	60	757
Gigot, maigre seulement	8	208	16	417
Gigot, avec le gras	21	312	42	625
Côtelette, maigre seulement	9	211	17	421
Côtelette, avec le gras	33	402	66	804
Volaille				
Poitrine de poulet avec la peau, frite	11	252	20	503
Poitrine de poulet sans la peau, frite	5	212	11	424
Poitrine de poulet avec la peau, rôtie	9	223	18	446
Poitrine de poulet sans la peau, rôtie	4	187	8	374
Poulet, blanc avec la peau, rôti	12	252	25	503
Poulet, viande brune avec la peau, rôti	18	287	36	574
Poulet, blanc sans la peau, rôti	5	196	10	392
Poulet, viande brune sans la peau, rôti	11	232	22	465
Dinde, blanc sans la peau, rôtie	5	186	10	372
Dinde, viande brune sans la peau, rôtie	8	206	16	413
Canard, sans la peau, rôti	13	228	25	456
Oie, sans la peau, rôtie	14	270	29	540
Charcuterie				
Hot-dog (2 hot-dogs)	20	248		
Saucisson de Bologne (8 tranches de 8 cm / 3 po de diamètre)	32	320		
Salami (4 tranches 11 cm / 4 po de diamètre)	28	352		

Type et / ou coupe	Portion 112 g (4 oz)		Portion 224 g (8 oz)	
	Grammes de lipides	Calories	Grammes de lipides	Calories
Poisson				
Filets de sole, cuits, à l'étuvée	2	72	4	145
Thon conservé dans l'eau	1	142	2	284
Thon conservé dans l'huile	23	323	6	645
Truite	16	242	32	484
Crevette	1	130	2,5	260
Saumon frais	8	204	16	408
Morue	6	190	12	381
Maquereau	18	264	35	529

Portion de 112 g (4 oz) = darne de 6 sur 6 sur 2 cm (3 sur 3 sur ¾ po)
                         = tranche de 10 sur 5 sur 1 cm (4 sur 2 sur ½ po)
                         = 2 morceaux de 10 sur 5 sur 0,5 cm (4 sur 2 sur ¼ po)

Tableau D
Teneur en lipides et en calories des fromages

Type	Grammes de lipides 28 g / 1 oz	Calories 28 g / 1 oz
Fromage à tartiner	5,9	81,2
Fromage à tartiner (écrémé)	1,7	53,8
Bleu	8,1	98,9
Brick	8,4	103,9
Brie	7,8	93,6
Camembert	6,7	84,0
Cheddar	9,2	112,9
Tranche de fromage fondu	8,7	105,0
Tranche de fromage fondu (écrémé)	1,7	53,5
Colby	8,9	110,4
Cottage, 1% de matières grasses	0,3	21,0
Cottage, 2% de matières grasses	0,6	25,2
Cottage à la crème	1,4	28,9
Fromage à la crème	9,8	97,8
Edam	7,8	100,0
Feta	6,2	76,1
Gouda	7,8	101,6
Gruyère	8,9	115,7
Monterey	8,4	104,5
Mozzarella	7,0	89,1
Mozzarella, partiellement écrémé	4,8	78,4
Parmesan, râpé	8,4	127,7
Ricotta, fait de lait entier	3,6	48,7
Ricotta, partiellement écrémé	2,2	38,7
Roquefort	8,7	103,4
Suisse	7,6	105,3

28 g = 1 oz = 50 mL (¼ tasse) de cheddar ou autre fromage à pâte dure râpé ou émietté
                    = 25 mL (⅛ tasse) de fromage cottage ou de fromage à la crème
Fichier canadien sur les éléments nutritifs, édition de 1985, Ottawa, Canada

Tableau E
Teneur en lipides des produits laitiers, des corps gras et des huiles *

	Grammes de lipides par 15 mL (1 c. à soupe)
Beurre	12,0
Margarine	12,0
Crème 10%	2,9
Crème 2%	1,7
Crème à fouetter	5,6
Crème sure	2,5
Yogourt (maigre)	un soupçon
Yogourt (riche, 8%)	0,5
Huiles (maïs, carthame, olive)	14,0
Sauces à salade	
À la française	6,0
Bleu / roquefort	8,0
Mayonnaise	11,0
Miracle Whip	7,0
Vinaigrette (Kraft)	7,5
Vinaigrette (maison)	10,0
Hypocalorique	2,0 (ou moins)
Miracle Whip (légère)	4,0
Thousand Island	8,0

Lait, glaces, desserts frappés	Grammes de lipides par 250 mL (1 tasse)
Lait homogénéisé (3,3% de matières grasses)	8,0
Lait (2% de matières grasses)	5,0
Lait écrémé (0,2% de matières grasses)	0,4
Lait glacé (vanille)	10,6
Lait glacé (fraises)	4,0
Crème glacée (10% de matières grasses)	14,0
Crème glacée (16% de matières grasses)	24,0
Glace aux fruits	0,0
Sorbet	0 à 4
Esquimau (vanille, enrobé de chocolat)	11,0

* Le pourcentage en matières grasses de la crème relève des juridictions provinciales et varie donc selon les provinces.

Tableau F
Teneur en fibres des céréales du petit déjeuner

Excellente source de fibres
(plus de 4 g de fibres par portion de 30 g / 1 oz)

Nom de la céréale	*Fibres par 30 g = 1 portion*
All-Bran	9,1
100% Bran	8,8
Bran Buds	7,3
Croque-fibres	4,5
Son de maïs	6,2

Bonne source de fibres
(de 2 à 3,9 g de fibres par portion de 30 g / 1 oz)

Nom de la céréale	*Fibres par 30 g = 1 portion*
Bran Crunchies	3,2
Bran Flakes, Kellogg's	3,0
Bran Flakes, Post	2,9
Croque-nature	2,5
Croque-nature aux raisins secs et au son	2,7
Croque-nature aux raisins secs et aux dattes	2,1
Fruits & Fibres, aux dattes, aux raisins secs et aux noix	3,5
Germes de blé (grillés / nature)	3,5
Grape Nuts	2,5
Mini Wheats (givrés de cassonade)	2,3
Muffets	3,1
Raisin Bran	2,6
Shredded Wheat (biscuits)	3,1
Shredded Wheat (bouchées)	2,9
Total	2,1
Wheaties	2,1

Moins de 2 g de fibres par portion de 30 g / 1 oz

Nom de la céréale	*Fibres par 30 g = 1 portion*
Alpen	1,3
Alpha-Bits	0,5
Apple Jacks	0,2
Blé soufflé	1,3
Boo-Berry	0,5
Capitaine Crouche	0,5
Cheerios	1,0
Cocoa Pebbles	0,1
Cocoa Puffs	0,3
Corn Flakes, Kellogg's	0,1
Count Chocula	0,4
Croque-matin aux raisins secs	1,4
Érable et Sarrasin	1,9
Flocons de riz	0,0
Franken Berry	0,5

Nom de la céréale	Fibres par 30 g = 1 portion
Froot Loops	0,3
Frosted Flakes	0,1
Golden Honeys	0,5
Grape-Nuts Flakes	1,9
Honey-Comb	0,2
Life (nature)	1,1
Lucky Charms	0,5
Mini Wheats (givrés)	1,9
Pep	1,7
Pro Stars	1,5
Protéine 19	0,8
Raisin Crisp	1,8
Rice Krispies	0,2
Riz givré	0,1
Riz soufflé	0,1
Shreddies	1,9
Special K	0,2
Sugar Crisp	0,6
Sugar Pops	0,2
Sugar Smarcks	0,4
Team	0,2
Trix	0,2

Source: Fichier canadien sur les éléments nutritifs. L'analyse des fibres neutres détersives a été effectuée au Bureau des sciences de la nutrition, Ottawa.

Tableau G
Teneur en fibres des légumes *

Légumes	Portion †	Grammes de fibres diététiques par portion	Fibres diététiques par 100 g
Betteraves rouges cuites	2	3	3
Bettes cuites	100 mL	5	6
Brocoli frais ou surgelé, cuit	250 mL	4	4
Carottes tranchées cuites,	100 mL	2	3
crues	1	2	3
Céleri cru, branches internes	3	1	2
Chou, vert ou rouge, cru, haché	100 mL	1	3
Chou-fleur cru haché	100 mL	1	2
Choux de Bruxelles cuits	4	2	3
Concombre (non pelé)	1		1
(21 sur 5 cm / 8 sur 2 po)			
Courge d'été (courgette) cuite	100 mL	1	1
Courge d'hiver (toutes variétés)			
cuite au four	100 mL	2	2
Épinards frais, surgelés ou en			
conserve, cuits, égouttés	125 mL	10	6
Haricots secs cuits,	100 mL	6	7
verts ou beurre, cuits	125 mL	2	3
Laitue (Iceberg)	1 quartier	1	2
Lentilles cuites	125 mL	3	4
Maïs en grains surgelé, cuit	125 mL	2	2
Panais cuits en purée	100 mL	2	3
Navet bouilli, en purée	100	2	2
Patate douce bouillie non pelée	1 grosse	4	2
Petits pois surgelés, cuits	125 mL	3	5
Poivron, rouge ou vert, cru	1 gros	2	1
cuit	1 gros	1	1
Pomme de terre bouillie non pelée	1 longue	5	2
pelée bouillie	1 longue	2	1
Tomate mûre crue, non pelée	1 de 6 cm	2	2

* Teneur évaluée en août 1985

† 125 mL équivalent à ½ tasse ; 100 mL équivalent à 6 c. à soupe

Source : Banque de données du Fichier canadien sur les éléments nutritifs, 1985,
Santé et Bien-être social Canada.

Plats riches en vitamine C

(Plus de 15 mg par portion)

Potages

Chaudrée à la mode de chez nous
Crème de brocoli
Crème de yogourt au melon frappé
Gazpacho
Potage aux tomates et au basilic
Potage aux tomates et au maïs assaisonné
   d'estragon
Potage aux tomates et aux haricots secs
Potage jardinière
Potage vert
Potée au poulet et aux poireaux
Soupe au chou à la portugaise
Soupe au pistou à l'italienne

Salades

Blé concassé aux petits pois et aux oignons
Julienne de légumes et vinaigrette au citron
Macédoine de pois chiches, d'oignons rouges
   et de tomates
Raita aux tomates
Salade au poulet et au melon
Salade aux épinards et au chou rouge,
   sauce au bleu
Salade de brocoli
Salade de chou aux pommes et aux oignons
Salade de haricots Bermuda
Salade de haricots blancs
Salade de melon et de haricots secs
Salade de pommes de terre rouges et
   de crème sure à la ciboulette
Salade de spirales aux poivrons et à l'aneth
Salade de tomates et d'artichauts
Salade de Trévise et d'arugula au vinaigre
   balsamique
Salade du chef aux épinards
Salade grecque
Taboulé

Légumes

Asperges et purée de poivrons rouges
Chou au gratin
Chou rouge braisé
Choux de Bruxelles glacés aux pacanes
Frittata au brocoli
Navets campagnards
Patates au sherry et à l'orange
Poêlée aux deux choux
Poêlée de brocoli et de poivrons
Poêlée de légumes sautés à l'ail et
   au gingembre
Poivrons rouges et poireaux braisés
Purée de pommes de terre aux oignons
Raita de tomates
Tomates à la provençale
Tomates florentine

Plats riches en vitamine A

(Plus de 1 200 U.I. par portion)

Potages

Chaudrée à la mode de chez nous
Chaudrée Nouvelle-Écosse
Crème de brocoli
Crème de yogourt au melon frappé
Potage aux lentilles rouges
Potage aux tomates et au basilic
Potage jardinière
Potée au poulet et aux poireaux
Soupe au chou à la portugaise
Soupe au pistou à l'italienne

Salades et légumes

Agneau farci au gingembre et aux abricots,
   garni de kumquats
Asperges et purée de poivrons rouges
Boulghour, tofu et poivrons
Carottes à l'estragon
Carottes citronnées au gingembre
Courges au four avec gingembre
Fettucini aux tomates fraîches et au basilic
Filets à la provençale au four à micro-ondes
Frittata au brocoli
Légumes printaniers étuvés
Moules à la sicilienne
Navarin (ragoût de mouton)
Navets campagnards
Nouilles jardinière
Oeufs florentine
Omelette aux courgettes cuite au four
Patates au sherry et à l'orange

Pizza jardinière
Poêlée de brocoli et de poivrons
Poêlée de légumes sautés à l'ail et
    au gingembre
Poivrons rouges et poireaux braisés
Porc aux légumes à la chinoise
Poulet à l'estragon cuit au four
    à micro-ondes
Purée de rutabagas aux carottes et à l'orange
Ragoût de porc à la mexicaine
Taboulé
Tomates à la provençale

Sauces
Sauce tomate à la mexicaine
Sauce tomate au basilic

Plats de résistance
Casserole de haricots et tomates à la toscane
Émincé de veau aux nouilles et
    sauce tomate à la provençale

Omelette jardinière
Pétoncles et crevettes au vin avec julienne de
    légumes
Poitrines de poulet florentine
Pot-au-feu
Potée aux légumes d'hiver
Poulet aux amandes
Ragoût de boeuf aux légumes
Sole florentine
Souvlaki de mouton
Tex-Mex au chili

Desserts
Cantaloup, poire et raisins nappés de sauce à
    l'orange et au sherry
Carrés aux pêches à l'ancienne
Carrés croquants aux pêches et aux bleuets
Clafoutis aux abricots
Melon garni de bleuets
Pêches, sauce yogourt et framboises

Plats riches en fibres

(Plus de 4 g de fibres par portion)

Petit déjeuner
Melon garni de bleuets
Muesli suisse aux fruits
Muffins au son
Muffins au son, bananes-abricots
Petit déjeuner au mélangeur
Petit déjeuner son et fruits

Déjeuner *
Oeufs florentine
Potage aux tomates et aux haricots secs
Potage tricolore aux haricots
Potage vert
Potée au poulet et aux poireaux
Soupe au chou à la portugaise
Soupe au pistou à l'italienne

Dîner
Blé concassé aux petits pois et aux oignons
Boulghour, tofu et poivrons
Casserole de haricots et tomates à la toscane
Frittata au brocoli
Navarin (ragoût de mouton)
Nouilles jardinière
Omelette aux courgettes cuite au four
Pilaf de blé concassé au basilic
Pizza jardinière
Poitrines de poulet florentine
Porc aux légumes à la chinoise
Poulet aux amandes
Ragoût de boeuf aux légumes
Sole florentine

*ou repas léger du soir

Plats riches en fibres

Salades*
Macédoine de pois chiches, d'oignons rouges
  et de tomates
Salade de brocoli
Salade de haricots Bermuda
Salade de haricots blancs
Salade de lentilles méditerranéenne
Salade de melon et de haricots secs
Salade du chef aux épinards

*ou repas léger du soir

Desserts
Biscuits au gruau et à la noix de coco (3)
Coulis de framboises (sauce)
Fraises nappées de sauce à la rhubarbe et
  aux framboises
Gâteau meringué aux framboises
Muffins au son, bananes-abricots
Mûres, sauce à l'orange
Sorbet aux framboises
Tartelette citronnée aux bleuets

Lignes directrices pour évaluer la teneur en éléments nutritifs des recettes

Pour calculer la valeur en éléments nutritifs d'une portion d'aliments, nous avons suivi les directives de la Réglementation canadienne en matière d'aliments et drogues (D.01.005 et D.02.004). Celles-ci stipulent que toute portion d'aliments doit fournir les quantités suivantes pour chaque élément nutritif afin de pouvoir être classée comme bonne ou excellente source. Les données relatives à la teneur en fibres nous ont été fournies par la Société canadienne du cancer.

Élément nutritif	Bonne source	Excellente source
Vitamine A (U.I.)	600,00	1200,00
Thiamine (mg)	0,25	0,45
Riboflavine (mg)	0,40	0,75
Niacine (mg)	2,50	4,50
Vitamine C (mg)	7,50	15,00
Calcium (mg)	150,00	300,00
Phosphore (mg)	150,00	300,00
Fer (mg)	2,00	4,00
Fibres diététiques (g)	2,0-3,9	4,00 +

Toutes les recettes de ce livre, qui ont été testées et analysées, ont été préparées avec du lait 2%, du yogourt maigre et du fromage cottage 2%.

Ouvrages
de référence

Burkitt, Dennis P. «Etiology and prevention of colorectal cancer»; *Hospital Practice,* février 1984, p. 67-77.

Manuel du guide alimentaire canadien (révisé). Santé et Bien-être social Canada, Direction de la Promotion de la santé, 1982.

Fichier canadien sur les éléments nutritifs; Direction générale de la Protection et de la santé, Direction des aliments, Santé et Bien-être social Canada, Ottawa.

Le cancer et le régime alimentaire; projet de rapport, Société canadienne du cancer, Toronto, 1985.

«Cancer Prevention Research: Summary—Nutrition»; miméographie, National Cancer Institute, 1984.

CANDAT, base de données sur les éléments nutritifs, Université de Toronto.

Cummings, John H., et Stephen, Alison M., «The role of dietary fibre in the human colon»; CMA Journal, n° 123, p. 1109-1114.

Standards de nutrition au Canada (3e édition); Bureau des Sciences de la nutrition, direction générale de la Protection de la santé, Ottawa, 1975.

Eastwood, M.A. et Passmore, R. «Nutrition: The changing scene»; *The Lancet,* 23 juillet 1983, p. 202-206.

«Does fiber-rich food containing animal lignan precursors protect against both colon and breast cancer? An extension of the 'fibre hypothesis'»; Éditorial, *Gastroenterology,* n° 86, p. 761-764.

Goldsmith, G.A., Miller, O.N. et Unglaub, W.G., «Efficiency of trytophan as a niacin precursor in man»; *Journal of Nutrition,* n° 73, p. 173-176, 1961.

Gori, Gio Batta, «Dietary and nutritional implications in the multifactorial etiology of certain prevalent humain cancers»; *Cancer,* n° 43 (1979), p. 2151-2161.

Handler, Semour, «Dietary fibre: Can it prevent certain colonic diseases? *Postgraduate Medicine,* n° 73 (1983) p. 301-307.

Kritchevsky, David, «Fibre, steroids and cancer»; *Cancer Research,* n° 43, p. 2491S-2495S.

Meyskens, Frank, «Vitamin A and Its Derivatives (Retinoids) in the Prevention and Treatment of Cancer»; miméographie.

Miller, A. B. «Diet, Nutrition and Cancer»; miméographie.

National Research Council, *Executive Summary: Diet, Nutrition, and Cancer;* Washington, D.C., National Academy Press, 1982.

Valeur nutritive de quelques aliments usuels; Direction générale de la Promotion de la santé, Santé et Bien-être social Canada, 1979.

Nutrition and Cancer: Cause and Prevention, American Cancer Society, 1984.

Procedures for Calculating the Nutritive Values of Home Prepared Foods; Agriculture Research Service, U.S. Department of Agriculture, 1966.

Recommandations alimentaires pour les Canadiens; Bureau des Sciences de la nutrition, Direction générale de la Protection de la santé; Ottawa, 1983.

Rietz, P. Wisso et Weber, F., «Metabolism of vitamin A and the determination of vitamin A states»; *Vitamins and Hormones,* n° 32, p. 237-249, 1974.

Rozen, Paul, et al., «The low incidence of colorectal cancer in a 'high-risk' population: Its correlation with dietary habits»; *Cancer,* n° 48 (1981), p. 2692-2695.

U.S. Department of Health and Human Services, *Diet, Nutrition & Cancer Prevention: A Guide to Food Choices;* Washington, D.C., U.S. Government Printing Office, 1985.

Willett, Walter C. et MacMahon, Brian, «Diet and cancer: An overview. Part I». *The New England Journal of Medicine,* n° 310 (8 mars 1984), p. 633-638.

«Diet and cancer: An overview. Part II». *The New England Journal of Medicine,* n° 310 (15 mars 1984), p. 697-703.

Williams, R.R. *et al.,* «Cancer incidence by levels of cholesterol»; *Journal of the American Medical Association,* n° 245, p. 247-252.

INDEX

La composition de ce volume
a été réalisée par
les Ateliers de La Presse, Ltée

Lithographié au Canada
sur les presses de
Métropole Litho Inc.

Halfdans

a b c

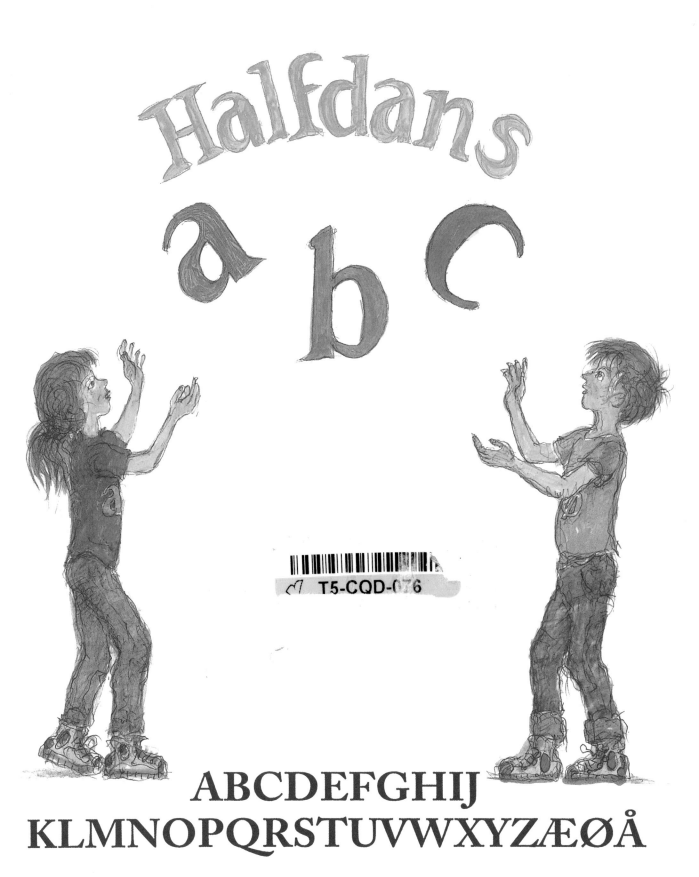

ABCDEFGHIJ
KLMNOPQRSTUVWXYZÆØÅ

Tegninger af Ib Spang Olsen

CARLSEN

Ane lagde anemoner
i kanonen på Trekroner.

A

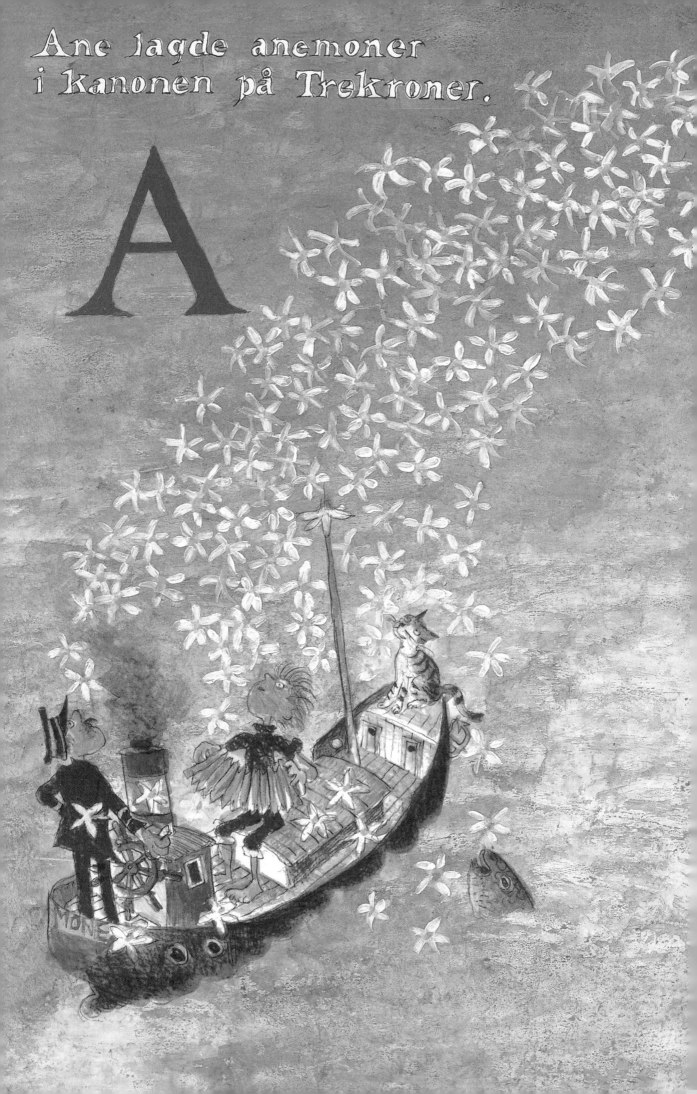

Ved det allerførste skud
sprang Anes anemoner ud !

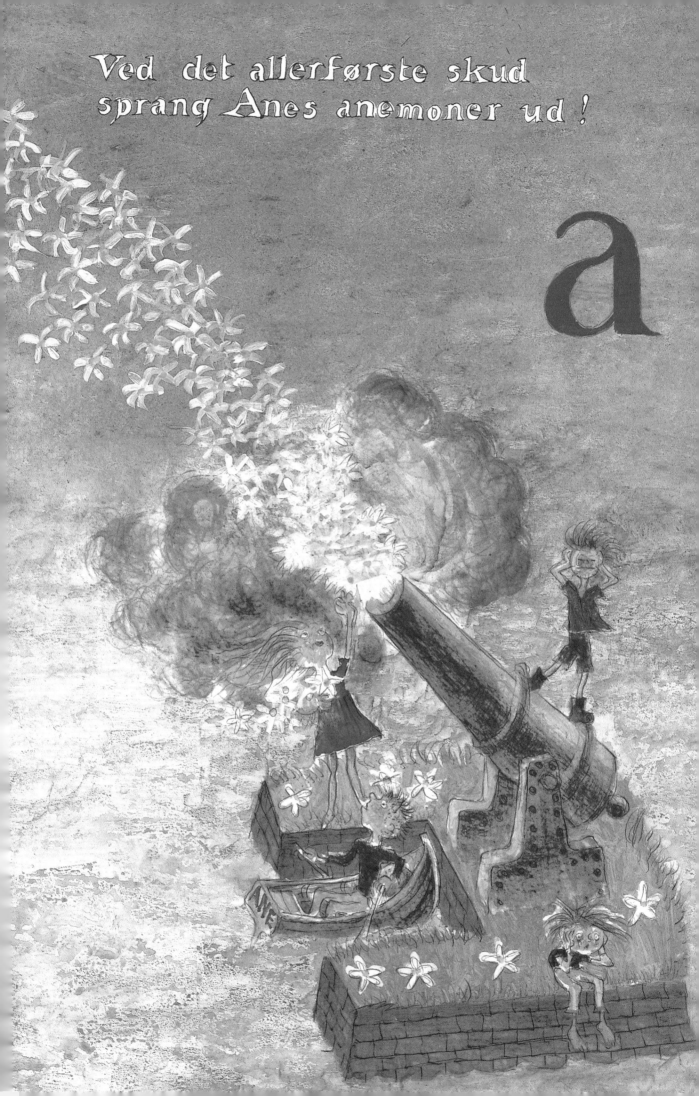

B

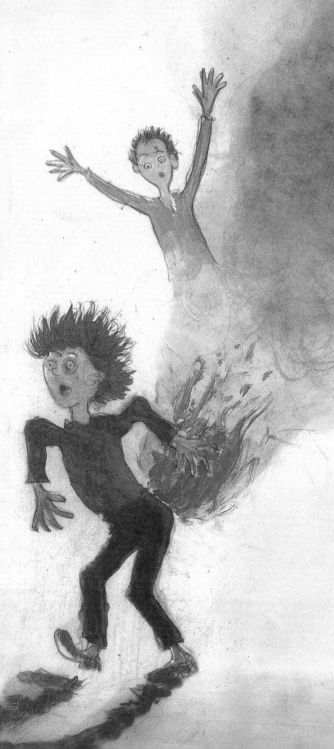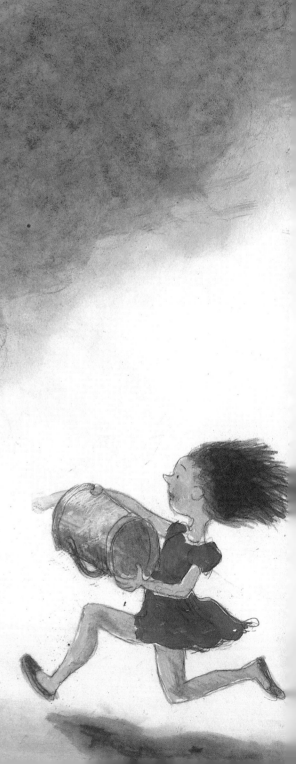

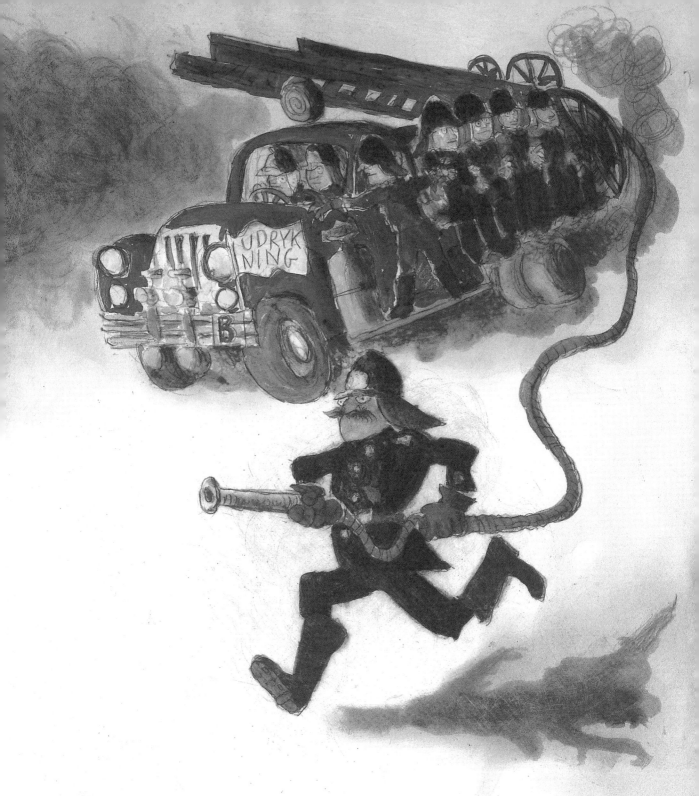

Bennys bukser brændte.
Børge råbte, åh!
Børge havde nemlig
Bennys bukser på.

b

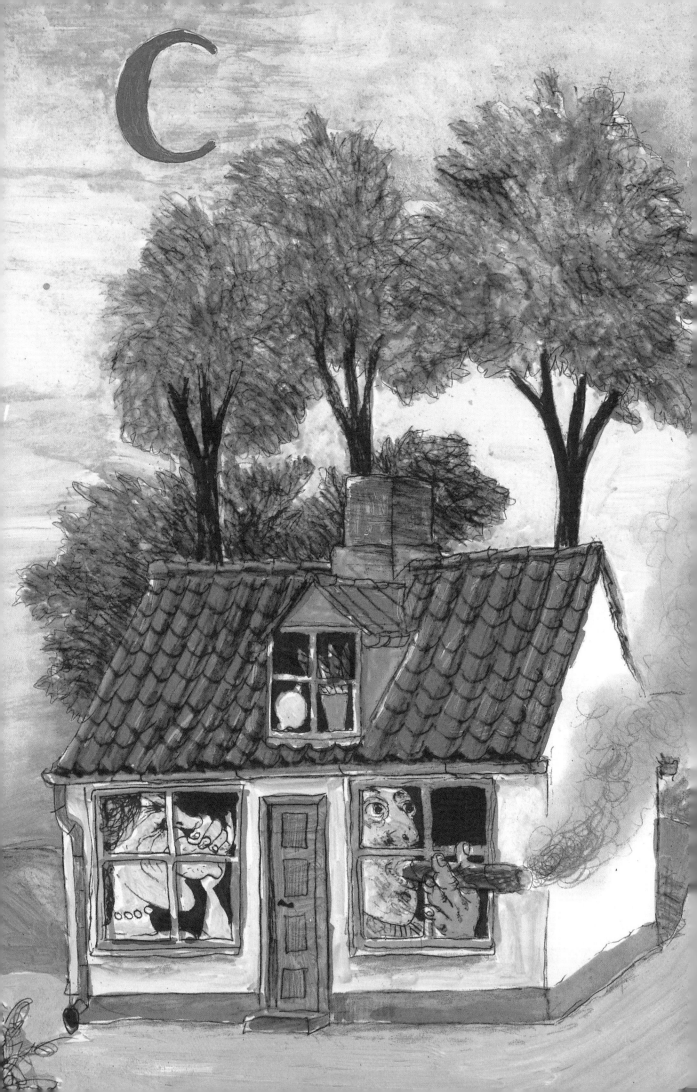

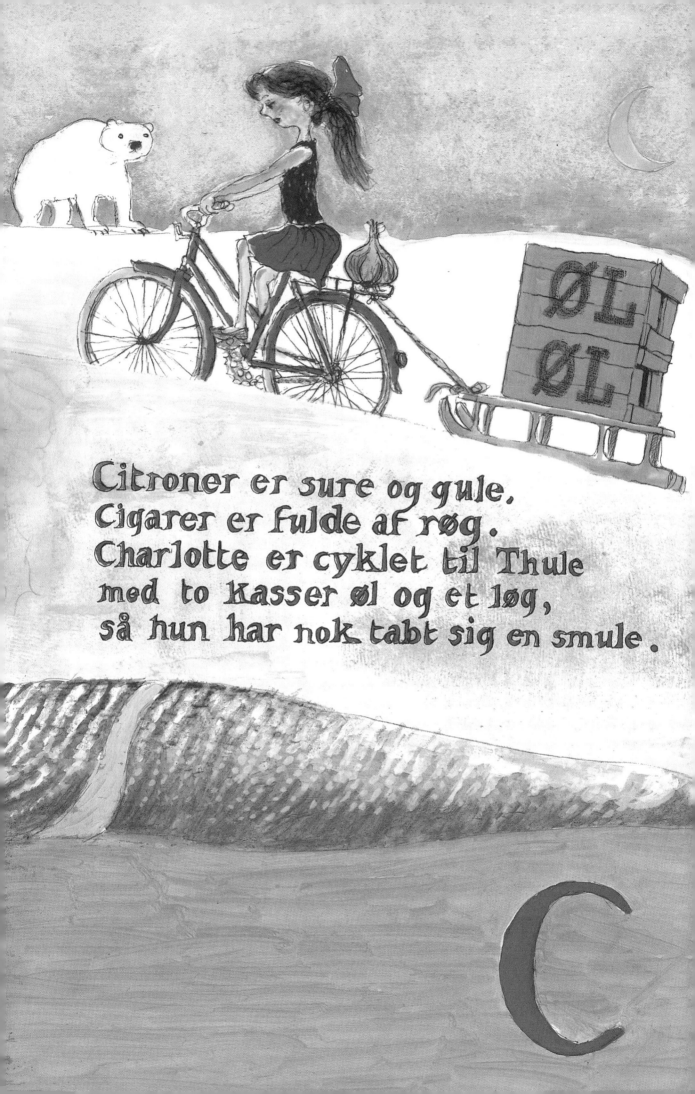

Citroner er sure og gule,
Cigarer er fulde af røg.
Charlotte er cyklet til Thule
med to kasser øl og et løg,
så hun har nok tabt sig en smule.

C

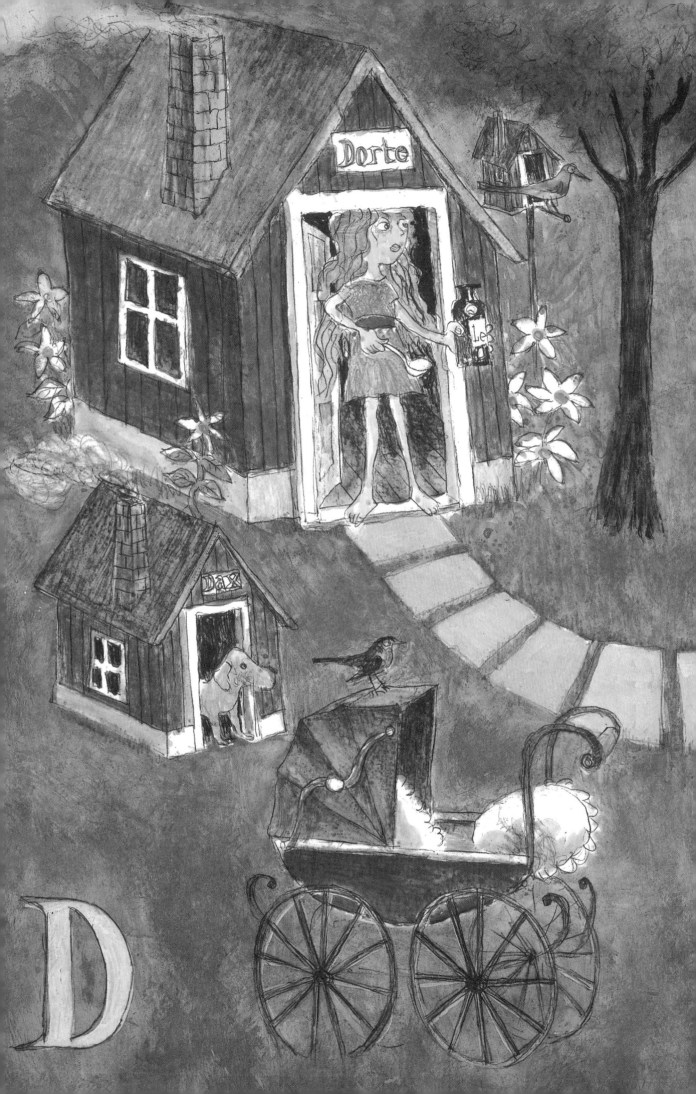

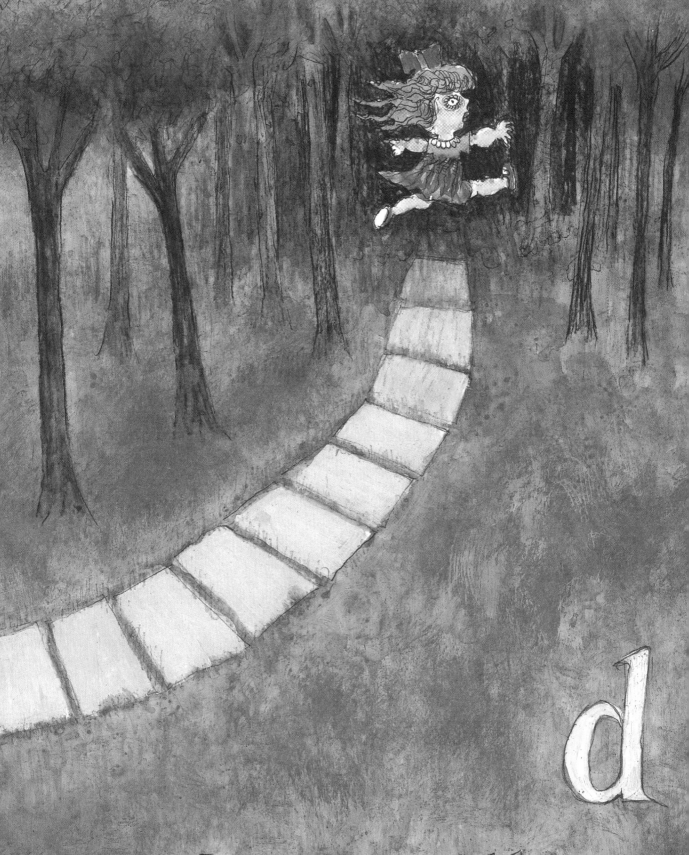

d

Dorte fik en dukke.
Dukken var så bleg.
Dorte gav den levertran.
Dukken løb sin vej.

Else elsker pelse.
Else elsker pølse.
Pølse åd hun dagen lang.
Elses pels blev alt for trang.
Pelsen holdt, men Else sprak.
Else – pelse – pølsesnak.

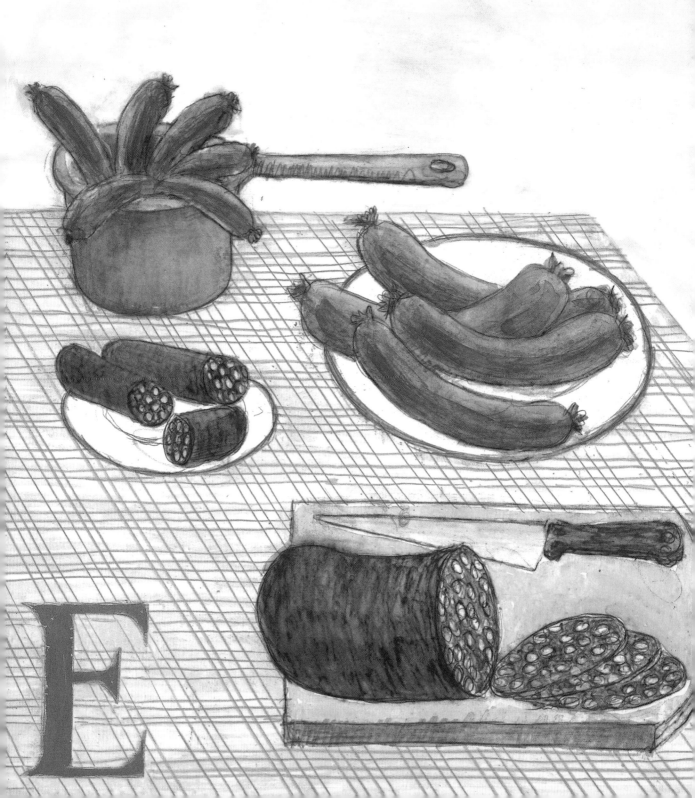

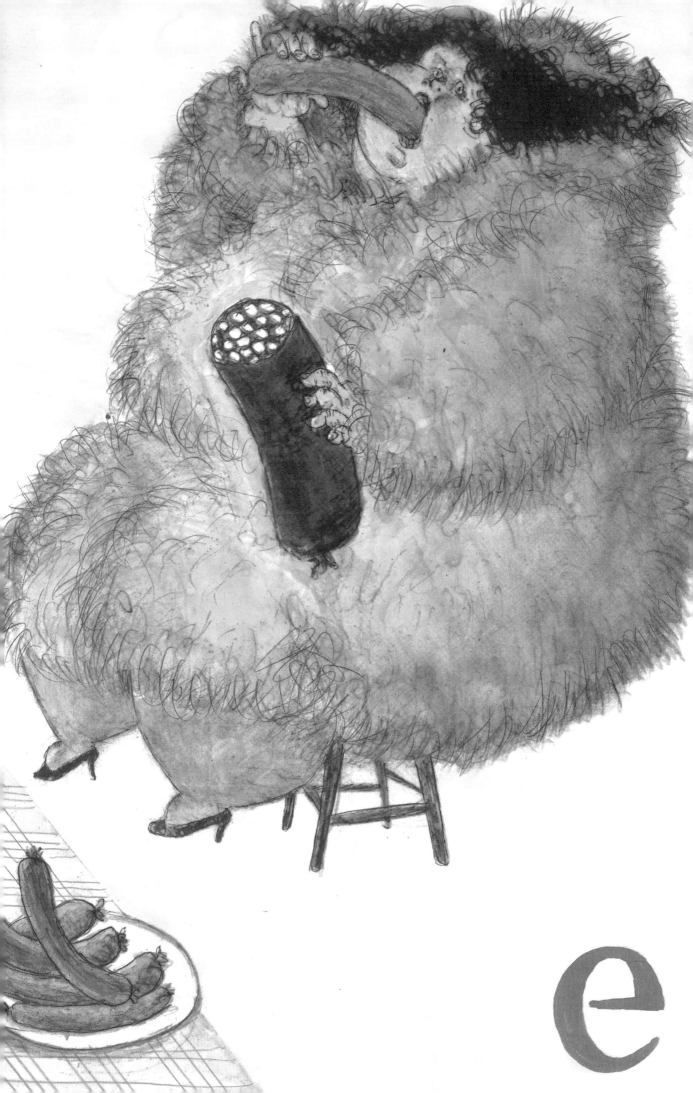

e

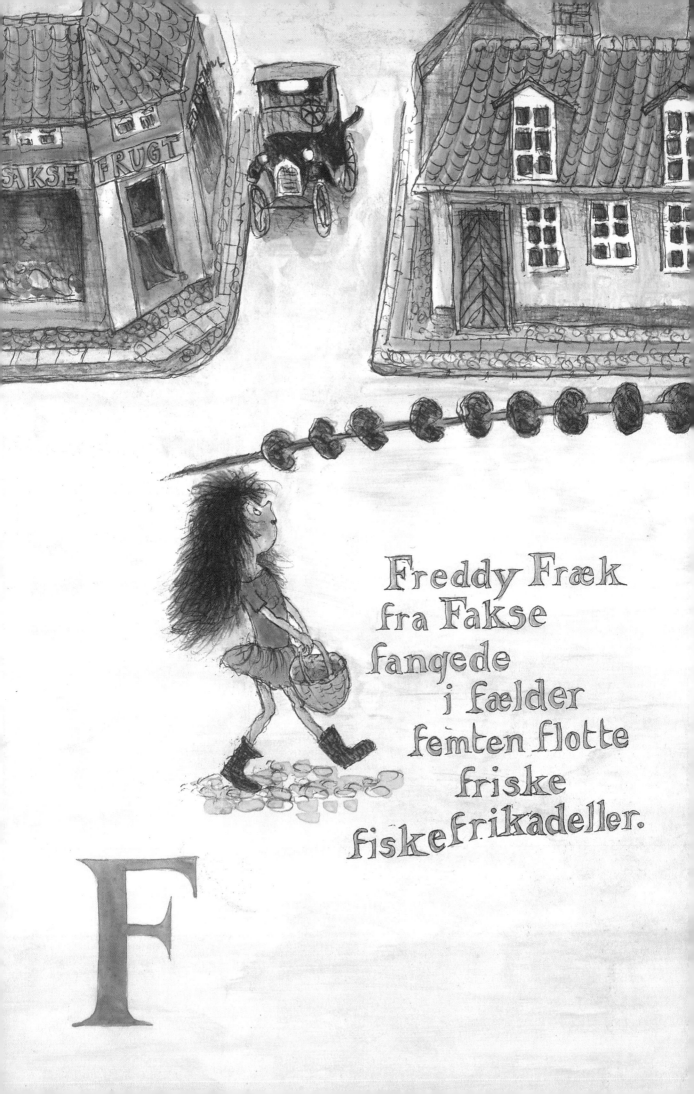

Freddy Fræk
fra Fakse
fangede
i fælder
femten flotte
friske
fiskefrikadeller.

F

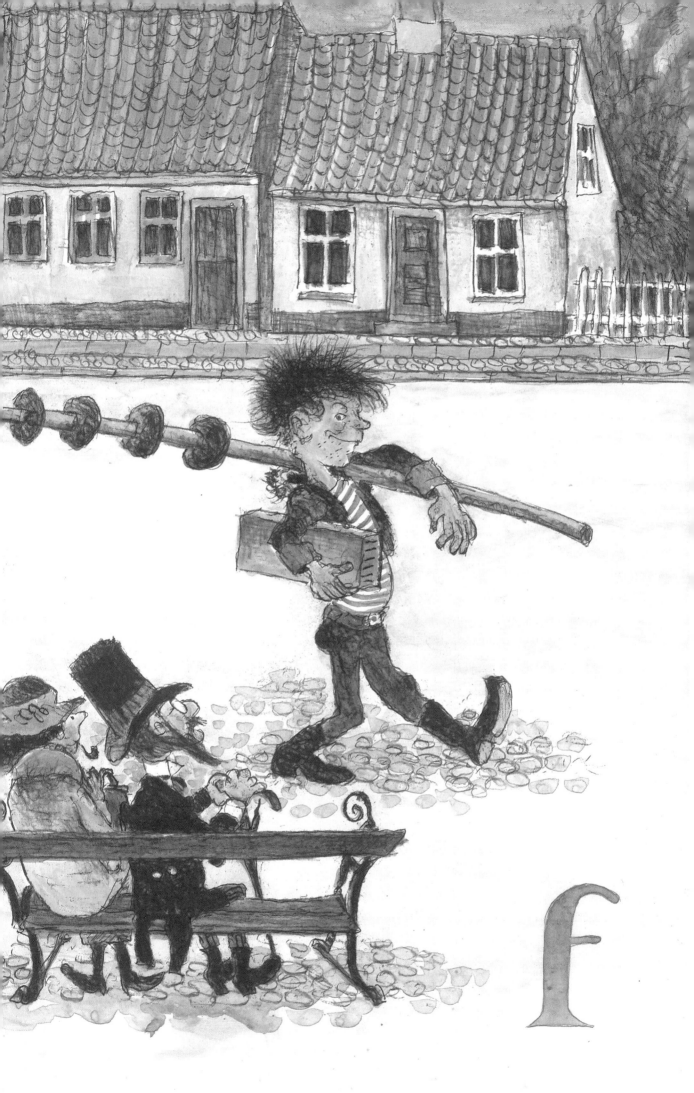

f

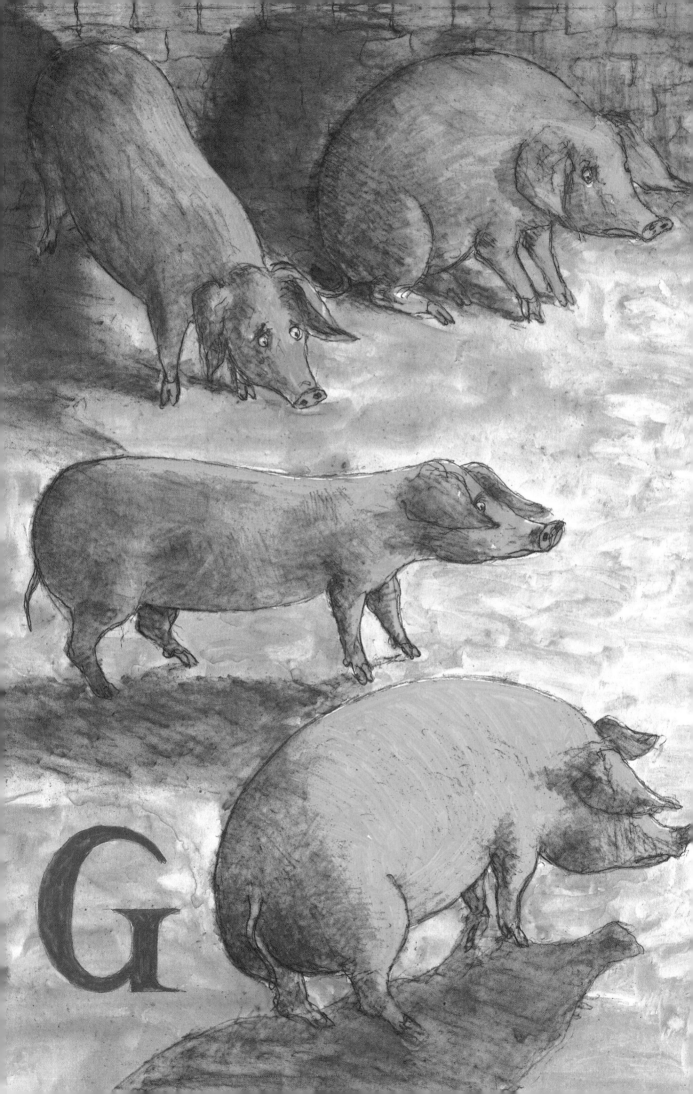

G

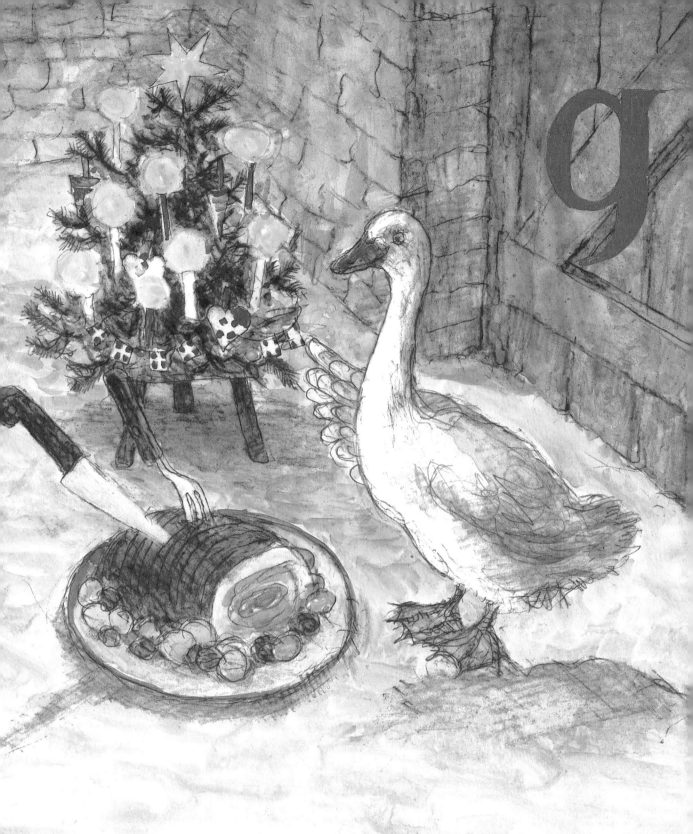

Gåsen gav et gæstebud
for grisene til jul.
Grisene fik gåsehud
da gåsen gav dem sul.

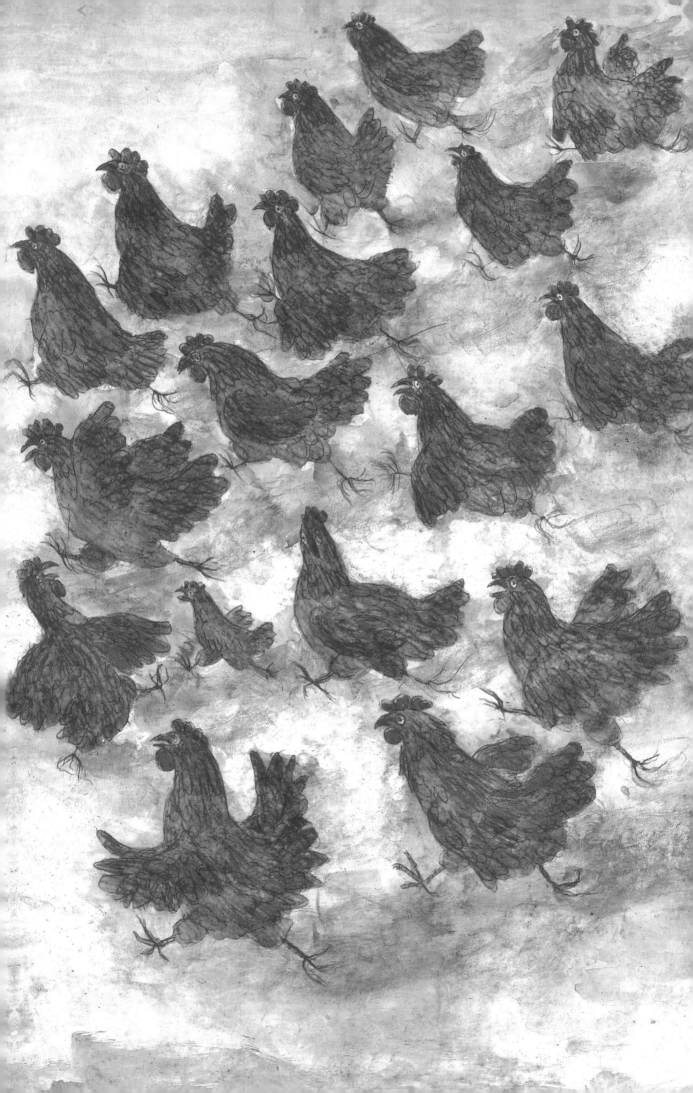

Hundrede høns i hønsegården
Kom op at slås en søndagmorgen.
Da de var færdige lå tilbage
en kæmpemæssig æggekage.

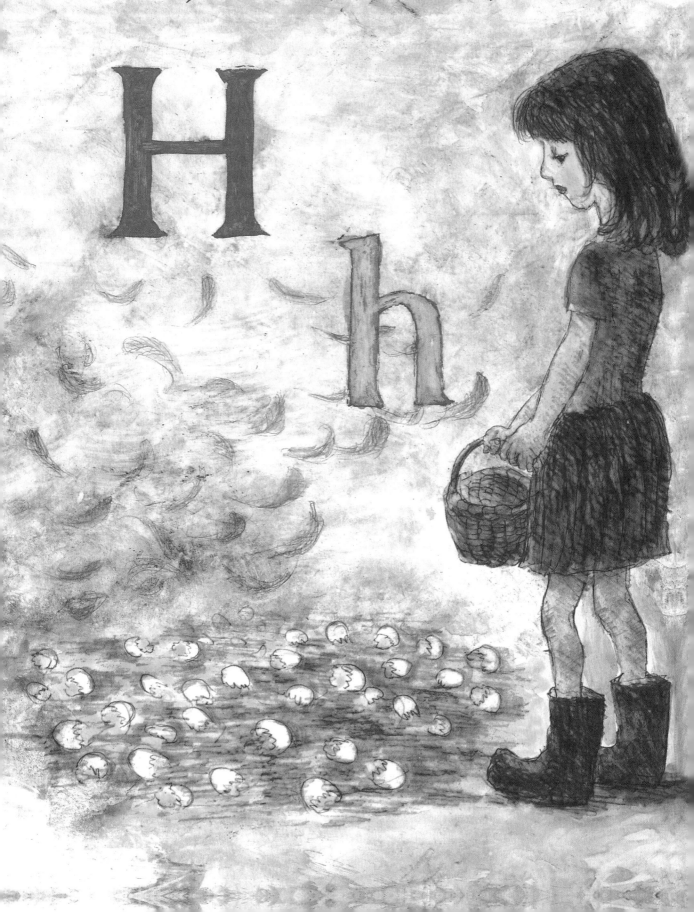

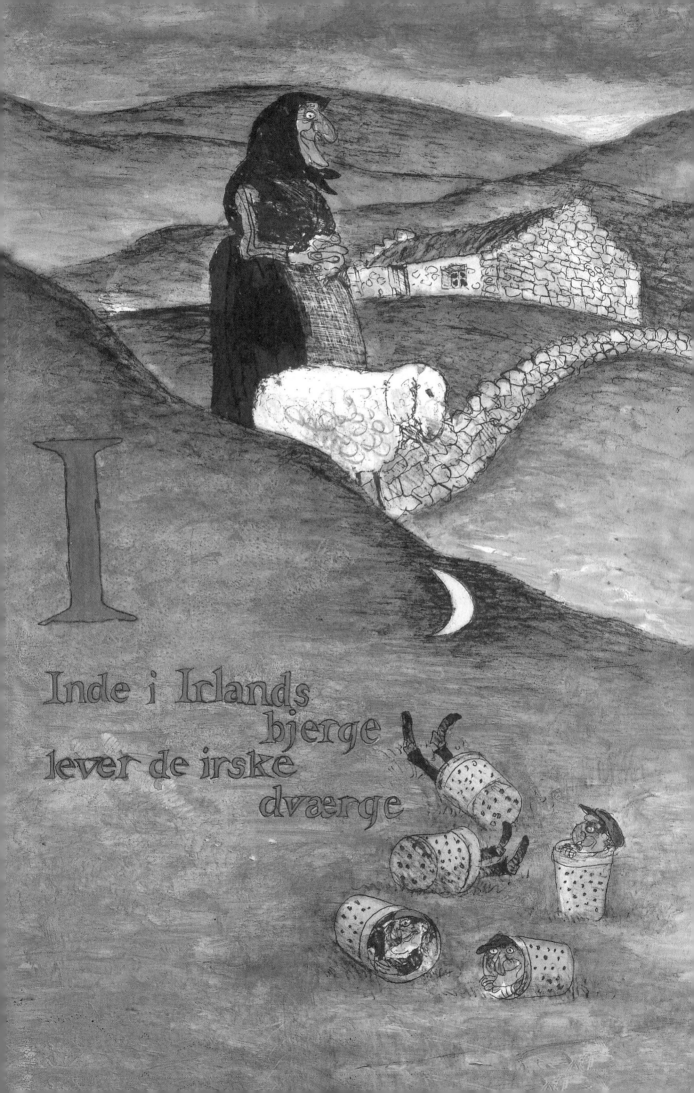

I

Inde i Irlands
bjerge
lever de irske
dværge

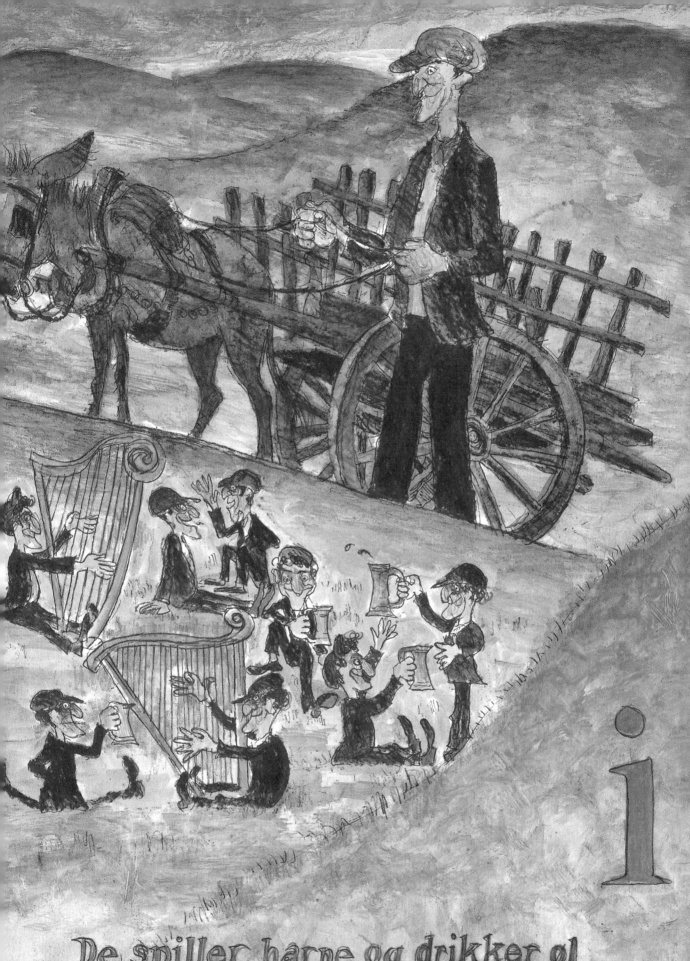

De spiller harpe og drikker øl
og sover om natten i et fingerbøl.

Julemanden Julle
hader sne og kulde.
For at jage kulden væk
Kører han til Julebæk
med sin tante Tulle
på en kagerulle.

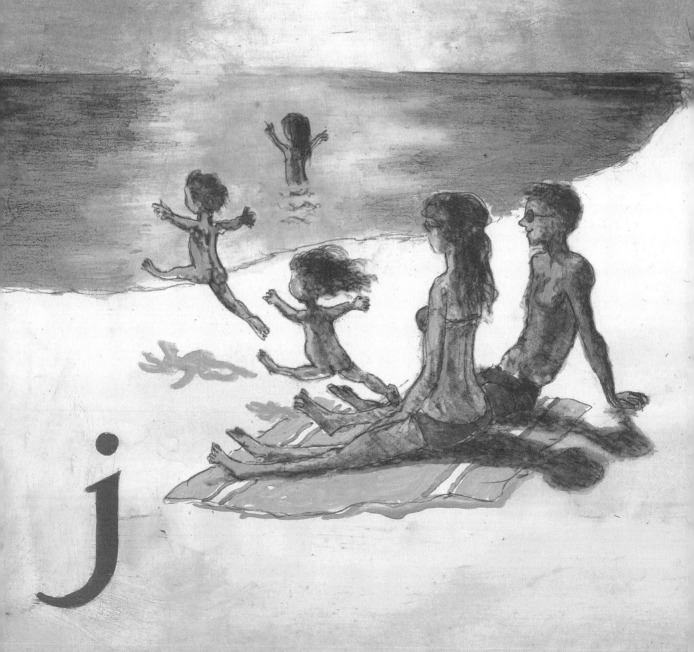

j

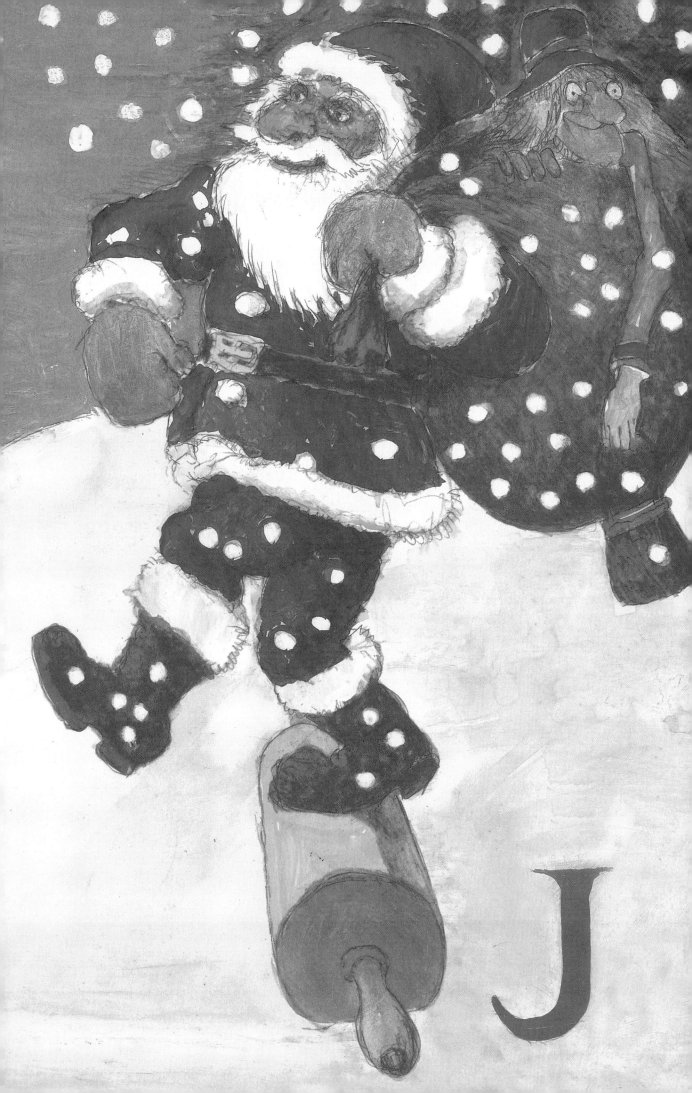

J

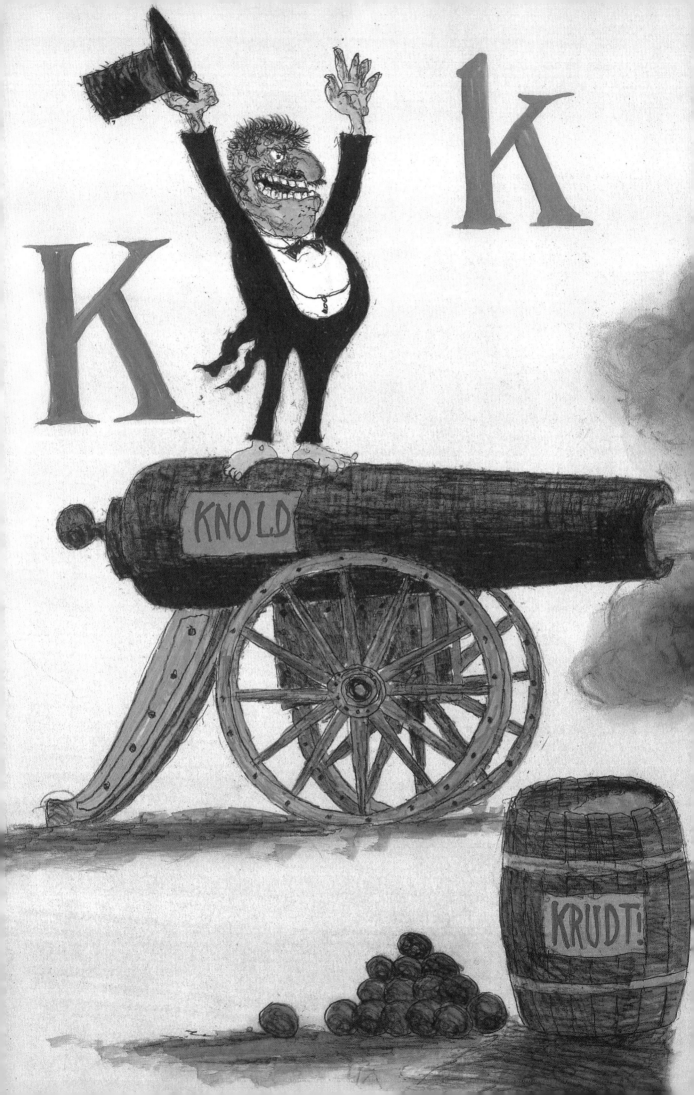

Kanonkongen Knold
der var gal som en trold
købte kugler og krudt
for en krone,

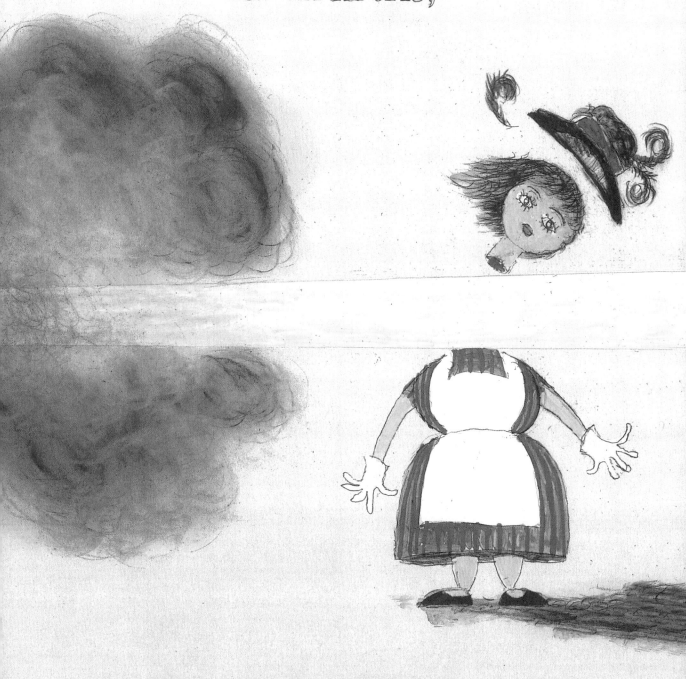

kom en mægtig portion
i sin store kanon
og skød hoved og hat
af sin kone.

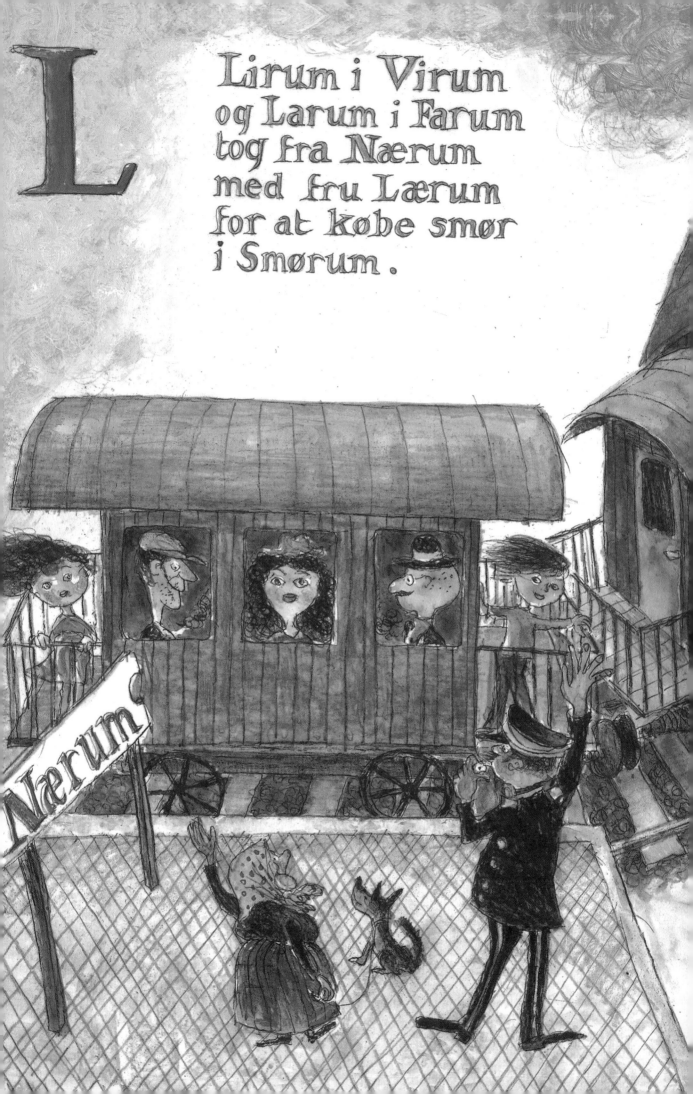

L

Lirum i Virum
og Larum i Farum
tog fra Nærum
med fru Lærum
for at købe smør
i Smørum.

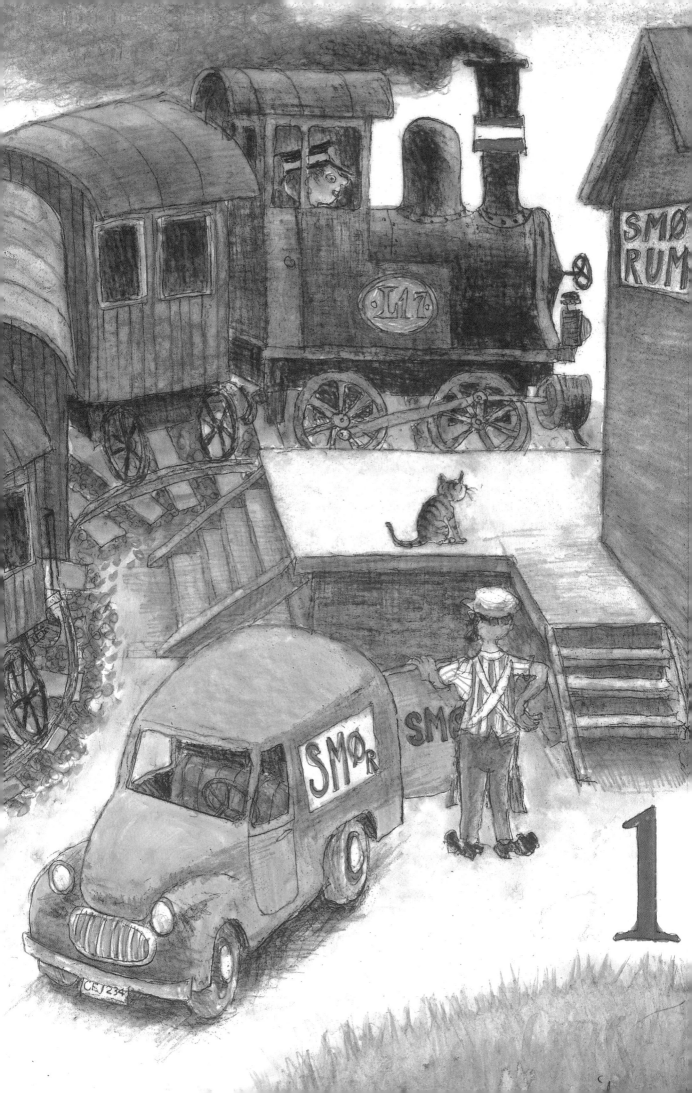

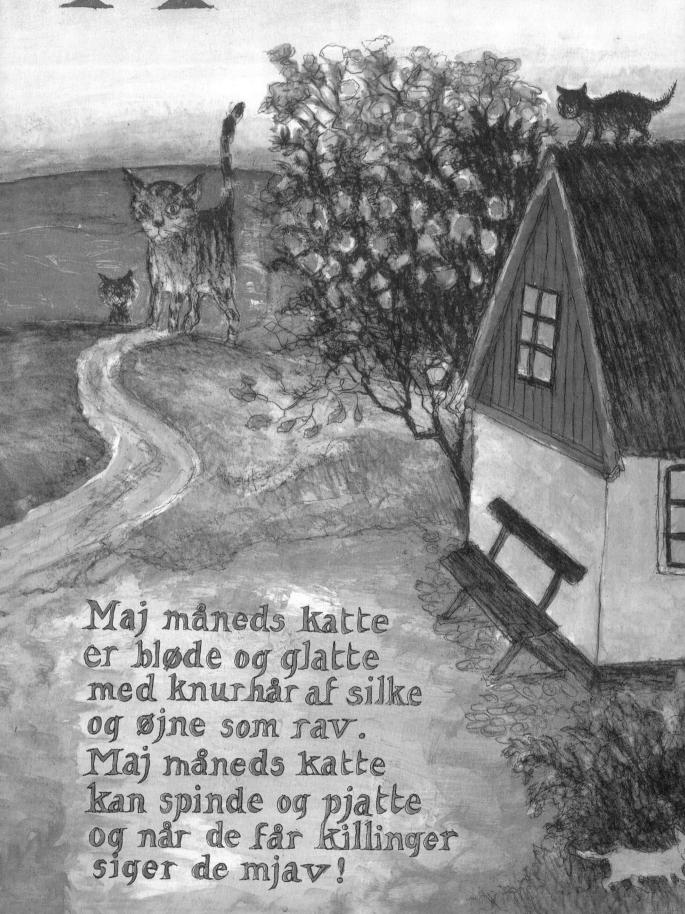

M

Maj måneds katte
er bløde og glatte
med knurhår af silke
og øjne som rav.
Maj måneds katte
kan spinde og pjatte
og når de får killinger
siger de mjav!

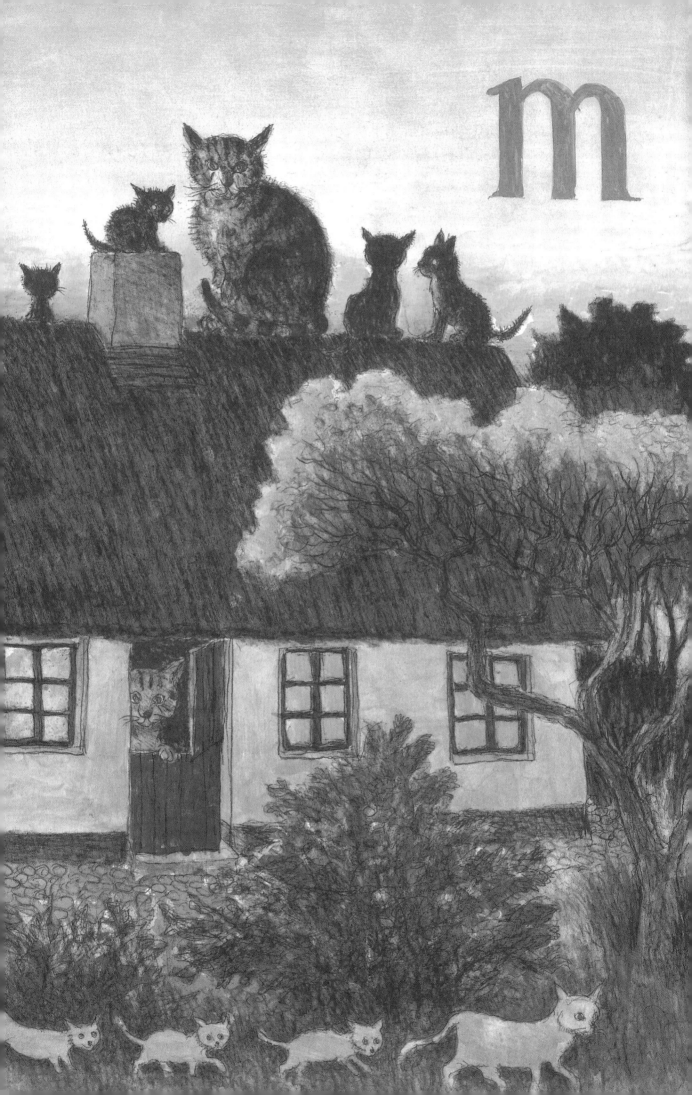

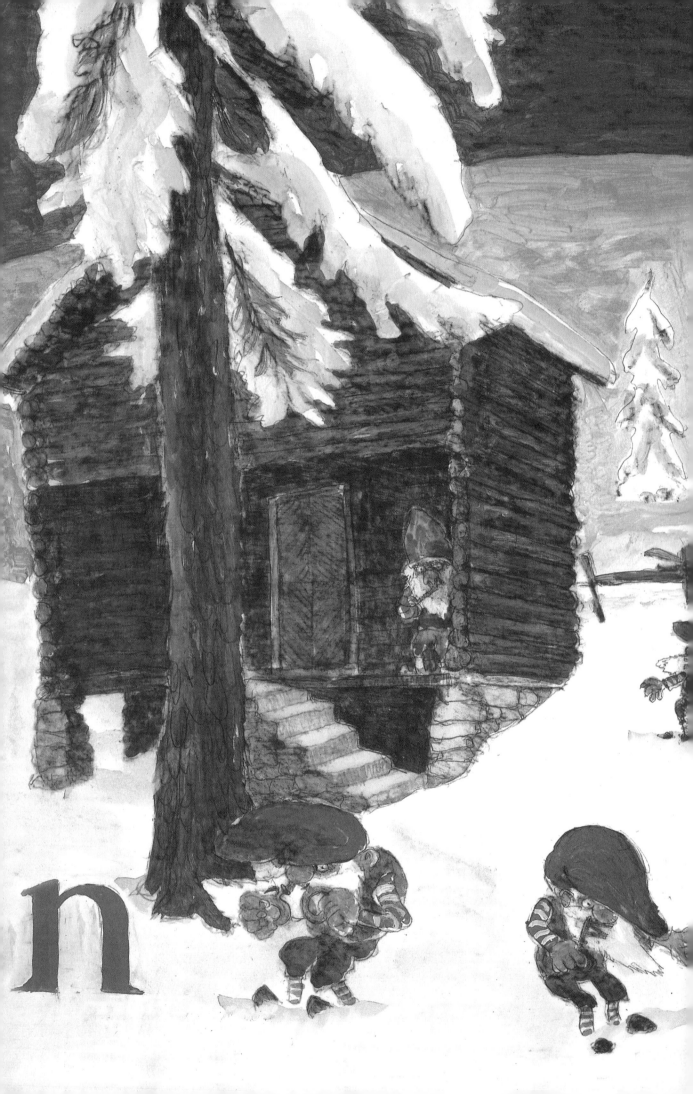

n

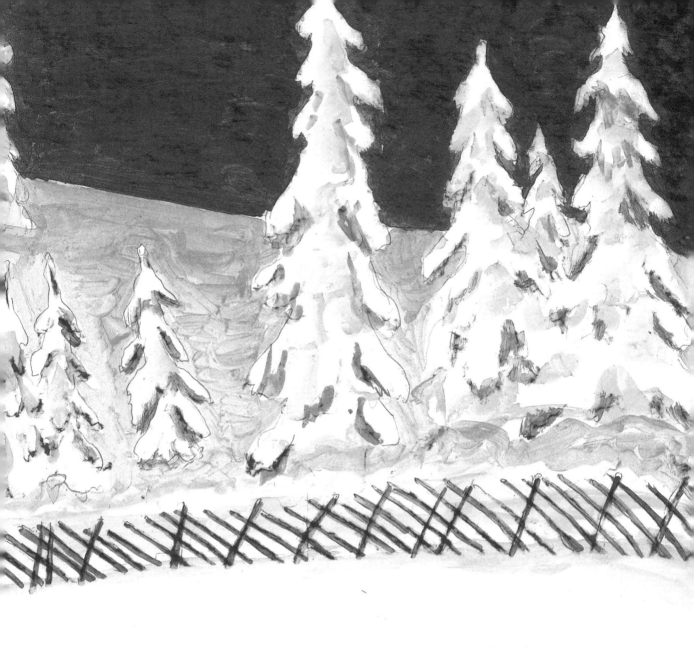

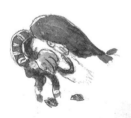 Norske nisser nyser ikke.
Når det blæser koldt fra nord
låser de med nissenøgler
deres nissenæsebor.

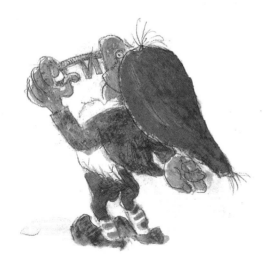

N

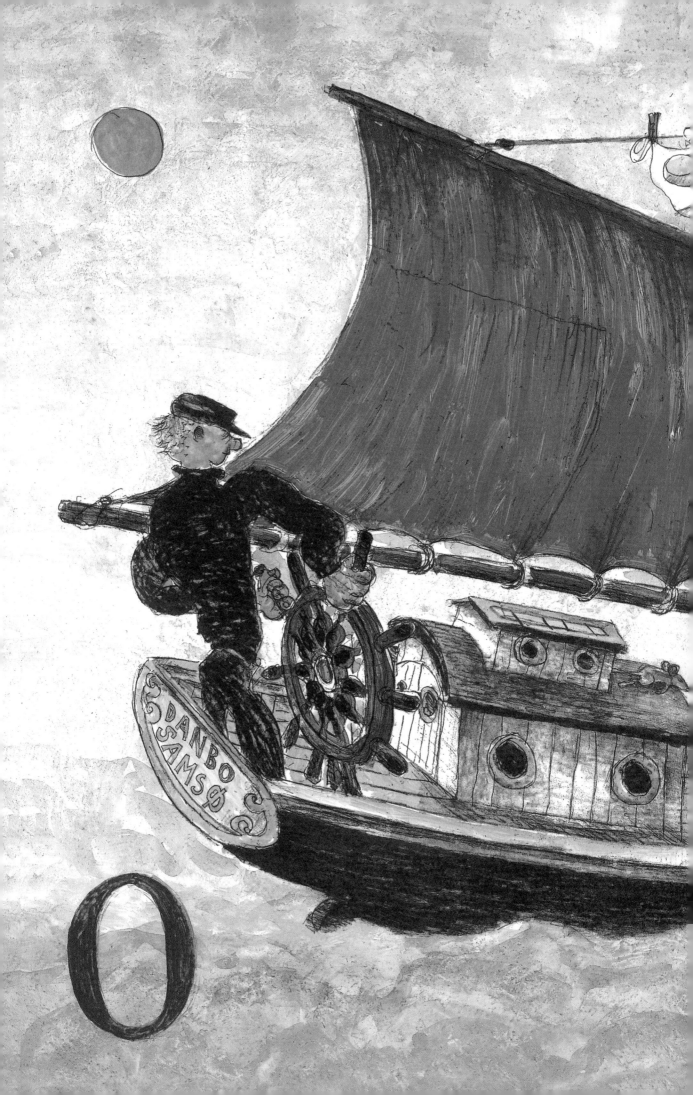

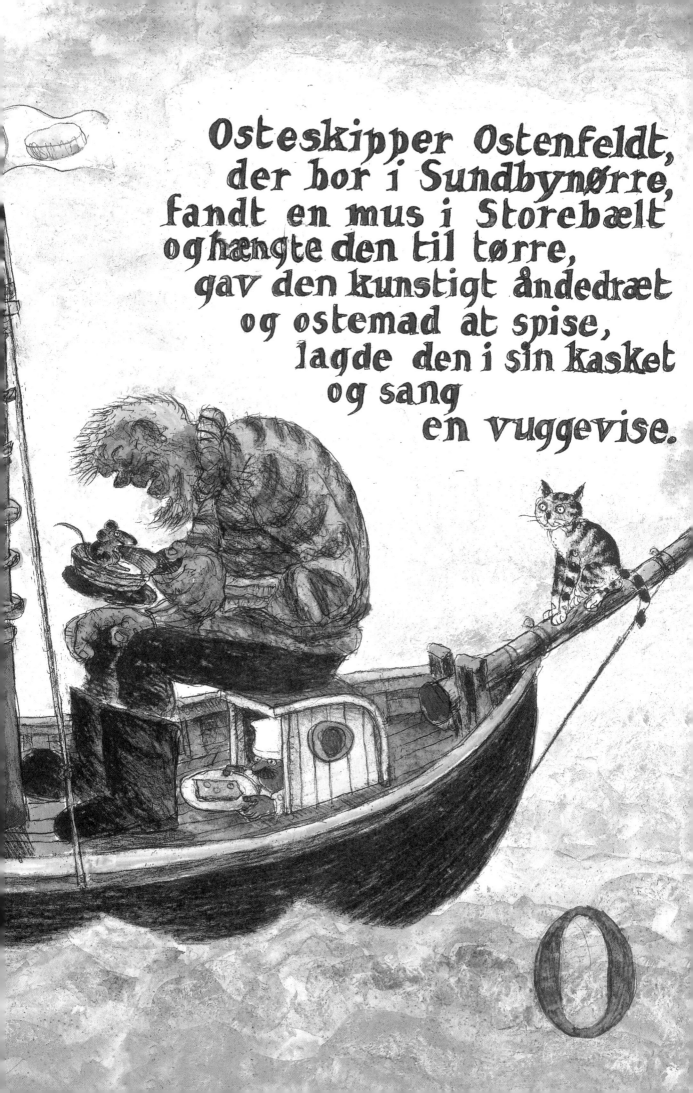

Osteskipper Ostenfeldt,
    der bor i Sundbynørre,
fandt en mus i Storebælt'
og hængte den til tørre,
    gav den kunstigt åndedræt
    og ostemad at spise,
        lagde den i sin kasket
    og sang
                en vuggevise.

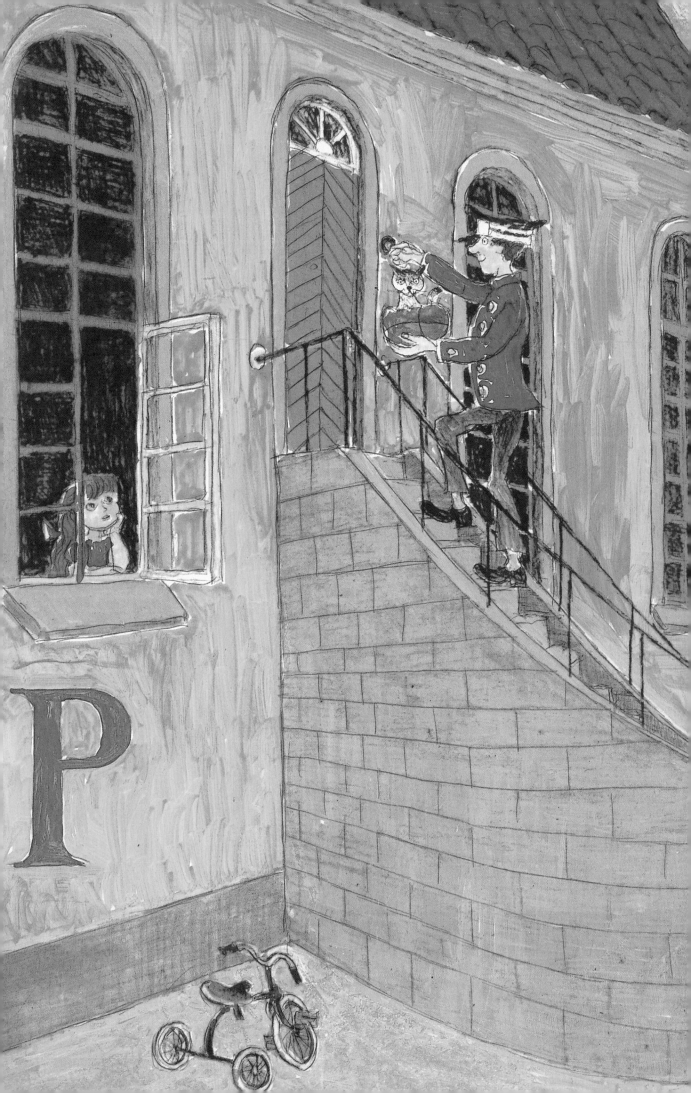

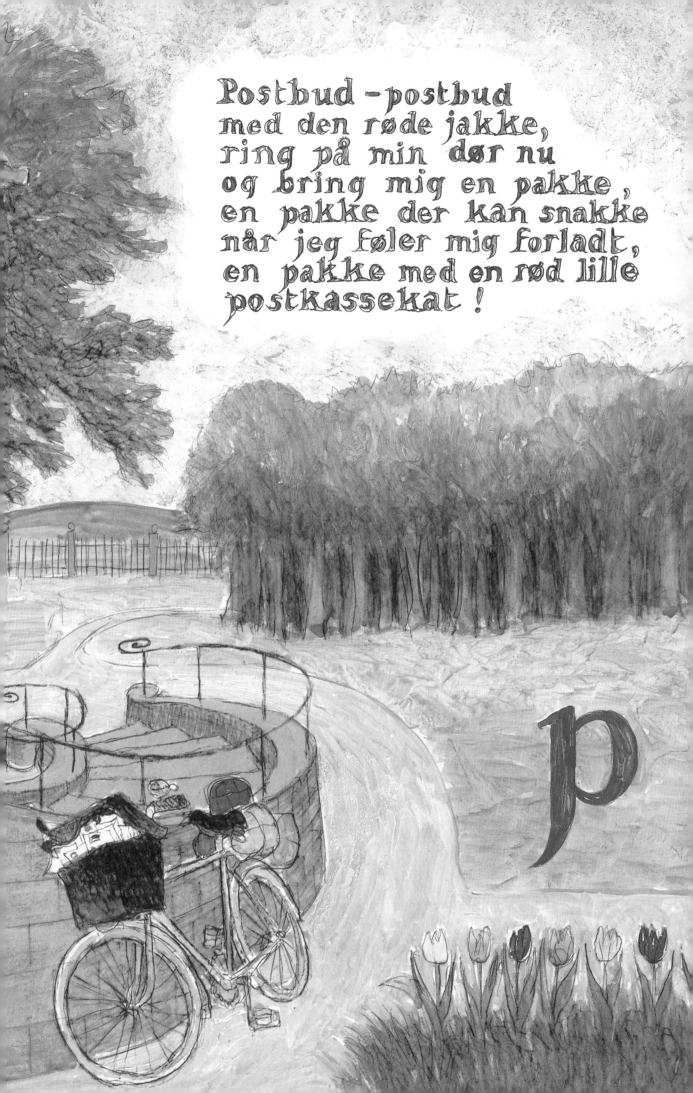

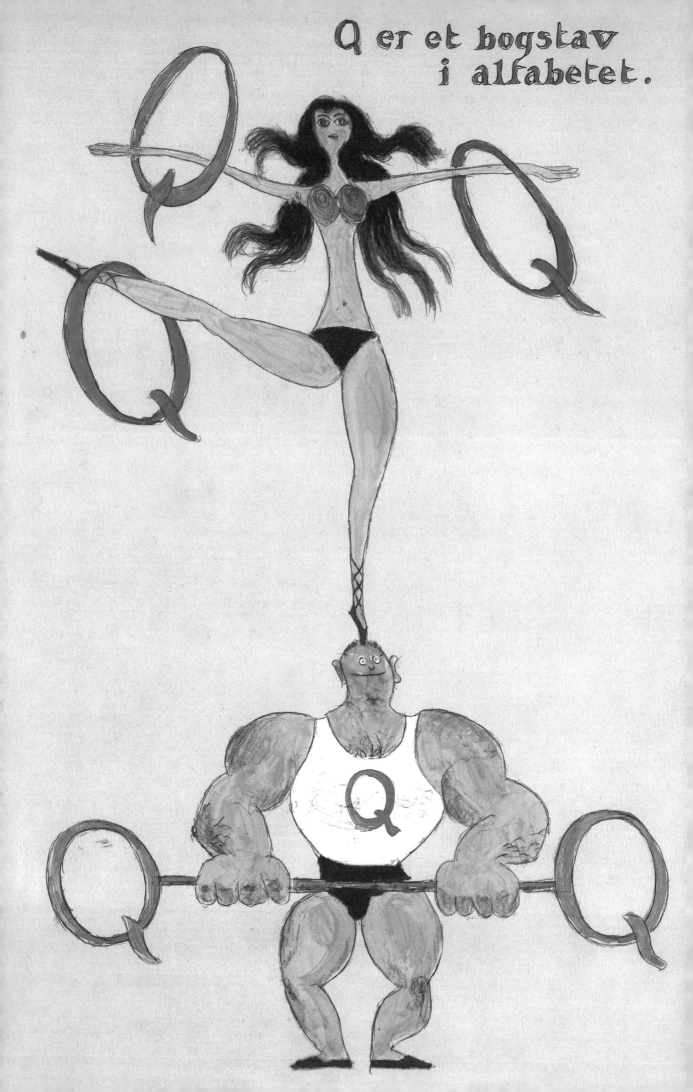

Q er et bogstav
i alfabetet.

Man bruger det
        sjældent
men her
Kan du se det!

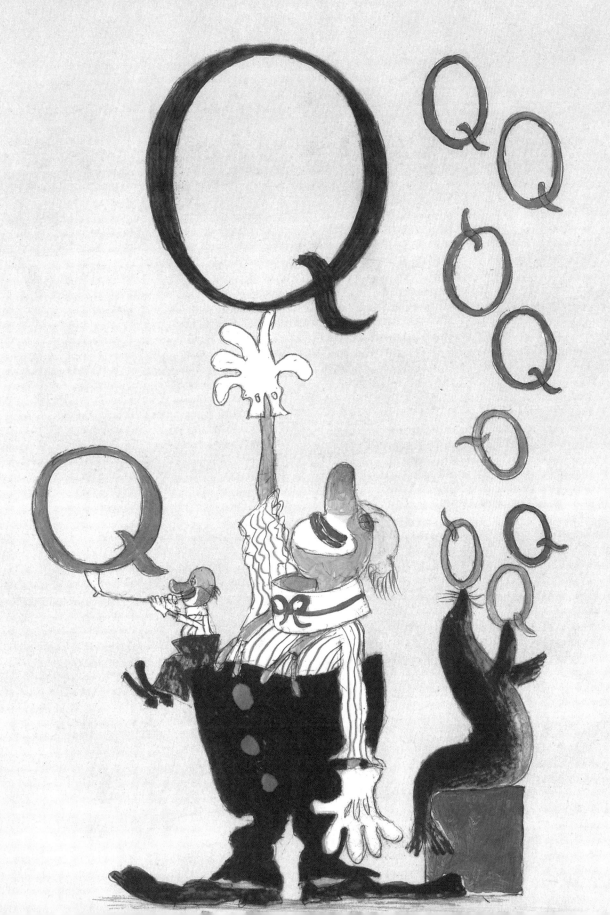

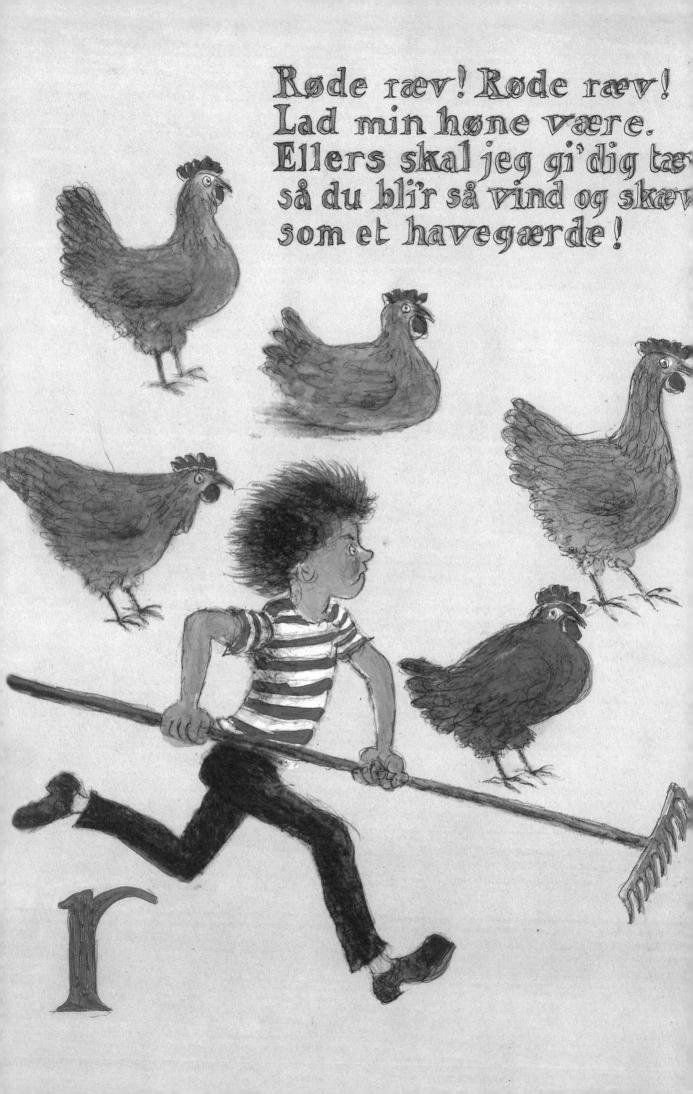

Røde ræv! Røde ræv!
Lad min høne være.
Ellers skal jeg gi' dig tæv
så du bli'r så vind og skæv
som et havegærde!

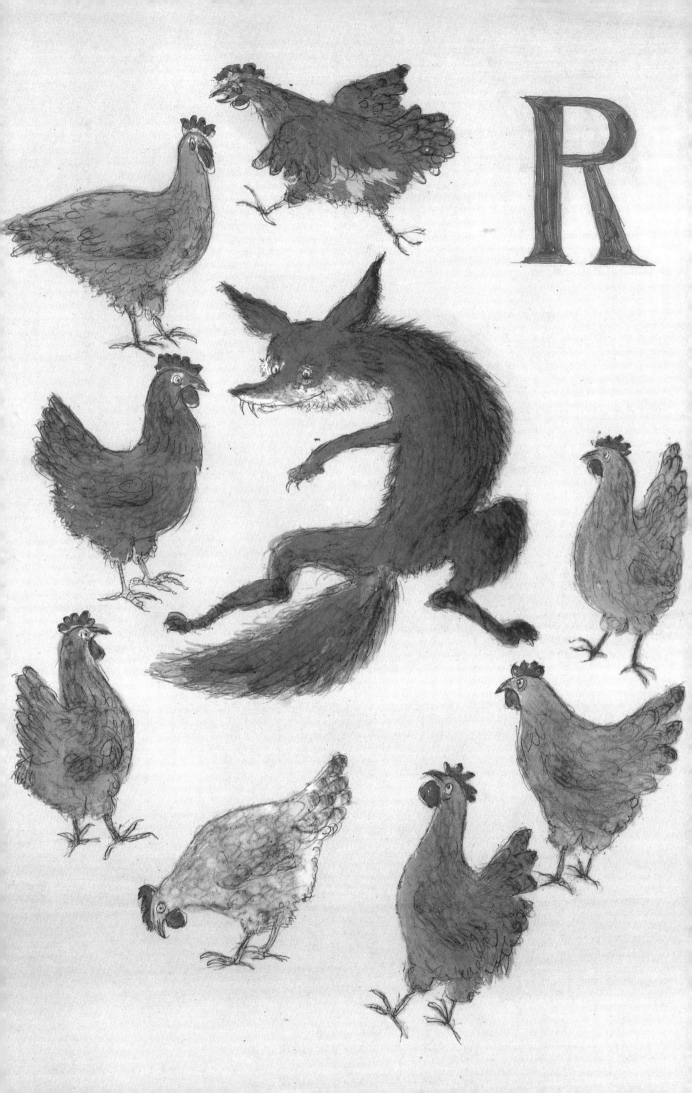

Sol gi'r varme.
Sol gi'r sved.
Sol gi'r næsen fregner.

Sol står op
og sol går ned
osse når det regner.

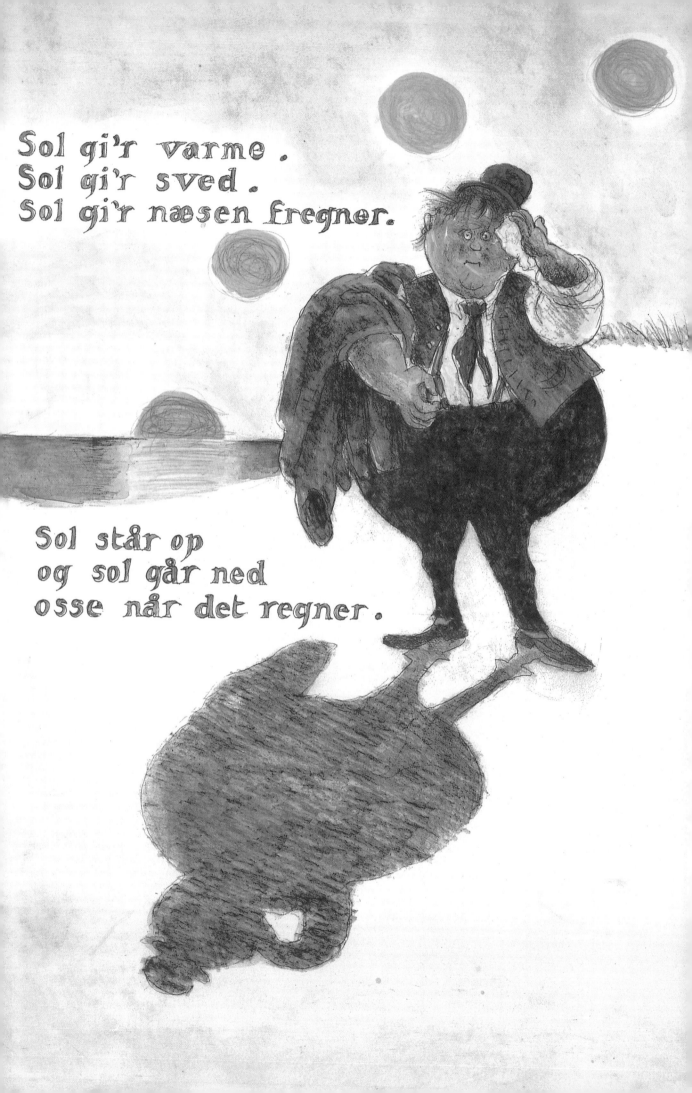

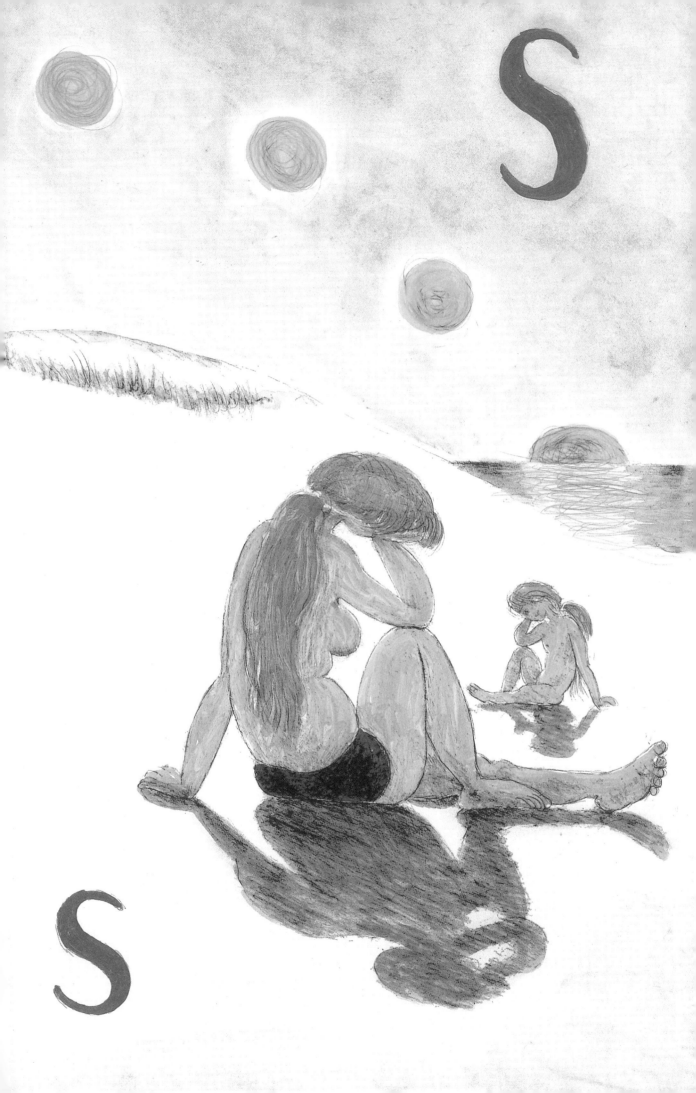

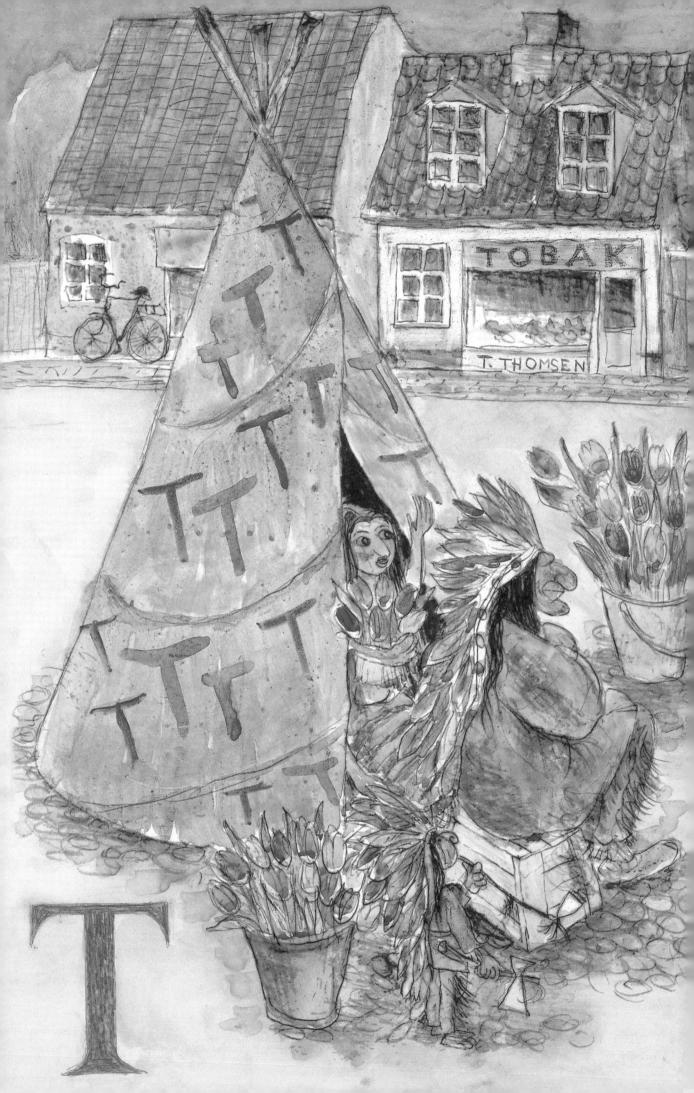

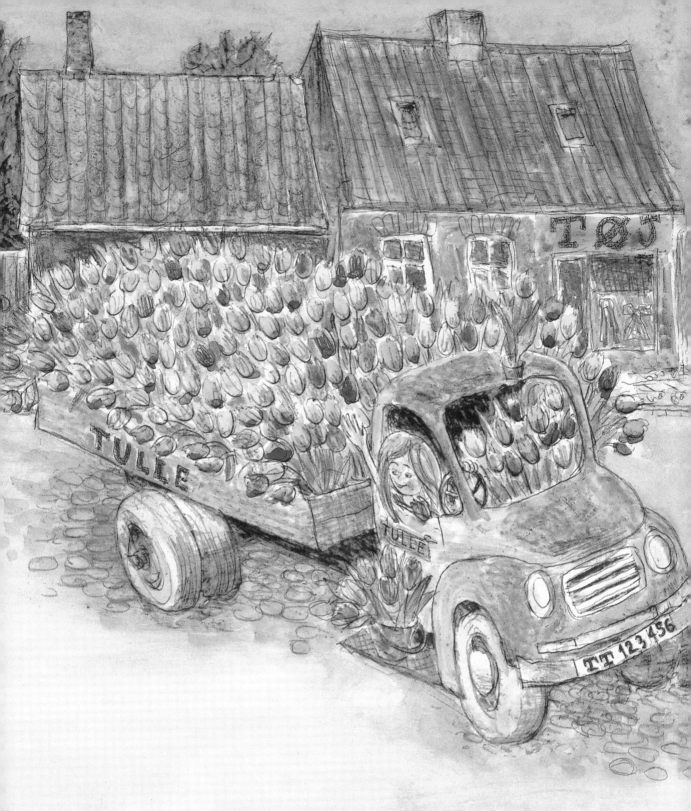

Tulle tog til Tikøb,
Købte tulipaner,
Købte to, købte ti,
Købte tu, købte li,
købte tulipaner
hos en indianer.

t

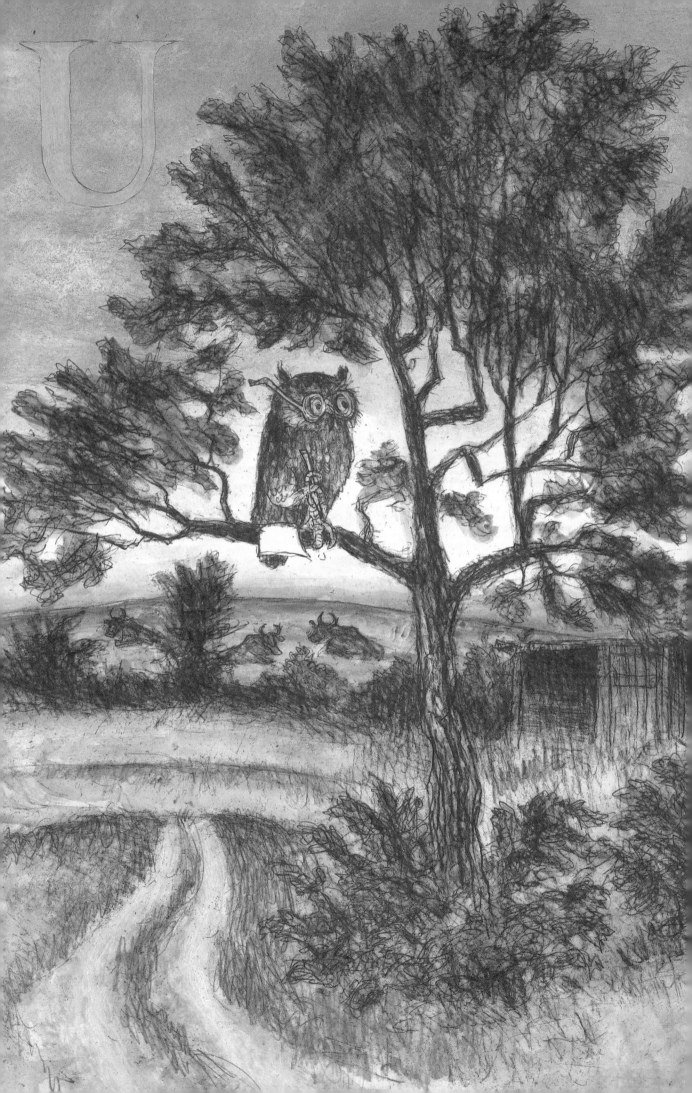

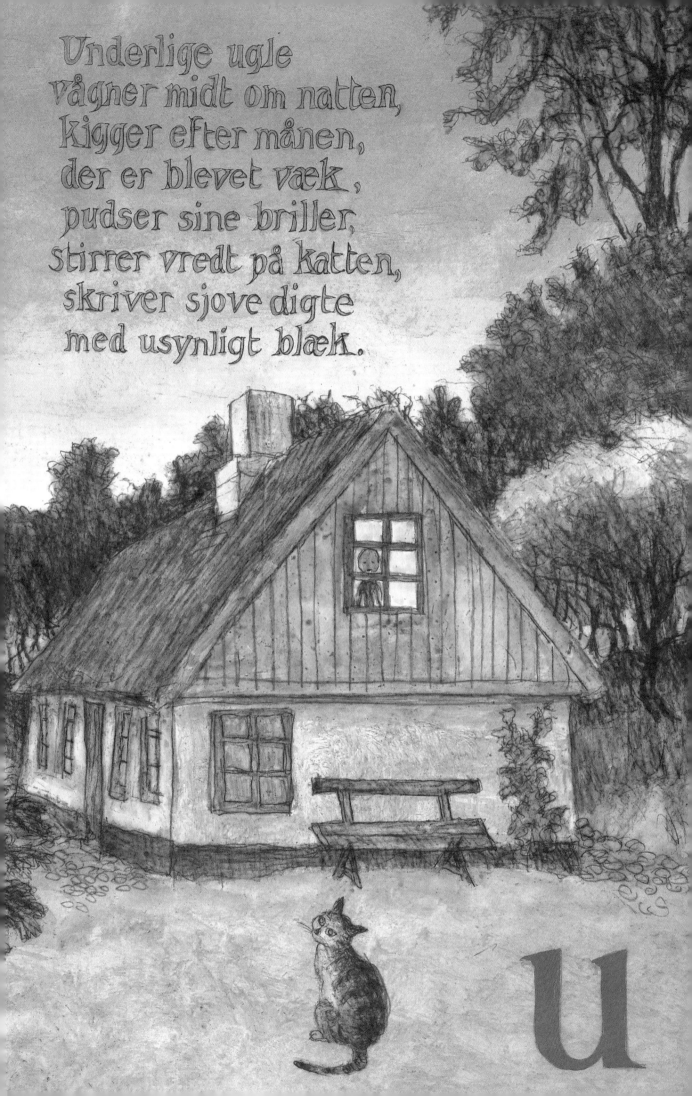

Underlige ugle
vågner midt om natten,
kigger efter månen,
der er blevet væk,
pudser sine briller,
stirrer vredt på katten,
skriver sjove digte
med usynligt blæk.

u

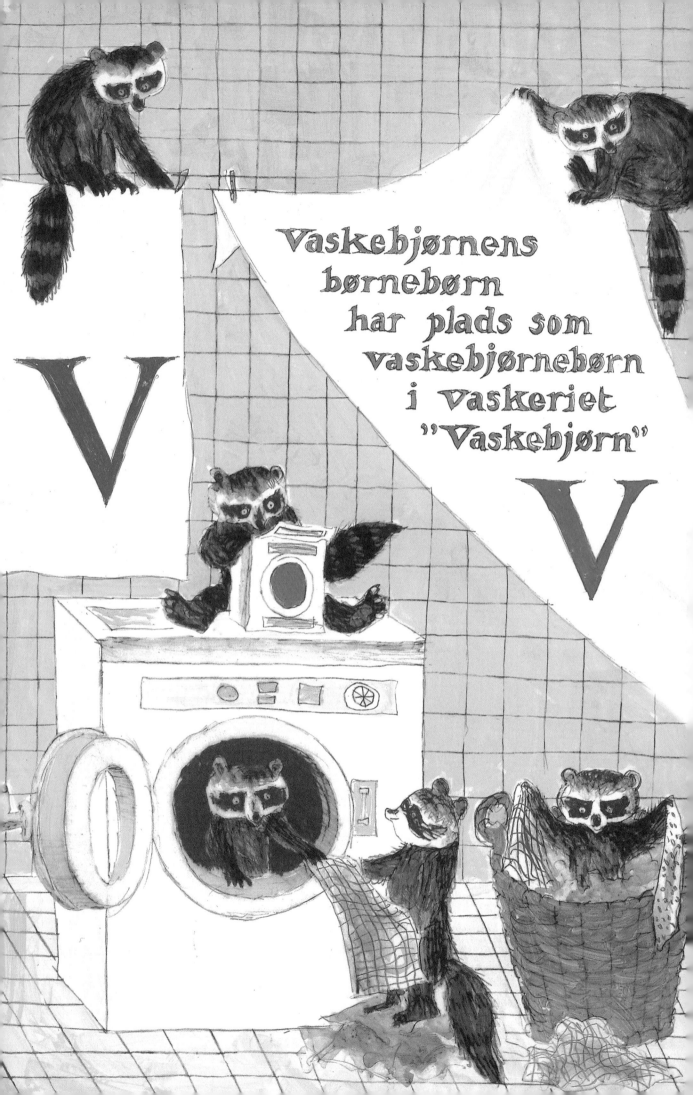

Vaskebjørnens
børnebørn
har plads som
vaskebjørnebørn
i vaskeriet
"Vaskebjørn"

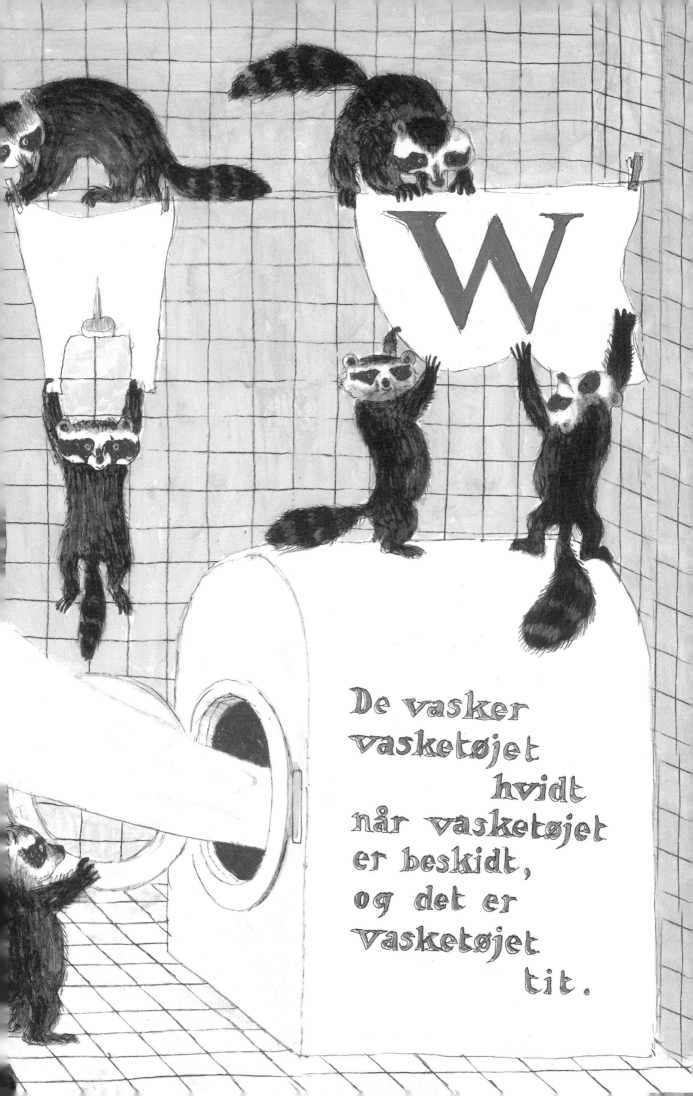

De vasker
vasketøjet
hvidt
når vasketøjet
er beskidt,
og det er
vasketøjet
tit.

X er et vejkryds hvor bilen kan vende.
X er en savbuk hvor far saver brænde.
X er de standsede vinger på møllen.

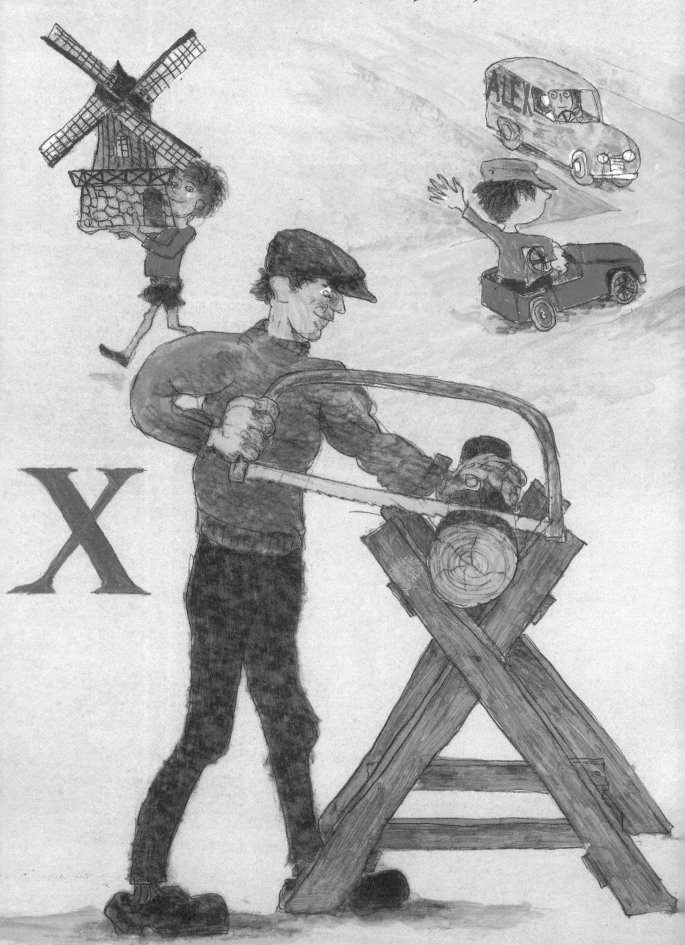

X

X er den sløjfe du binder i krøllen.
X er et lyserødt plaster på såret.
X er en saks der kan klippe i håret.
X er i Texas og Alex og Brix.

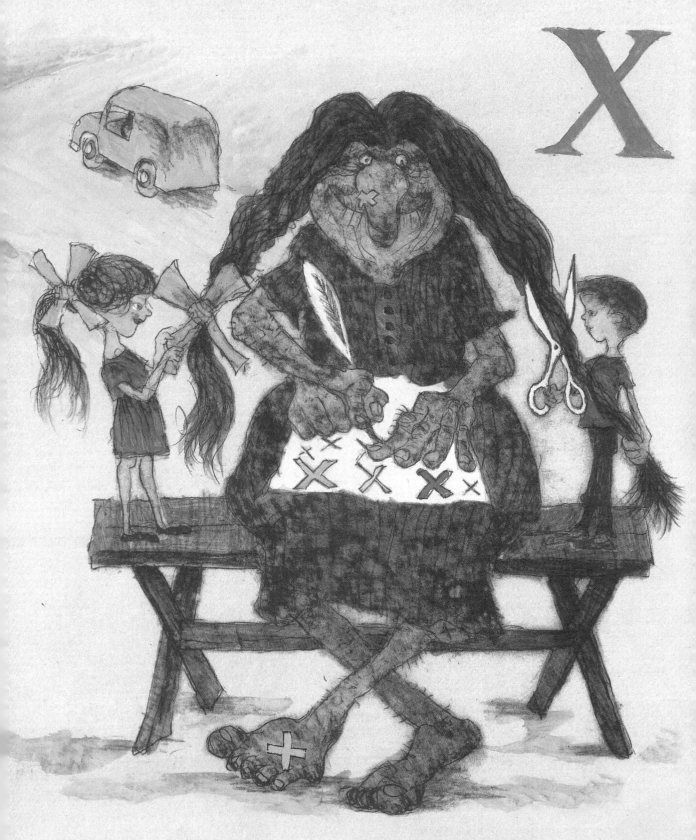

X er et bogstav der rimer på heks!

Ylle, Dylle, Dolle,
tre små lodne trolde
gik på jagt med vanter på
for at skyde hvad de så.
Ylle skød
en kaffekande.
Dylle skød
en stegepande.
Dolle skød
en kasserolle.
Ylle,
Dylle,
Dolle.

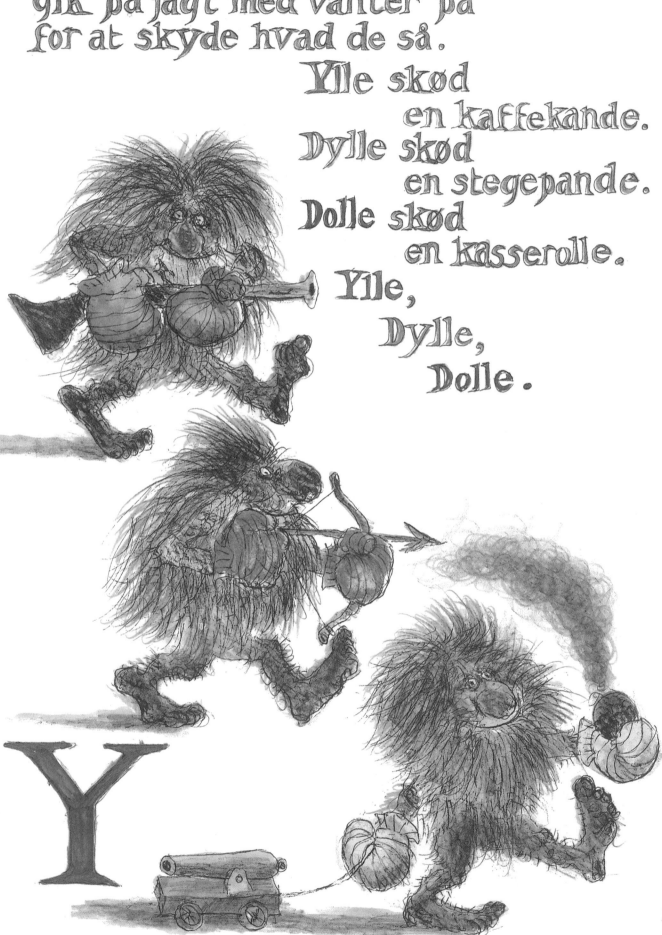

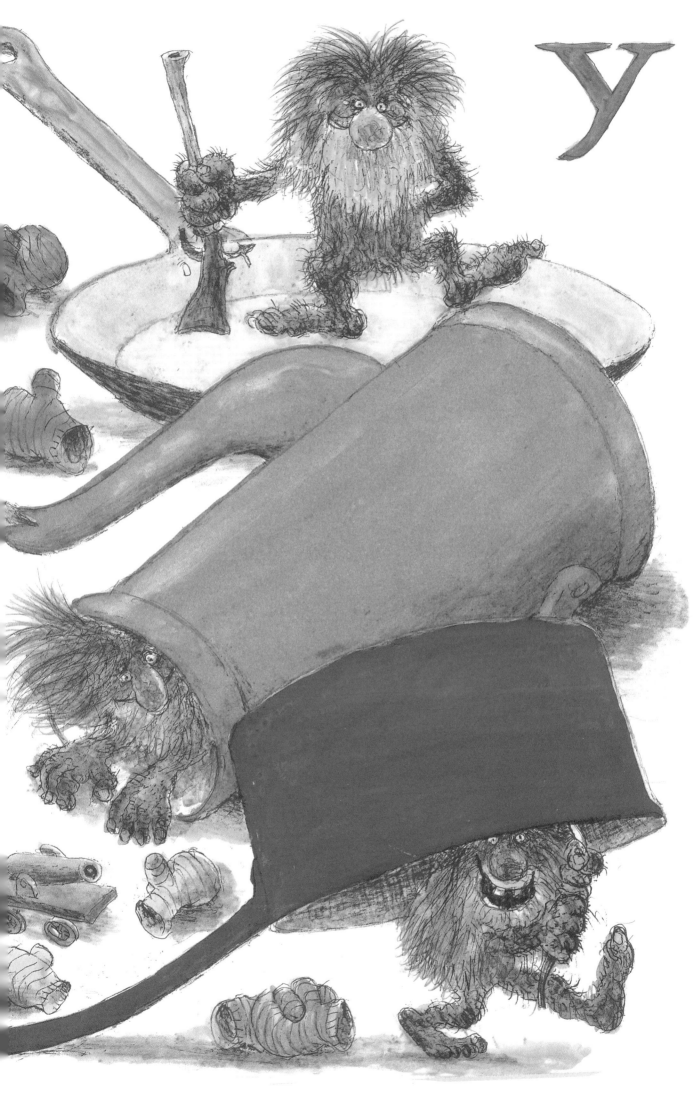

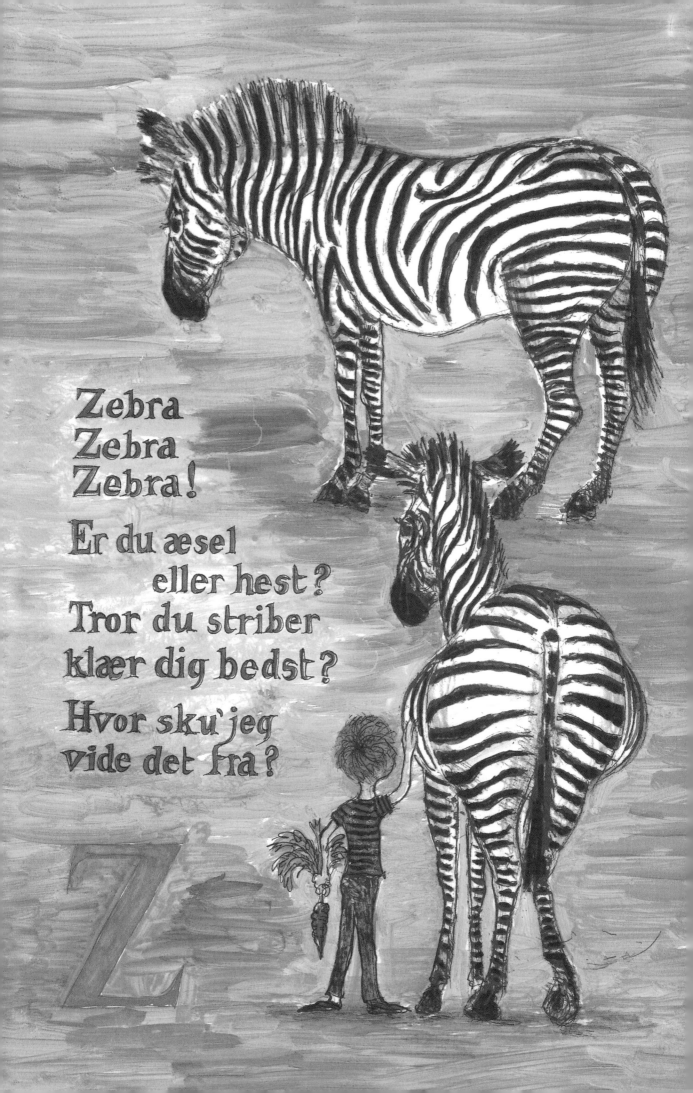

Zebra
Zebra
Zebra!

Er du æsel
        eller hest?
Tror du striber
klær dig bedst?

Hvor sku'jeg
vide det fra?

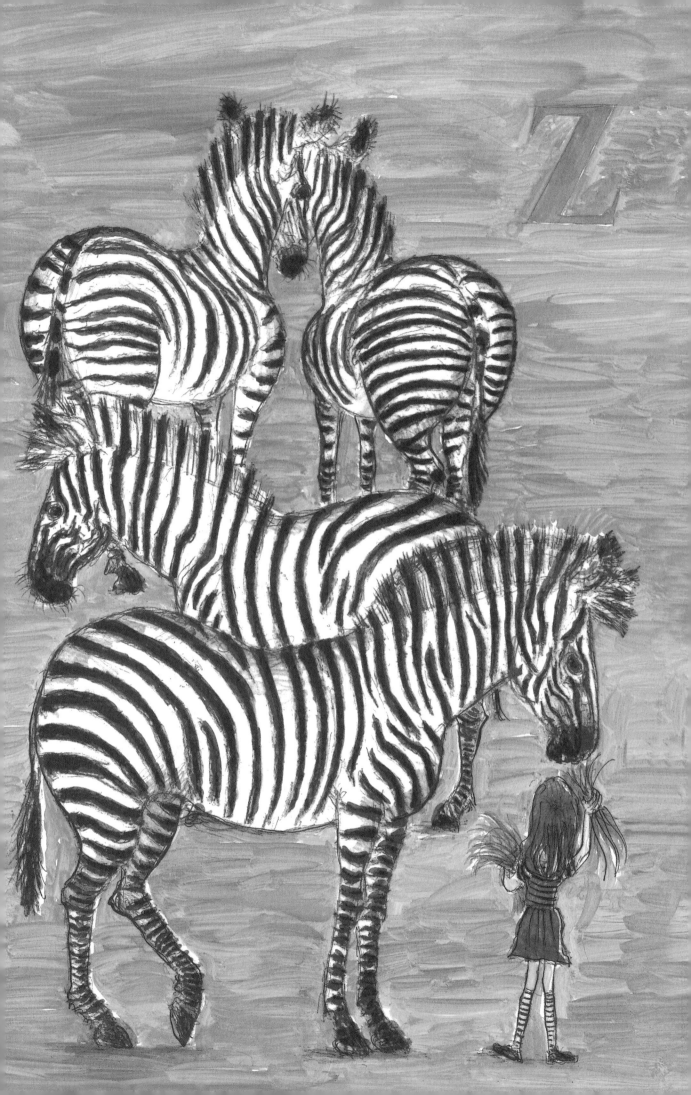

Æ

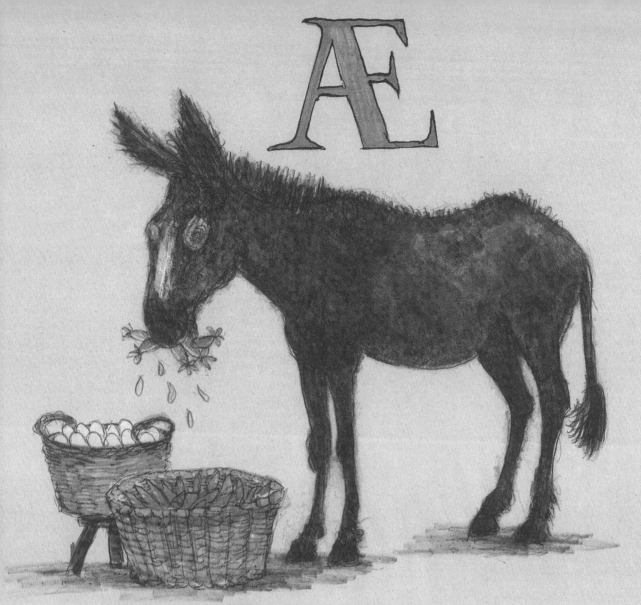

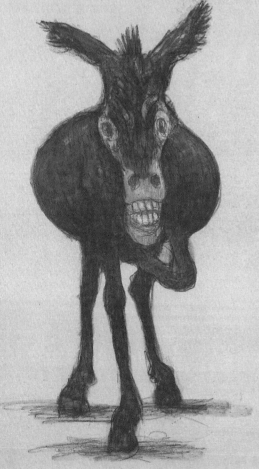

Æslet spiste
    æg og ærter
og fik slemme
    mavesmærter,
gik til doktor
    Æselkær
og fik varme
    omslag der,
fødte straks,
    bevar mig vel,
en kylling
    i en ærtebælg!

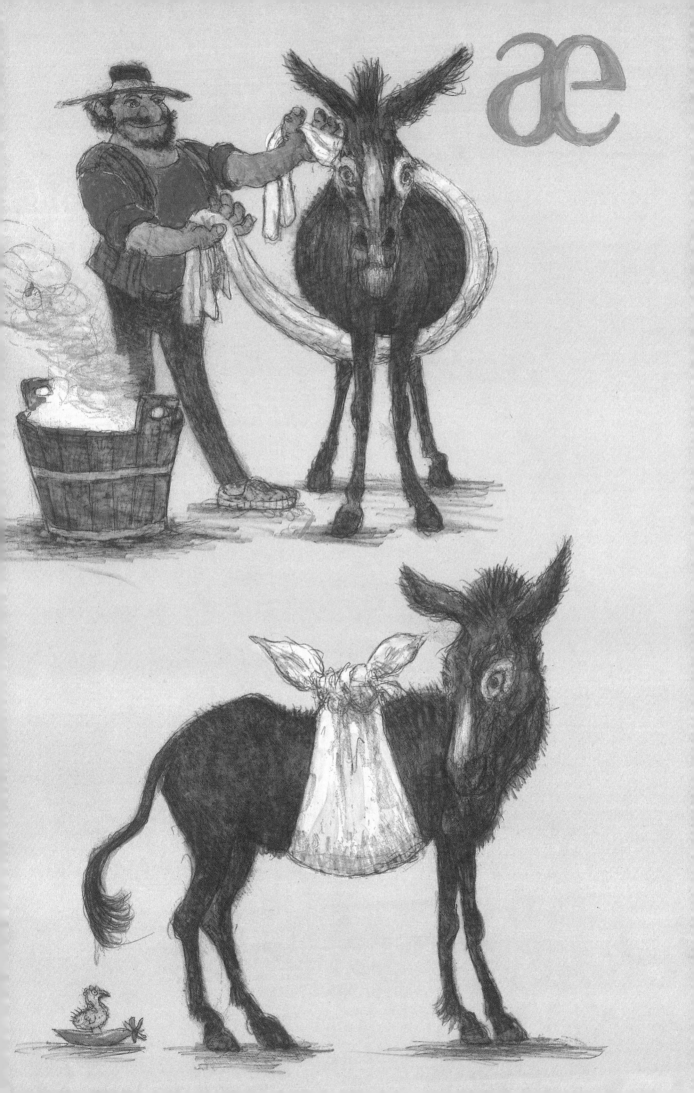

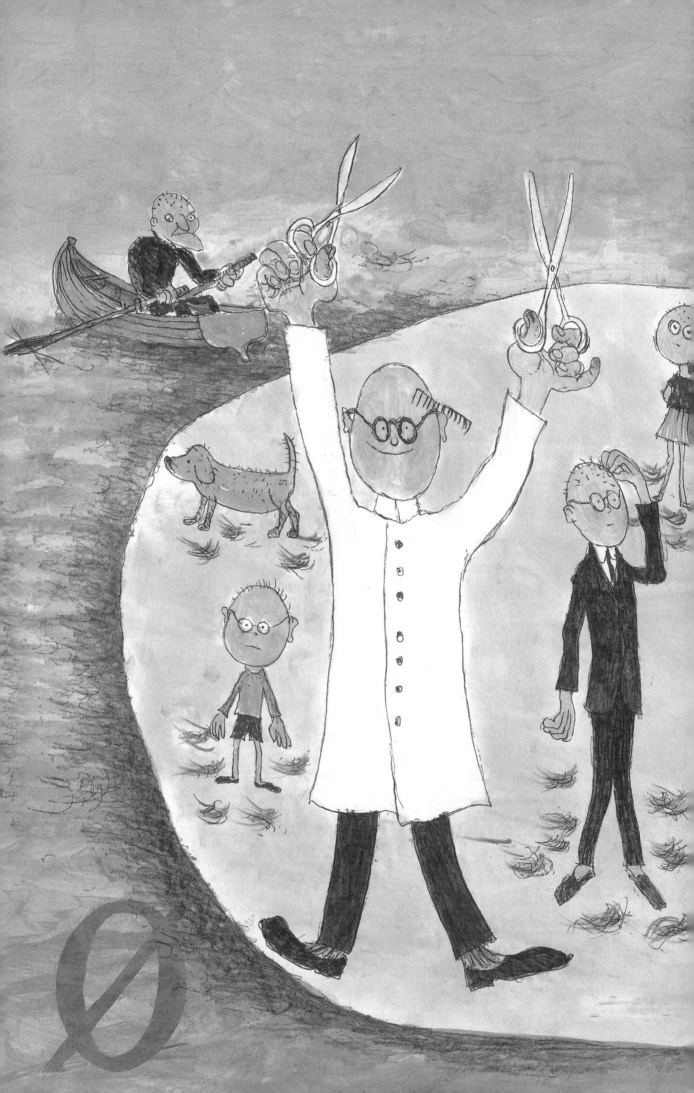

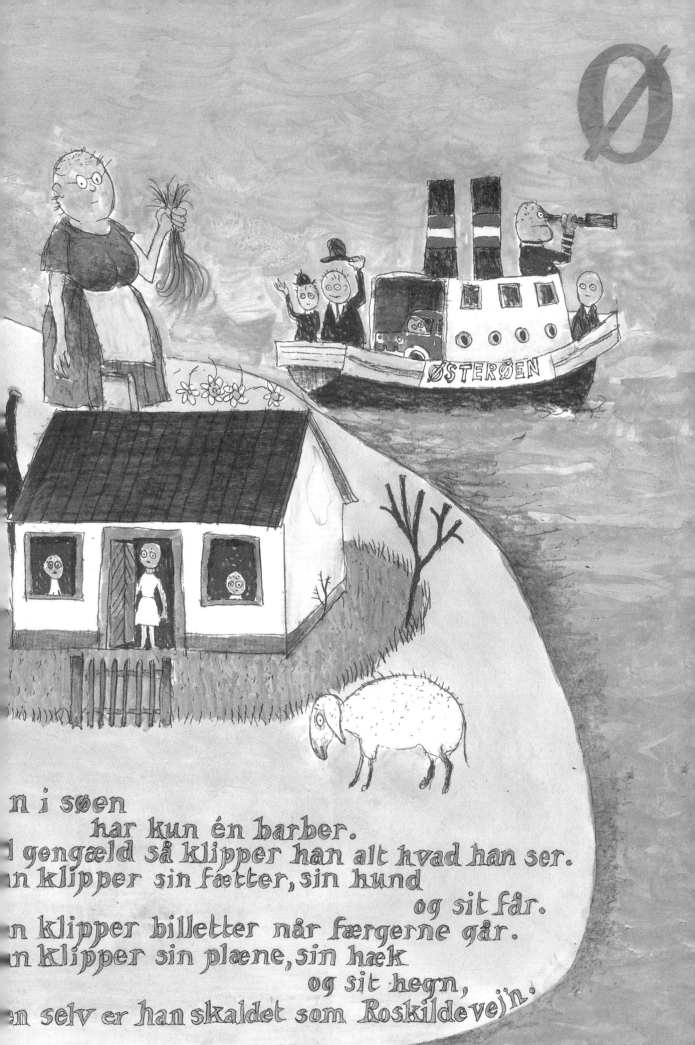

n i søen
har kun én barber.
I gengæld så klipper han alt hvad han ser.
n klipper sin fætter, sin hund
og sit får.
n klipper billetter når færgerne går.
n klipper sin plæne, sin hæk
og sit hegn,
n selv er han skaldet som Roskildevej'n.

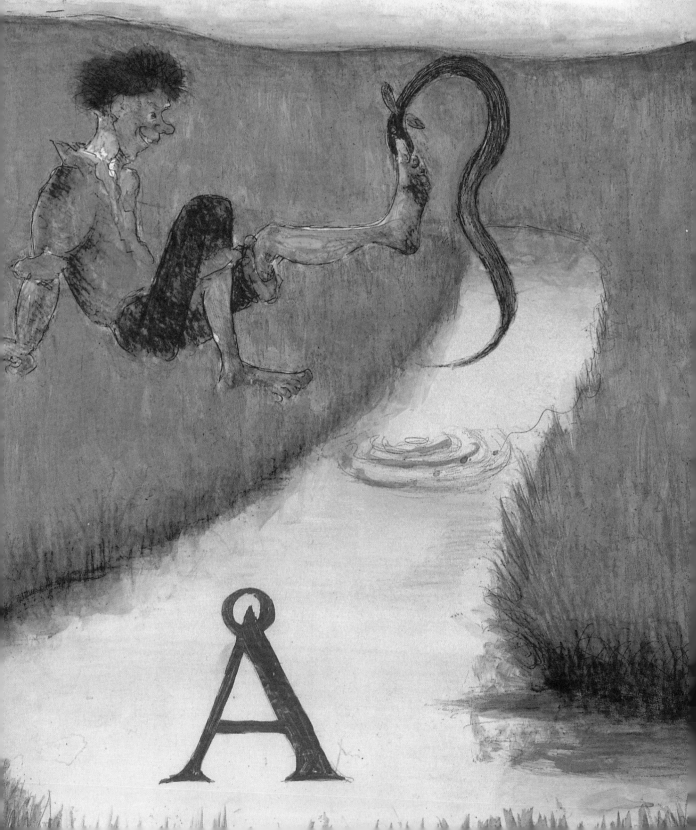

Åge stak sin tå i åen.
Da en ål bed fat i tåen
hev han tå og ål i land
og stegte tåen, den dumrian!

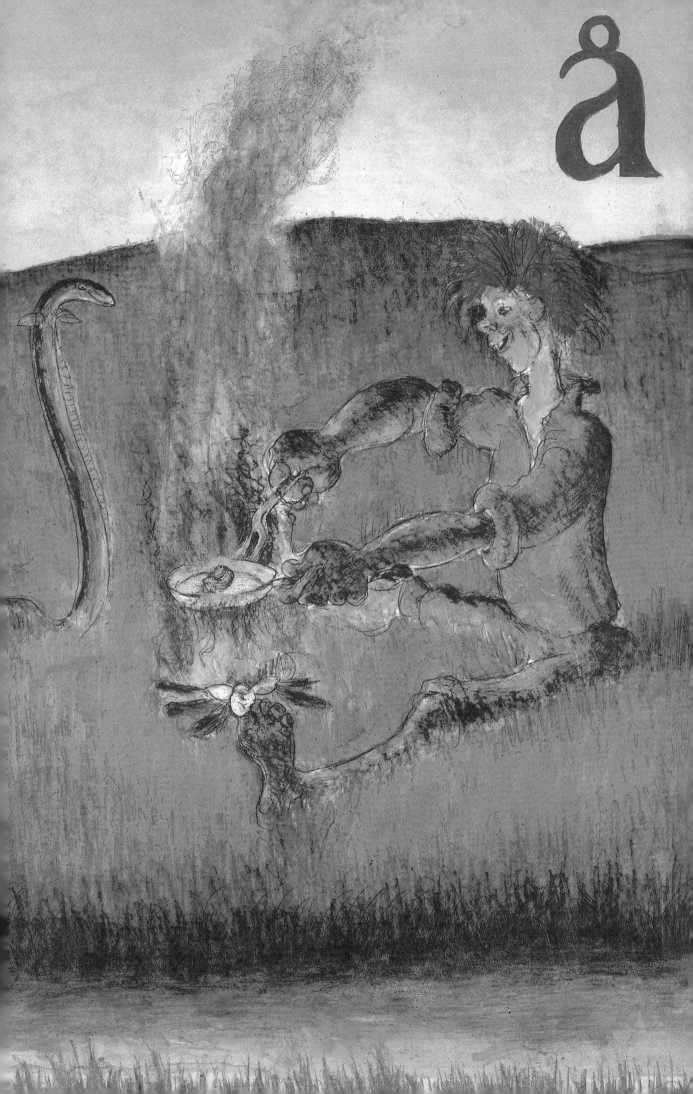

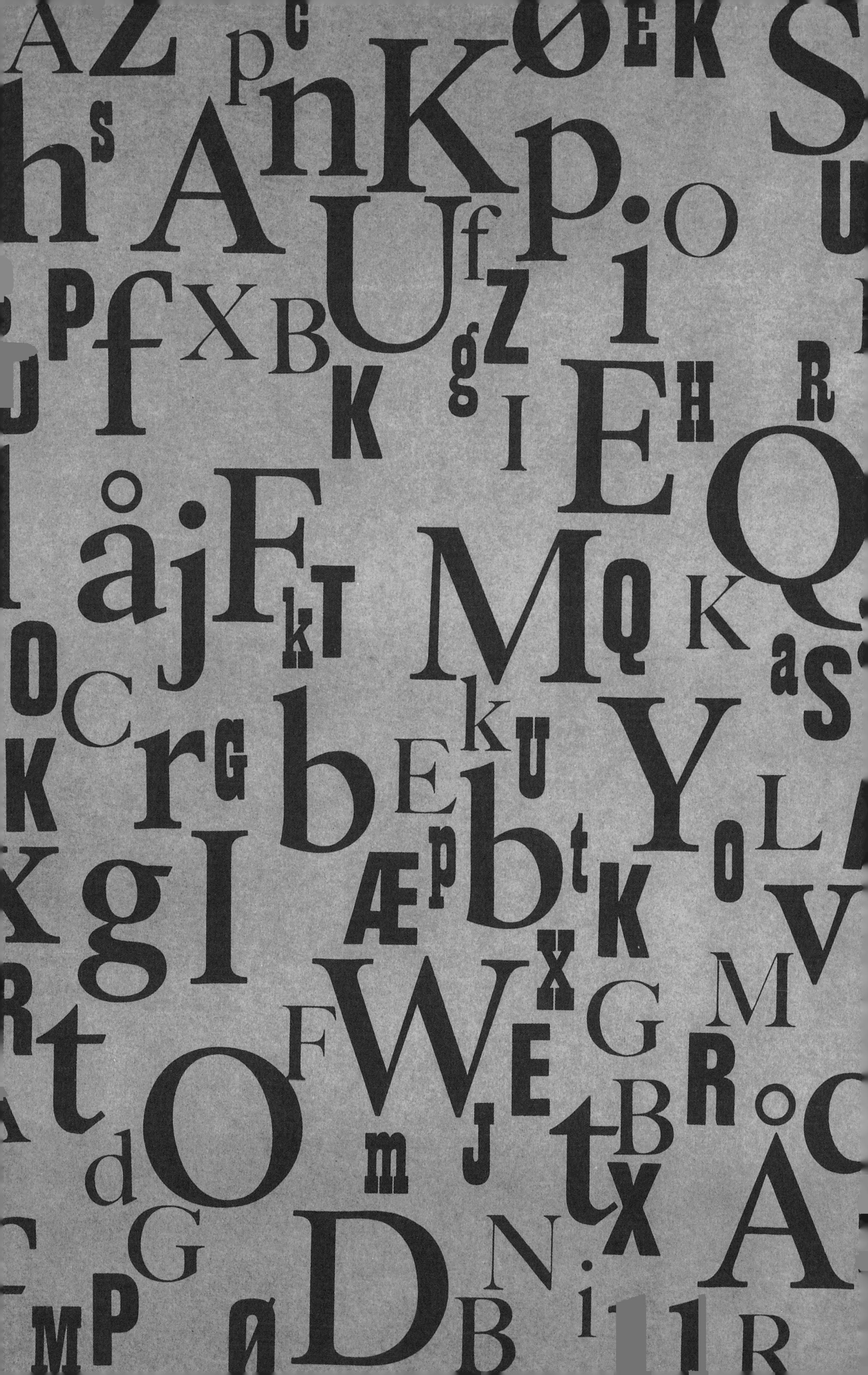